영양소의 **힘**

영양소의 힘
NUTRIENT POWER

윌리엄 J. 월시, PhD 지음
서효원 임재환 배은주 권찬영 옮김

청홍

이 책은 사랑하는 어머니 크리스티나에게
헌정된 책으로 그녀는 오래 전에 나에게
"1명의 어린 아이라도 도울 수 있다면,
너의 모든 일은 그만한 가치가 있었을 것이다"라는
말로 영감을 주셨다.

법적 면책 고지

이 책에 기술된 영양요법은 숙련된 의료 전문가의 감독을 받아야 한다. 영양소의 과잉이나 결핍은 뇌의 기능에 강력한 영향을 미칠 수 있고, 부적절한 처치는 해를 끼칠 수 있다.

뇌는 매우 복잡한 기관으로 영양 불균형을 정확하게 진단하려면 개인의 병력, 특성, 증상에 대한 상세한 지식이 필요하고 혈액과 소변을 검사해야 한다.

독자들은 이 책의 정보를 바탕으로 본인 스스로 치료를 시도해서는 안 된다.

이 책의 증례 내용은 특정한 생화학적 불균형에 대한 치료 접근법의 예를 제공하고 실제 환자의 경험을 기술했다. 환자 기밀을 보장하기 위해 이름과 특정 정보는 수정되었다.

증례 내용은 임상 경과를 설명하기 위한 것이며 치료 효과의 증거로 간주해서는 안 된다.

마지막으로 The American Heritage® Dictionary of the English Language*는 정신질환을 "감염이나 두부 외상과 같은 기타 요인이나 사회적, 심리적, 생화학적, 유전적 요인에 의해 야기되는 개인의 정상적인 인지, 정서 또는 행동 기능의 손상으로 특징지어지는 모든 조건들"로 정의하고 있다.

　이 책에서 정신질환이라는 용어는 단지 서술일 뿐이며, 이 책
에서 설명된 여러 증상들을 경험하신 분들에게 어떠한 결례도 의
도하지 않았다.
　이 책의 주요 목표는 건강, 기능, 행복을 가능한 한 안전한 방
법으로 회복하는 데 도움이 되는 정보를 제공하는 것이다.

감사의 말

아이작 뉴턴은 과학적인 진보는 "거인의 어깨에 서는 것"에 의해 이루어진다고 말한 적이 있습니다. 영양학 분야에서 영웅적인 인물로는 생화학적 개별성의 개념을 확립한 로저 윌리엄스(Roger Williams), 영양요법이 정신환자에게 유익할 수 있다는 것을 최초로 증명한 아브람 호퍼(Abram Hoffer), 조현병에 대한 의미 있는 화학적 분류법을 개발한 칼 파이퍼(Carl Pfeiffer) 등이 있습니다. 젊었을 때 나는 이 헌신적인 분들을 알게 되는 영광을 얻었고, 그들의 위대한 업적에 영감을 받았습니다.

정신건강 분야에서의 내 교육은 일리노이 교도소에서 석방된 전과자들과 함께 일하는 자원봉사로 시작되었습니다. 나는 많은 범죄자들이 생산적이고 법을 준수하는 시민이 된 형제들과 함께 좋은 환경에서 자랐다는 것을 알고 놀랐습니다. 일부 어머니들은 나중에 범죄 행위를 한 그들의 자녀들이 출생 때부터 분명히 달랐으며 두 살 때쯤 충격적인 행동을 보였다고 말했습니다. 이로 인해 나는 미국 시카고대학교에서 운영하는 아르곤 국립연구소에서 일련의 실험을 하게 되었고, 그곳에서 나는 폭력적인 사람들의 생화학적인 이상을 조사하게 되었습니다.

이 작업을 장려하고 세계적인 실험실 시설을 사용할 수 있게 해준 감독관 레스 버리스(Les Burris), 에드 크로크(Ed Croke), 월터 매시(Walter Massey)에게 감사드립니다.

십여 명이 넘는 아르곤 과학자들과 기술자들이 초기 연구를 위해 그들의 시간과 재능을 아낌없이 자원해줬습니다. 우리 연구의 성공은 1982년 건강연구소를 설립하고 1989년 비영리 파이퍼치료센터를 설립하는 것으로 이어졌습니다.

잔 올라(Jan Olah), 마이크 도너휴(Mike Donohue)와 밥 토마스 박사(Dr. Bob Thomas)는 이 초기 임상 모험에 귀중한 공헌을 했습니다. 나는 행동장애, 자폐증 또는 정신질환으로 어려움을 겪는 환자를 돕는 데 큰 헌신을 보인 의사, 간호사 및 직원에게 끝없는 존경을 보냅니다. 돈을 버는 것보다 환자의 복지에 더 신경을 쓰는 동료들과 함께 일하는 것은 기쁨이었습니다. 또한 수년 동안 에드 탄쯔만(Ed Tanzman)과 다른 이사회 멤버들의 자원봉사 활동과 재정 지원을 제공한 많은 기부자들에게 매우 감사드립니다.

에버렛 "레드" 하지스(Everett "Red" Hodges)는 1980년대에 후한 연구 자금을 제공했습니다. 브루스 진스(Bruce Jeanes), 주디 니콜(Judy Nicol)과 존 스켈톤(John Skelton)은 불굴의 마리온 레드스톤(Marion Redstone) 및 그녀의 딸 마르니 로(Marnie Lo) 와 함께 의사 교육 프로그램을 개발하는 데 지칠 줄 모르는 노력을 기울였습니다.

테드 데주릭(Ted DeZurik), 론 엘리엇(Ron Elliott) 및 짐 베어드(Jim Baird)는 비즈니스 전문 채팅을 제공하여 자선 단체에 재정적 안정을 가져왔습니다.

수 하네그라프(Sue Hanegraaf)는 특별 프로젝트 감독(Special Projects Director)의 역할에서 매우 중요했습니다. 우디 맥기니스(Woody McGinnis) 박사는 자폐증 연구 협력을 개발하는 데 역동적이었습니다.

제프 타피(Jeff Tarpey)와 아디티 굴라바니(Aditi Gulabani)는 우리 연구 프로그램에 중요한 공헌을 했습니다. 제가 뇌에 대해 배운 대부분의 것은 지난 12년 동안 저를 끈기 있게 멘토링 해준 정신과 의사이자 친구 인 로버트 드비토 박사(Dr. Robert deVito)의 공로 덕분이라고 할 수 있습니다.

이 책에 대한 재정적 지원은 플로리다주 파나마시티에 있는 힐튼가족기금(Hilton Family Foundation)에서 제공했습니다. 이 10개월의 글쓰기 프로젝트가 24개월까지 연장되었음에도 그들은 저에게 전폭적으로 지원해 주고 인내해 주었습니다.

1986년 아침, 제 아내인 바바라(Barbara)는 "오늘 아르곤에서 일을 그만두고 정말로 하고 싶은 일을 하는 게 어떠세요?"라고 물었습니다. 5명의 자녀를 키우면서 이 재정적 위험을 기꺼이 받아들인 그녀 덕분에 나는 평생 정신질환 연구와 새로운 치료법 개발에 전념할 수 있었습니다. 그녀의 끊임없는 지원과 격려가 없었다면 나의 작업과 이 책은 불가능했을 것입니다.

대중을 돕기 위한 내 비전에 가장 잘 부합하는 방식으로 내 경험과 생각을 형성하는 데 관심을 기울인 뛰어난 편집자 테리 아랑가(Teri Arranga)에게도 감사드립니다.

말론 아이리자리(Marlon Irizarry)와 팀 롤윙(Tim Rohlwing)이 그래픽을 만들었고 피오나 메인(Fiona Mayne)은 전문적으로 원고를 책 형식으로 형식화했습니다.

마지막으로 지난 38년간 연구해 온 3만 명의 환자분들께 감사의 말씀을 드립니다. 정신장애에 대한 진정한 이해는 실험실 연구나 과학 문헌만으로는 얻을 수 없습니다.

저는 이러한 장애로 어려움을 겪고 있는 수많은 용감한 환자들과 협력하여 정신질환과의 직접적인 전투에 참여하는 것이 교육적이며 고무적이라는 것을 알았습니다.

그들은 나의 가장 위대한 스승이었습니다.

머리말

이 책은 오늘날 과학에 기반한 자연적인 치료 시스템을 제시하여, 수백만 명의 정신장애 환자들을 도울 수 있으리라 기대된다. 이 접근방식에서는 대부분의 인간이 유전적·환경적 요인으로 인해 영양 불균형을 가지고 있으며, 이러한 불균형은 다음과 같은 여러 방식들로 피해를 야기할 수 있다는 관점을 가지고 있다.

◆ 세로토닌, 도파민, 기타 핵심 신경전달물질(뇌세포가 서로 통신할 수 있도록 하는 화학전달물질)은 영양소 원료로부터 뇌에서 지속적으로 생성되며, 부적절한 농도를 보일 수 있다.
◆ 영양소 불균형은 시냅스에서 신경전달물질 활성을 주관하는 단백질의 유전자 발현을 변화시킬 수 있다.
◆ 항산화 영양소가 부족하면 독성 금속에 대한 뇌의 보호기능이 손상될 수 있다.

신경과학자들은 신경전달물질의 합성, 유전자 조절, 항산화 보호에 필요한 영양소들을 확인해왔으며, 특수한 혈액검사나 소변검사를 통해 이러한 영양소의 불균형을 확인할 수 있다. 신체에 자연적인 화학 물질을 사용하는 생화학요법은 이러한 주요 영양소의 뇌 수준을 조절하고, 정신건강에 강력한 영향을 미칠 수 있다.

정신과는 지난 수년 동안 큰 발전을 이루어 왔지만, 새로운 지향점이 필요한 상황이다. 오늘날 처방되는 정신과 약물을 강조하는 시각은 앞으로 시간이 지남에 따라 더 이상 존재하지 않게 될 수 있다. 이러한 약물들은 우울증이나 기타 정신장애로 진단을 받은 수백만 명의 사람들에게 도움이 되어 왔지만, 대개 그 이득은 부분적이며 불쾌한 부작용을 수반한다는 문제가 존재한다. 약물 치료는 과학보다는 예술에 가깝고 상당한 시행착오가 필요하기도 하다. 그 근본적인 한계는 정신과 약물이 인체의 정상성을 회복하는 것이 아니라, 비정상적인 상태를 초래할 수 있는 이물질이라는 것이다. 이러한 약물이 보편적으로 효과적이거나 부작용이 없을 가능성은 거의 없어 보인다. 이에 따라 새로운 접근방식이 필요하다. 최근 뇌과학의 발전으로 많은 정신장애의 분자생물학이 확인되었으며, 이 연구들은 뇌의 진정한 정상화를 목표로 하는 효과적인 비약물요법 개발을 위한 로드맵을 제공하고 있다. 정신과 약물은 지난 수십 년 동안 사회에 도움이 되었지만, 약물 치료의 필요성은 과학이 발전함에 따라 점차 사라질 것이다.

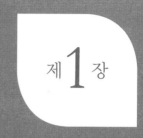

제 **1** 장

생화학적 개별성과
정신건강

●—정신건강을 좋은 상태로 유지하기 위해서는 시냅스에서 신경전달물질 활성이 적절히 이루어져야 한다. 이 활성에 영향을 미치는 대표적인 요인은 재흡수인데, 신경전달물질 분자를 시냅스에서 휙 떼어내고 다시 진공청소기가 먼지 입자를 흡입하듯 원래의 뇌세포로 되돌려 놓는 것이다.

●—뇌화학이 극도로 복잡하다는 것과 정신질환의 신경생물학을 명확하게 이해하기 위해서는 수십 년의 연구가 필요하다는 것이 곧 명백해졌다. 수백만 명의 정신질환자들에게 즉각적인 치료가 필요한 상황에서 정신의학계는 뇌화학을 바꾸는 유일한 방법인 정신과 약물로 눈을 돌렸다.

●—일란성 쌍둥이를 제외하고 인간마다 독특한 생화학을 가지고 있어 상당히 다양한 영양상의 필요성이 생긴다. 셰익스피어가 "어떤 사람의 고기는 다른 사람의 독이다"라고 쓴 것은 정확한 표현이다. 어떤 사람들은 식이요법만으로 자신의 영양 요구를 충족시킬 수 있고, 어떤 사람들은 유전적 이상을 극복하기 위해 영양 보충제를 반드시 섭취해야 한다.

소개

우리는 무지에 의해서가 아니라 그릇된 것에 대한 광범위한 믿음 때문에 과학의 발전이 때때로 저해된다는 것을 역사에서 배운다. 천문학은 수세기 동안 지구가 우주의 중심이라고 가정함으로 인해서 발전이 지연되었다.[1] 요한 베허(Johann Becher)의 연소에 대한 플로지스톤(Phlogiston)이론[2]은 로버트 보일(Robert Boyle)이 그것이 거짓임을 증명할 때까지 거의 1세기 동안 화학자들에 의해 받아들여졌다.[3] 1990년대 초 원자에 대한 조셉 존 톰슨(Joseph John Thomson)의 자두 푸딩 모델(Plum pudding model)[4]은 핵 과정(불안정한 핵의 핵융합, 핵분열 및 방사성 붕괴를 포함−역자 주)을 이해하는 진보를 막았다.

정신의학 분야도 이 문제에서 벗어나지 못했다. 17세기에 영국의 철학자 존 로크(John Locke)가 옹호한 타불라 라사(Tabula rasa)라는 잘못된 이론[5]은 300년 동안 정신의학의 중심적인 믿음으로 지속되었다. 로크는 각각의 신생아들이 '백지상태'로 삶을 시작하고, 삶을 경험하면서 이 백지에 그들의 인격과 정신적 특성들이 쓰인다고 하는 아리스토텔레스(Aristoteles)이론[6]을 부활시켰다. 타불라 라사이론은 프로이트(Freud),[7] 아들러(Adler)[8] 그리고 우울증이나 조현병 다른 정신질환을 어린 시절에 경험했던 외상적 사건들로 귀속시키는 사람들에 의해 확대되었다.

이러한 믿음은 20세기에 절정에 이르러 매우 유명한 정신역동 치료법들로 이어졌다. 1960년대 정신질환 치료의 선택에는 정신과 의사의 카우치에서 이루어지는 부정적·긍정적 인생 경험의 탐구가 포함되었다. 이 프로토콜은 60년 넘게 정신의학 분야에서 지배적이었으며, 수백만 명의 환자가 혜택을 보고하였다. 하지만 그 접근법은 시간이 많이 걸리고 비용도 많이 들었다. 그리고 치료 효과는 사실상 대개 부분적이거나 없었다.

1970대에 이르러 타불라 라사이론은 근본적으로 틀린 것으로 판명되었다. 아기는 백지상태로 태어나는 것이 아니라 성격과 행동에 영향을 미치는 강한 성향을 가지고 태어난다는 명백한 증거가 있기 때문이다. 이러한 이해는 뇌 생화학에 새롭게 초점을 맞추어 정신건강에 혁명을 가져왔다.

생화학적 혁명

1950년부터 1970년까지 이루어진 정신의학 연구 중에는 삶의 경험이 우울증, 양극성 장애, 조현병 그리고 다른 정신질환에 미치는 영향을 조사하는 잘 설계된 여러 연구들이 있었다. 이 연구들은 감정적·신체적 외상, 빈곤 그리고 불우한 생활 조건들이 정신질환의 발병 가능성을 증가시킨다는 것을 확인하였다. 이러한 연구들은 예상치 못한 놀라운 결론을 내렸다. 정신질환의 가장 중요한 예측 요인은 삶의 경험이 아니라 동일 질환의 가족력이라는 것이다. 가장 결정적인 결과는 타불라 라사로 설명되지 않는 강력한 소인들이 존재한다는 것을 확인한 입양아와 쌍둥이에 대한 연구[9-11]에서 나왔다.

1970년대 중반에 이르러 대부분의 과학 및 의학 전문가들은 많은 정신질환의 주요 원인이 뇌의 기능을 바꾸는 유전적 또는 후천적 화학 불균형을 수반한다는 데 동의했다. 몇 년 지나지 않아 정신의학 연구자들은 삶의 경험에서 신경전달물질, 수용체 그리고 뇌의 분자생물학으로 관심의 초점을 바꾸었다.

뇌화학이 극도로 복잡하다는 것과 정신질환의 신경생물학을 명확하게 이해하기 위해서는 수십 년의 연구가 필요하다는 것이 곧 명백해졌다. 수백만 명의 정신질환자들에게 즉각적인 치료가 필요한 상황에서 정신의학계는 뇌화학을 바꾸는 유일한 방법인 정신과 약물로 눈을 돌렸다.[12]

처음부터 이런 약으로 도움을 받은 심각한 환자가 많았다. 하지만 불행히도 그 개선은 대개 부분적으로만 이루어졌고 심각한 부작용을 낳았다. 초기의 약으로는 프로릭신(Prolixin), 멜라릴(Mellaril), 할돌(Haldol), 토라진(Thorazine) 등이 있었는데, 이 약들은 진정, 성격 변화, 체중증가, 성욕 감소 그리고 다른 고약한 증상들을 자주 일으켰다. 지난 30년 동안 항우울제인 선택적 세로토닌 재흡수 억제제(selective serotonin reuptake inhibitor, SSRI)와 비정형 항정신병약물 등 개선된 약들이 많이 개발되었다. 하지만 이러한 새로운 약물들 각각에 대해 심각한 부작용이 계속 보고되고 있으며, 미래의 정신과 약물들이 이 문제로부터 자유로워질 것이라는 희망은 거의 없다.

앞으로 발전된 치료법은 비정상적인 상태를 초래하는 인공적인 약물 분자 대신 정상 상태로 회복시키는 천연 신체/뇌화학 물질을 활용할 가능성이 높아 보인다. 신경전달물질, 수용체, 분자생물학에 관한 과학적 지식의 발전은 이러한 목표의 달성을 크게 돕고 있다. 세계는 결국 "환자에게 이득이 있는 모든 약물에 대해, 같은 효과를 얻을 수 있는 자연 물질이 있다"는 파이퍼(Pfeiffer) 법칙의 지혜를 알게 될 것이다.

신경전달물질의 탄생

인간의 뇌는 매우 복잡한 기관이다.[13-14] 일반적인 성인은 약 1,000억 개의 뇌세포를 가지고 있으며, 세포당 평균 1,000개의 시냅스 연결부를 가지고 있다. 모든 생각, 행동, 감정에는 신경전달물질이라 불리는 특별한 화학 물질에 의해 유발되는 뇌세포 사이의 의사소통이 관여된다. 지금은 대부분의 정신질환이 일반적으로 중요한 뇌화학 물질의 불균형이나 기능의 변화를 수반한다는 사실이 인정되고 있다.

1970년대에 대부분의 연구는 사고 과정에서 지배적이라고 여겨졌던 소수의 신경전달물질에 초점을 맞추었다. 낮은 세로토닌 활성은 임상적 우울증, 노르에피네프린의 상승은 불안증, 도파민의 상승은 조현병과 관련이 있었다. 집중적으로 연구된 다른 뇌화학 물질로는 아세틸콜린, 아스파르트산, 글루탐산염, 감마아미노부티르산(gamma-aminobutyric acid, GABA) 등이 있다. 지난 50년 동안 많은 신경전달물질이 추가로 확인되었으며, 인간의 뇌에는 100개 이상의 신경전달물질이 작용하고 있는 것으로 생각된다.

우리가 태어날 때 타고나는 뇌화학 물질은 평생 유지되는 것이 아니다. 대신 뇌는 세로토닌, 도파민, 기타 신경전달물질을 평생 지속적으로 생산하는 화학 공장이다. 과학자들은 개별 뇌화학 물

질이 합성되는 뇌의 위치를 확인했으며, 관련된 화학적 반응 단계
도 정의했다.

영양소의 힘

많은 신경전달물질의 합성을 위한 일차적인 원료가 아미노산, 비
타민, 무기질 그리고 우리가 음식으로부터 얻는 다른 천연 생화학
물질이라는 사실이 정당하게 평가되지 않고 과소평가되고 있다.
세로토닌은 단백질의 성분인 아미노산 중 트립토판으로부터 생성
되며, 최종 반응 단계에는 비타민 B6가 필요하다. 도파민은 철분
과 엽산이 포함된 두 개의 아미노산 중 하나에서 유래된다. 노르
에피네프린은 도파민에서 생산되는데, 구리가 결정적인 역할을 한
다. 또 다른 예에서는 GABA의 합성 및 조절에 아연과 비타민 B6
가 필요하다. 그 밖에도 신경전달물질 합성에 있어 영양소가 결정
적인 역할을 하는 수많은 예가 있다.

정신건강을 좋은 상태로 유지하기 위해서는 시냅스에서 신경
전달물질 활성이 적절히 이루어져야 한다. 이 활성에 영향을 미치
는 대표적인 요인은 재흡수인데, 신경전달물질 분자를 시냅스에서
휙 떼어내고 다시 진공청소기가 먼지 입자를 흡입하듯 원래의 뇌
세포로 되돌려 놓는 것이다. 이 과정은 신경전달물질이 되돌아올
수 있도록 통로 역할을 하는 세포막에 내장된 수송 단백질[15-16](수
송체)에 의해 활성화된다.

일반적으로 수송체의 숫자가 실존하는 신경전달물질의 숫자
보다 시냅스 활성에 더 큰 영향을 미친다. 수송체는 유전적 발현

에 의해 뇌에서 지속적으로 생성되는데, 유전적 발현은 유전자 정보가 단백질을 생성하는 과정이다. 수송체의 생산 속도는 특정 영양소에 의해 향상되고 다른 영양소에 의해 억제된다. 예를 들어 디옥시리보핵산(Deoxyribonucleic acid, DNA)의 메틸화[메틸기($-CH_3$)의 첨가]는 신경전달물질 수송체를 생성하는 유전자를 "침묵(silencing; 스위치 끄기)"하게 하는 주요 메커니즘이다. 메틸화가 부족한 사람들의 최종 결과는 일반적으로 세로토닌 활성이 감소되고 우울증의 경향을 보이는 것이다. 반면에 과다하게 메틸화된 사람들은 과도한 도파민 활성을 갖게 되고 불안증과 편집증적 조현병 경향을 가질 수 있다. 메틸 농도를 조절하는 영양요법은 이러한 중요한 신경전달물질의 시냅스 활성을 정상화시킴으로써 이러한 환자들에게 주요한 이점을 제공할 수 있다.

뇌의 영양 불균형을 만들어낼 수 있는 유전적, 환경적 이상은 많다. 뇌에 신경전달물질 합성이나 활성에 필요한 영양소의 심각한 과잉이나 결핍이 유발되면 정신적 문제가 초래될 것이다. 이러한 이해는 우울증, 불안증 그리고 다른 종류의 정신질환 치료를 위한 생화학요법(biochemical therapy) 또는 영양요법(nutrient therapy)이라고 불리는 새로운 의학적 접근법을 만들어냈다. 주요한 요소는 (a) 혈액, 소변, 조직의 검사를 통한 영양 불균형의 진단과 (b) 뇌의 영양 수준 정상화를 목표로 하는 치료이다.

생화학적 개별성

우리들 각자는 성격, 행동, 정신건강, 면역기능, 알레르기 경향 등의 특징에 영향을 미치는 선천적인 생화학적 요인을 가지고 있다. 같은 부모로부터 자녀에게 가능한 다른 유전적 조합의 수는 4천만 개가 넘는다. 인간은 그들의 어머니와 아버지뿐 아니라 많은 조상들의 유전자 조합으로 인한 신체적 특징과 성향을 가지고 있다. 일란성 쌍둥이를 제외하고 인간마다 독특한 생화학을 가지고 있어 상당히 다양한 영양상의 필요성이 생긴다. 셰익스피어(Shakespeare)가 "어떤 사람의 고기는 다른 사람의 독이다"라고 쓴 것은 정확한 표현이다. 예를 들어 우리들 중 일부는 유전적으로 야채에 기반한 식단에 적합하고 다른 사람들은 그렇지 않다. 어떤 사람들은 식이요법만으로 자신의 영양 요구를 충족시킬 수 있고, 어떤 사람들은 유전적 이상을 극복하기 위해 영양 보충제를 반드시 섭취해야 한다.

의학에서 주요한 진보 중 하나는 1940년대에 로저 윌리엄스(Roser Williams)가 개발한 생화학적 개별성의 개념이었다. 비타민 B5(판토텐산)를 발견한 윌리엄스는 엽산과 다른 비타민에 대한 선구적인 연구로 유명하다. 그러나 그의 가장 큰 공헌은 많은 사람들이 심장병과 다른 질병의 발생에 역할을 하는 영양 불균형을 가지고 태어난다는 것을 발견한 것이다. 이 획기적인 발견은 많은 연구자들이 질병 생화학을 연구하고 영양 불균형 교정을 목표로 하는 생화학요법을 연구하도록 고무시켰다. 윌리엄스는 영양학 분야의 세계적인 선두주자인 클레이턴(Clayton) 재단 생화학연구소를 텍사스에 설립했다.

이제 중요 영양소의 비정상적인 수준이 뇌화학 및 정신건강에 악영향을 미칠 수 있다는 것이 명백해졌다. 이러한 문제 때문에 어떤 사람들은 임상적 우울증, 적대적 반항 장애(oppositional defiant disorder, ODD), 주의력 결핍/과잉행동장애(attention deficit/ hyperactivity disorder, ADHD)와 같은 장애에 대해 병적인 경향성을 가지고 있는 반면, 다른 사람들은 이러한 장애에 대해 꽤 안전하다. 인체의 생화학은 식이요법과 스트레스가 많은 생활 사건에 의해 영향을 받을 수 있지만, 지배적인 요소는 종종 유전학 또는 추가로 후생유전학으로 귀결된다.

후생유전학의 개념은 제4장에서 보다 철저하게 다루겠지만, 아주 간단히 말해서 환경(예: 식이요법, 독소, 생활양식)이 사람의 유전자 발현에 영향을 미칠 수 있으며, 이러한 유전자 발현상의 변화를 후생유전학이라고 한다. 후생유전학자들은 왜 일란성 쌍둥이 중 1명은 특정한 질병이 발생하지만 다른 1명에게는 그렇지 않은지를 설명해준다.

어떤 사람에 대한 종합적인 대사 분석은 유전학에 기인하는 부족한 몇 가지 영양소를 밝혀줄 가능성이 있다. 어떤 결함은 인간의 기능과 관련하여 사소한 것일 수 있으나, 어떤 결함은 심각한 정신적 문제를 야기할 수 있다. 만약 어떤 영양소가 결핍되어 있는지 안다면, 그 영양소들의 일일 영양 권장량을 섭취함으로써 큰 도움을 받을 수 있다.

수천 명의 정신건강 환자들을 대상으로 임상 경험을 한 후, 나는 대체적으로 영양소 과잉이 결핍보다 더 많은 해악을 끼친다는 사실을 알고 놀랐다. 이것은 왜 대부분의 멀티비타민/미네랄 제품들이 정신질환 환자에게 효과적이지 않고, 장점보다 더 많은 해로움을 끼칠 수 있는지를 설명해준다. 구리, 메티오닌(methionine), 엽산, 철분이 과다한 환자들은 이러한 영양소가 들어 있는 보충제를 복용하면 악화되기 쉽다. 대부분의 경우, 정신질환자들은 특별한 식단을 잘 활용하지 못하고, 아미노산, 비타민, 미네랄을 무분별하게 섭취하곤 한다.

개인이 갖고 있는 특정 영양소의 과잉과 결핍을 주의 깊게 파악하고 이러한 화학 물질의 혈액과 뇌에서의 농도를 정밀하게 정상화시키는 치료법을 제공하는 것이 과제다. 이것이 생화학요법의 본질이다.

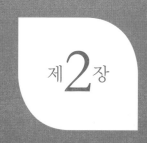

제2장

뇌화학 101

●—생화학요법의 주요 이점은 정신과 약물과 연관된 심각한 부작용이 없다는 것이다. 이 의학적 접근법은 뇌에 이질적이고 비정상적인 상태를 초래하는 분자들 대신에 천연 화학 물질을 사용한다. 생화학요법은 약물 및 상담과 함께 사용될 수 있어 정신건강 전문가에게 큰 유연성을 제공한다. 뇌과학이 발전함에 따라 생화학요법은 정신질환을 위한 …

●—인간의 뇌에 있는 100개가 넘는 것들 중에 수십 개의 신경전달물질이 확인되었다. 우울증(세로토닌), 조현병(글루탐산염), 불안증(GABA), 파킨슨병(도파민) 등 특정 정신장애와 연관된 신경전달물질에 대해 많은 연구가 이뤄지고 있다.

●—신경전달물질 분자의 일부는 시냅스를 가로질러 근처 세포의 수용체로 이동하며 세포 발화를 촉진하거나 억제하는 화학적 메시지를 전달한다. 예를 들어 글루탐산염 신경전달물질은 흥분성이 있고 세포 발화를 촉진하는 경향이 있다.

뇌의 화학적 조화

모든 지각, 생각, 감정, 행동, 기억은 뇌화학 작용의 복잡한 조화와 연관되어 있다. 신경 해부학과 신경 화학은 지난 200년 동안 큰 발전을 이루었고, 그 결과 개개인의 작은 뇌세포의 구조와 뇌기능을 관장하는 화학적 활성들에 대한 기본적인 이해가 가능해졌다.

뇌세포는 1800년대 초에 얀 에반겔리스타 푸르키네(Jan Evangelista Purkinje),[17] 카밀로 골지(Camillo Golgi)[18] 등에 의해 고배율 현미경과 조직염색법으로 발견되었다. 몇 년 동안, 뉴런이라고 하는 뇌세포는 복잡한 전기 회로를 형성하면서 직접 연결되었다고 믿어져 왔다. 그러나 1880년대에 스페인의 과학자 라몬 이 카할(Ramon y Cajal)[19]은 뉴런이 실제로 접촉하지 않고 근처의 뉴런에 신호를 보내면서 소통한다는 것을 발견했다. 처음에는 이 신호들이 한 뉴런에서 다른 뉴런으로 뛰어오른 불꽃으로 묘사되었다. 1890년대에 영국의 찰스 셰링턴(Charles Sherrington)의 실험실[20]은 이 전달이 본질적으로 화학적이고, 그가 "함께 결합하다"라는 뜻의 그리스어를 따서 시냅스라고 불렀던 뇌세포 사이의 작은 틈을 가로질러 일어난다는 설득력 있는 근거를 만들었다.

1921년 오스트리아의 과학자 오토 로웨이(Otto Loewi)가 최초의 신경전달물질을 발견했는데, 이 물질은 오늘날 아세틸콜린으로 알려져 있다.[21] 인간의 뇌에 있는 100개가 넘는 것들 중에 수십 개의 신경전달물질이 확인되었다. 우울증(세로토닌), 조현병(도파민, 글루탐산염, 세로토닌), 불안증(노르에피네프린, GABA), 파킨슨병(도파민) 등 특정 정신장애와 연관된 신경전달물질에 대해 많은 연구가 이뤄지고 있다.

뉴런은 약 200mph(시간당마일)의 속도로 전기화학 신호를 수신, 처리, 전송하는 세포다. 뇌에 있는 약 1천억 개의 뉴런에 더해서, 신경교세포(glial cell)[22]는 뉴런에 구조적인 지지와 영양을 제공하는데 뉴런보다도 훨씬 더 수가 많다. 대부분의 뉴런은 직경 4미크론에서 100미크론까지 크기가 다양하다. 뉴런의 길이는 1인치에서 몇 인치까지 다양하다. 그림 2-1과 같이 뉴런은 수상돌기(신호 수신기)를 가진 세포체와 신경신호를 전달하는 축삭(Axon)이라 불리는 긴 철사모양의 돌기로 구성되어 있다. 축삭 말단은 시냅스(축삭 말단과 신호를 받는 다음 세포 사이의 간격)를 통해 전기화학적 신호를 전송한다.

뉴런의 핵에는 히스톤(histone)이라고 불리는 작은 단백질에 깔끔하게 둘러져 있는 개별적인 DNA가 들어 있다. 전형적인 뉴런은 1,000개의 머리카락과 같은 수상돌기가 세포체로부터 뻗어 나와 있고 각각의 말단에 수용체(receptor)를 가지고 있으며, 이 수용체는 근처의 뇌세포로부터 화학적 메시지를 받을 수 있다. 전형적인 인간의 뇌는 대략 100조 개의 수용체를 가지고 있다. 축삭은 70-80%의 지질(지방)과 20-30%의 단백질로 구성된 미엘린(myelin)이라는 물질에 의해 코팅되고 절연되어 있다.

뇌 뉴런은 자유롭게 떠다니는(즉, 대부분의 경우 그들은 실제로 다른 뉴런에 접촉하지 않는다) 작은 배터리 세포처럼 작용한다. 그들은 일반적으로 막 사이의 이온 농도 경사로부터 약 1/15 V의 휴지전위를 발생시킨다. 활성화되면 뉴런은 작은 총처럼 신경전달

그림 2-1. 뉴런

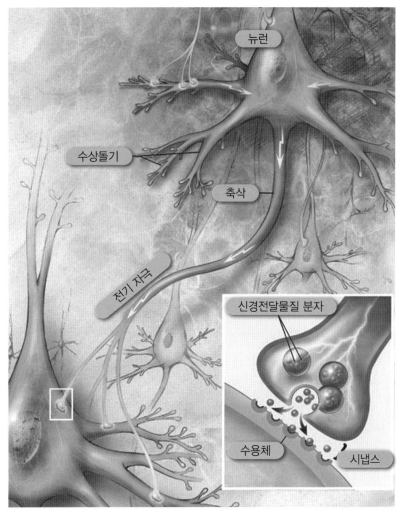

Source: http://en.wikipedia.org/wiki/Portal:Human_Body/Nervous_System

물질 분자를 시냅스로 쏘는 역할을 한다. 마치 눈송이처럼, 정확히 똑같은 뉴런은 없다. 모양과 발화에 필요한 역치전위 값에서 차이가 난다. 뉴런은 역치전위가 초과될 경우에만 스위치가 켜진다.

각 뉴런은 수상돌기 수용체로부터 다양한 입력을 수신하는데, 일부는 세포 발화를 촉진하고 일부는 억제한다. 뉴런이 발화하면 활동전위라고 하는 전기화학적 펄스가 축삭을 따라 말단으로 보내져서 신경전달물질 분자를 시냅스 공간으로 방출한다. 이러한 분자들 중 일부는 근처 세포의 수용체와 연결되어 그 세포에 활성 신호를 보낸다. 이것이 뇌세포가 서로 소통하는 기본적인 방법이다. 충분한 수의 뇌세포가 활성화되면 생각이나 행동이 일어날 수 있다.

시냅스를 가로질러 신호를 보내는 뉴런을 시냅스 전 뉴런(presynaptic neuron)이라고 하며, 신호를 수신하는 뉴런을 시냅스 후 뉴런(postsynaptic neuron)이라고 한다. 수용체 자체는 뉴런의 막에 내재된 단백질 덩어리로 생각할 수 있다. 대부분의 수용체들은 오직 한 종류의 신경전달물질로부터 신호를 받을 수 있는 독특한 형태를 가지고 있다. 예를 들어 세로토닌 수용체는 다른 뇌화학 물질에 의해서가 아니라 세로토닌 분자에 의해서만 활성화될 수 있다.

신경전달물질의 수명 주기
대부분의 신경전달물질은 뇌세포의 화학 반응에 의해 생성되며 일정 기간 역할을 한 후 화학적으로 분해된다. 수명 주기 단계는 다음과 같다.

1. 합성(화학 반응에 의한 생성)
2. 소낭(vesicle)으로 포장

3. 시냅스로 분비

4. 인접 세포와 상호 작용

5. 재흡수(재사용하기 위해 원래 세포로 다시 수송함)

6. 사멸(화학 반응에 의해 불활성화 됨)

1단계: 합성: 대부분의 신경전달물질은 시냅스 근처의 축색 말단부에서 생성된다. 반응물질은 (1) 세포막을 통해 세포로 들어가는 아미노산 및 다른 영양소와 (2) 핵에서 유전자 발현에 의해 생성되어 미세소관 터널을 통해 축색 아래로 긴 여행을 하는 효소로 구성되어 있다.

2단계: 소낭으로 포장: 소낭[23]은 세포 속 액체[세포기질(cytosol)]를 헤엄쳐 다니는 작은 거품을 닮은 저장 주머니다. 소낭들도 또한 핵에서 형성되어 미세소관 터널을 통해 축삭 아래로 이동한다. 신경전달물질은 소낭 막에 내장된 소포성 모노아민 수송체(vesicular monoamine transporter)[24]라는 단백질을 통해 소낭 안으로 모이게 된다. 각 소낭 안에 약 20~200개의 신경전달물질 분자를 저장할 수 있다. 일부 소낭들은 신경전달물질을 시냅스로 보낼 수 있는 도킹 부위에서 막에 부착된다.

3단계: 시냅스로 분리: 뇌세포가 발화하면 칼슘이온(Ca^{2+})이 세포 안으로 돌진해 소낭이 터지고 신경전달물질 분자가 시냅스로 뿌려지게 된다. 파열된 소낭은 세포막에 흡수되거나 새로운 소낭 형성을 위해 세포기질 속으로 환수된다.

4단계: 인접 세포와 상호 작용: 신경전달물질 분자의 일부는 시냅스를 가로질러 근처 세포의 수용체로 이동하며 세포 발화를 촉진하거나 억제하는 화학적 메시지를 전달한다. 예를 들어 글루탐산염 신경전달물질은 흥분성이 있고 세포발화를 촉진하는 경향이 있다. 대조적으로 GABA 신경전달물질은 보통 진정시키고 세포 발화를 억제한다. 짧은 상호 작용 후에 신경전달물질 분자는 수용체에서 시냅스로 다시 방출된다.

5단계: 재흡수: 신경전달물질 분자는 막간수송단백질(transmembrane transporter protein)을 통해 원세포로 빠르게 되돌려져 재사용을 위해 새로운 소낭에 포장될 수 있다. 이 재흡수 과정은 보통 시냅스에서의 신경전달물질 활성을 지배하고 있으며, 수송체는 대부분의 정신의학 약물의 타깃이 된다. 예를 들어 SSRI 항우울제는 수송체와 직접 상호 작용하여, 시냅스에서 세로토닌 재흡수를 억제하고 세로토닌 농도를 증가시킨다.

6단계: 사멸: 신경전달물질 분자는 결국 현장에서 제거되는 화학적 분해를 겪게 된다. 예를 들어 모노아민 산화효소는 시냅스에서 세로토닌 분자와 반응한다. 또한 일부 신경전달물질은 시냅스로부터 분산되어 그 메커니즘에 의해 상실된다. 그림 2-2는 뇌세포와 인접한 뇌세포의 수상돌기 수용체 사이의 시냅스를 보여준다.

그림 2-2. 뇌 시냅스의 모식도

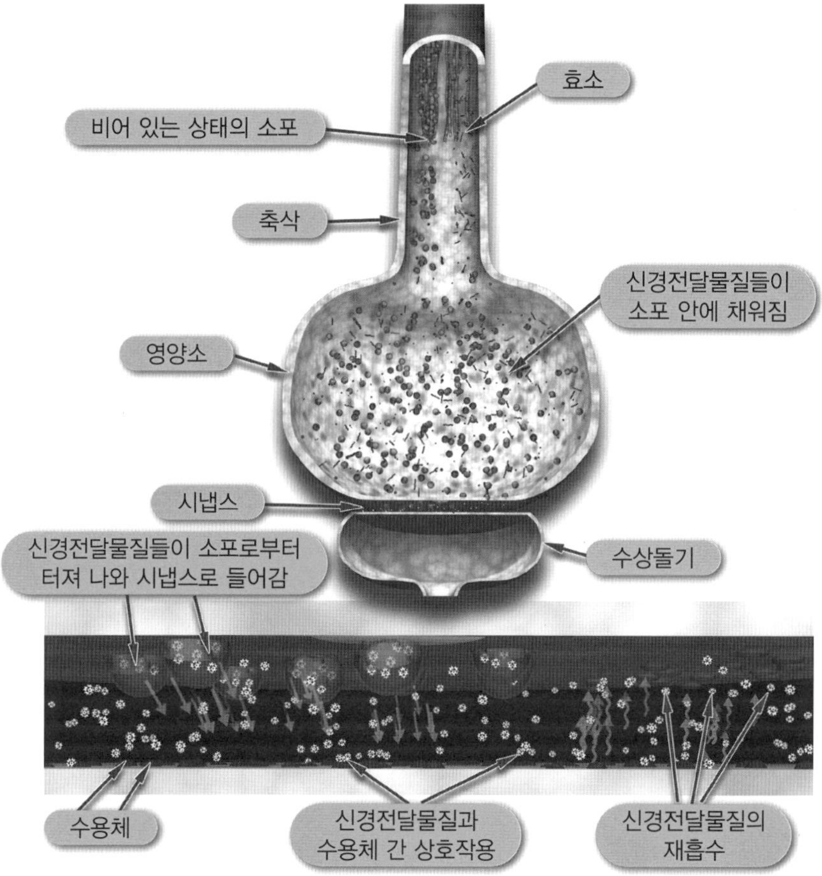

효소

비어 있는 상태의 소포

축삭

신경전달물질들이 소포 안에 채워짐

영양소

시냅스

수상돌기

신경전달물질들이 소포로부터 터져 나와 시냅스로 들어감

수용체

신경전달물질과 수용체 간 상호작용

신경전달물질의 재흡수

대부분의 정신과 약물들[12]은 시냅스의 신경전달물질 활성을 변화시킴으로써 작용한다. 앞서 기술한 바와 같이, SSRI는 수송체를 비활성화하여 세로토닌이 시냅스로부터 빠져나가는 탈출을 늦춰준다. 세로토닌 분자는 본질적으로 시냅스에 더 오랫동안 갇혀 있게 되어 탁구공이 앞뒤로 튕기듯이 시냅스 후 수용체의 반복적인 활성화가 가능하다. SSRI 약물로는 프로작(Prozac), 졸로프트(Zoloft), 팍실(Paxil), 루복스(Luvox), 셀렉사(Celexa), 렉사프로 (Lexapro) 등이 있다. 이펙사(Effexor), 심벌타(Cymbalta), 프리스 티크(Pristiq)는 세로토닌과 노르에피네프린 모두의 시냅스 활성 을 증가시키는 선택적 세로토닌과 노르에피네프린 억제제(selective norepinephrine reuptake inhibitors, SNRIs)이다. 항우울제의 또 다른 종류로는 시냅스에서 세로토닌 분자 조각을 제거하는 천 연 생화학 물질인 모노아민 산화효소 억제제(monoamine oxidase inhibitors, MAOIs)가 있다. MAOI 약물은 종종 심각한 부작용을 수반하며 일반적으로는 SSRI로 대체되어 왔다.

생화학요법의 이점

생화학요법은 신경전달물질 활성의 불균형을 조정하는 자연적인 대체치료법을 제공한다. 임상에서의 과제는 각 환자의 생화학적 상태를 알아내고 뇌화학 정상화를 목표로 하는 개별화된 치료법을 개발하는 것이다. 이 진료 방식은 비타민, 미네랄, 아미노산 및 에 센셜 오일의 치료적 사용 경험이 있는 공인된 의사의 감독을 받아 야 한다. 대부분의 환자에게 생화학요법의 이점은 다음과 같다.

- 신경전달물질 합성에 필요한 영양소 농도 정상화
- 표적 영양요법을 이용한 신경전달물질 활성의 후생 유전적 조절
- 자유 라디칼 산화 스트레스 감소

예를 들어 우울증을 앓고 있는 많은 환자들은 세로토닌 합성의 마지막 화학적 단계에서 중요한 보조인자인 비타민 B6가 낮은 수준을 나타낸다. 이 환자들은 프로작 또는 다른 SSRI 약물의 혜택을 받을 수 있지만, B6의 뇌수치를 정상화하는 영양요법은 똑같이 효과적 일 수 있다. 다른 예에서 S-아데노실메티오닌(S-adenosylmethionine, SAMe)과 같은 메틸화 영양소는 세로토닌 수송체의 유전자 발현을 억제하여 세로토닌 활성을 증가시킬 수 있다. 많은 환자들에게, 항산화 영양소는 GABA, N-메틸-D-아스파르테이트(N-methyl-D-aspartate, NMDA) 및 기타 수용체에서 활성 정상화에 도움을 줄 수 있다.

생화학요법의 주요 이점은 정신과 약물과 연관된 심각한 부작용이 없다는 것이다. 이 의학적 접근법은 뇌에 이질적이고 비정상적인 상태를 초래하는 분자들 대신에 천연 화학 물질을 사용한다. 생화학요법은 약물 및 상담과 함께 사용될 수 있어 정신건강 전문가에게 큰 유연성을 제공한다. 뇌과학이 발전함에 따라 생화학요법은 정신질환을 위한 선택 치료로써 점차 정신과 약물을 대체할 수 있다.

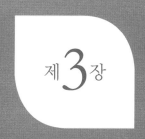

제3장

정신건강에서
영양소의 결정적인 역할

●─아연은 모든 형태의 생명에 필수적인 미량 금속이다. 대부분의 건강한 인간은 식이를 통해 필요한 모든 아연을 섭취한다. 음식에서 아연은 약 38%가 혈류로 들어가고 흡수는 대개 매우 효율적이다. 이 식이 아연은 문맥 혈류에서 알부민, 트랜스페린, L-히스티딘 단백질에 의해 간으로 운반된다.

●─인체에는 300가지가 넘는 지방이 있으며, 뇌의 지방함량은 매우 높다. 불포화지방산은 세포막에 유동성을 제공하며, 뇌세포 간의 소통을 돕기 때문에 특히 중요하다. 작용이 있는 뇌 시냅스에서 다음 4가지 지방이 지질 함량의 90% 이상을 구성한다.

●─유전적 또는 후천적 아연 결핍은 영양요법을 받으면 2개월 이내에 대개 교정될 수 있다. 이 요법은 독성 금속이나 구리의 심각한 과부하를 보이는 사람들에서는 이것들이 몸에서 빠져 나갈 때 혈중 독소의 일시적 상승을 방지하기 위해 점진적으로 시행되어야 한다. 카드뮴 과부하가 있는 사람들에서는 특별한 주의가 필요한데, 빠른 제거는 신세뇨관에서의 손상을 야기할 수 있다.

뇌-화학 공장

뇌화학의 복잡성과 문제가 발생할 수 있는 유전과정의 다양성을 고려할 때, 더 많은 인간이 심각한 정신적 문제를 겪고 있지 않다는 것은 놀라운 일이다. 효과적인 뇌기능을 위해서는 뇌의 특정 영역에서 신경전달물질의 적절한 농도가 필요하다. 이 복잡한 화학물질들은 특수한 뇌세포 내에서 효소 반응에 의해 지속적으로 생성된다. 예를 들어 뇌 세로토닌의 대부분은 뇌간을 따라 솔기 핵(raphe nuclei)에서 합성되고 뇌의 축삭에 의해 뇌 전체의 영역으로 운반된다. 다른 예에서 도파민은 흑색질(substantia nigra) 및 복측피개영역(ventral tegmental area)을 포함하여 뇌의 여러 영역에서 생성된다.

제1장에서 언급했듯이 뇌에서 신경전달물질 합성의 주요 원료는 아미노산, 비타민, 미네랄 및 기타 천연 생화학 물질이다. 이 성분들의 수준은 대부분의 사람들에서 잘 조절되고 있지만 유전자 이상은 영양 결핍 또는 과잉을 유발할 수 있다. 최종 결과는 비정상적인 신경전달물질 농도와 심각한 정신질환일 수 있다. 정신과 약물은 신경전달물질 불균형에 대처하는 데 효과적일 수 있다. 그러나 우리가 강조한 바와 같이, 뇌 신경전달물질 수준의 정상화를 촉진하는 발전된 영양요법도 효과적이며, 부작용이 감소되는 이점도 있다.

데이터베이스 연구, 초기 영양요법 및 그 너머: 조현병의 사례

캐나다 정신과 의사 아브람 호퍼(Abram Hoffer)[25]는 조현병 환자에 대한 영양요법의 초기 개척자였다. 1951년에 호퍼와 그의 동료 험프리 오스몬드(Humphrey Osmond)는 고용량의 니아신(niacin)으로 실험하기 시작했고, 환청과 다른 조현병 증상이 크게 감소했다고 보고했다. 그들은 6번의 이중맹검 위약대조군 시험을 실시하여 니아신 군에서 호전을 얻었다는 인상적인 근거를 얻어냈다. 젊은 조현병 환자에서 가장 결과가 좋았고, 만성 환자의 경우 효과가 적었다. 수년간의 연구 끝에 호퍼는 니아신, 엽산, 비타민 B12, 비타민 C, 에센셜 오일, 특별 식단 등을 포함하는 프로토콜을 추천했다.

호퍼 박사는 조현병이 과도한 수준의 아드레날린과 아데노크롬(adenochrome) (도파민과 노르에피네프린의 분해 산물)에서 비롯된 것이라는 이론을 세웠으며 그의 치료는 이러한 뇌화학 물질의 뇌 수준을 정상화하는 데 목표를 두었다. 그러나 새로운 후생유전학 연구에 따르면 엽산과 니아신은 히스톤의 아세틸화를 향상시켜 도파민 활성을 강력하게 줄일 수 있다 (제4장 참조). 이 메커니즘은 호퍼 프로토콜의 이점에 대한 수천 건에 달하는 보고서의 근거가 된다. 칼 파이퍼 박사와 협력하여, 호퍼의 연구팀은 또한 조현병 환자의 20%에서 지배적으로 나타나는 화학적 불균형인 피롤루리아(Pyroluria) 또는 연보라 인자(mauve factor)라고 불리는 상태를 발견했다. 그들은 피롤루리아가 아연과 비타민 B6의 심각한 결핍을 초래하는 선천성 장애인 것을 확인했다. 호퍼의 치료법은 전 세계적으로 알려졌으며, 이후 20년 동안 수백 명의 의사가 사용했다. 1973년 미국정신과협회(American Psychiatric Association, APA) 대책위원회는 발표된 많은 대조군 연구를 검토한 후, 이러한 치료법의 효능에 대한 호퍼의 주장은 정당하지 않다고 결론지었다.[26] 이 발견은 매우 논란의 여지가 있으며 오늘날에도 계속 논의되고 있다. 호퍼의 영양요법은 주류 의학에서 결코 받아들여지지 않았지만 전 세계 의사들은 그의 방법을 계속 사용하고 있다. 이 방식은 여전히 국제분자교정의학협회(International Society of Orthomolecular Medicine)와 분자교정의학저널(Journal of Orthomolecular Medicine)에 의해서 옹호되고 있다.

정신건강에서 피롤(pyrrole)의 잠재적 역할은 50년 전에 연구자들이 붉은 자주색이나 연보라색을 보이는 어떤 정신과 환자들의 소변샘플을 주목하면서 확인되었다. 이 환자들이 유사한 특성과 증후를 가지고 있다고 확인되었고, 이 연보라 인자는 활동적인 연구의 주제가 되었다. 호퍼와 파이퍼는 20% 이상의 조현병 환자들이 연보라색 소변을 본다고 보고하였다. 그들의 연구팀은 협업하여 연보라색의 화학성분을 분리했고 그것이 피롤임을 발견했다. 수년 동안, 그 화학성분은 크립토피롤(kryptopyrrole)로 잘못 식별되었고 의학적 상태는 피롤루리아로 명명되었다. 실제 연보라색의 근원은 복합적인 화학물 하이드로헤모피롤린-2-일(hydroxyhemopyrrolin-2-

one, HPL)이었다. 피롤이 증가된 증후군은 현재 피롤 장애 (pyrrole disorder) 또는 연보라(mauve)라는 용어를 쓴다. 2006 년에 맥기니스(MaGinnis)와 그의 동료들은 피롤 화합물과 정 신건강에서 피롤의 역할에 대해 광범위하게 고찰한 것을 출 간하였다.[27]

호퍼의 초기 연구는 저명한 미국 의사인 칼 파이퍼 박사에게 정신질환에서 영양소의 역할을 연구하도록 영감을 주었다. 1950년 대 후반, 연구 병원에서 일하면서 그는 몇 달 동안 움직이지 않는 긴장증 환자에서 비정상적인 혈액 화학을 발견했다. 파이퍼는 아 미노산, 비타민 및 미네랄 등이 함유된 칵테일 정맥주사를 처방했 으며, 7일 만에 그 남자는 거의 완전한 회복을 경험했다. 병원에서 는 그가 갑작스럽게 걷기, 말하기, 정상적으로 행동하는 능력을 갖 게 된 이유를 알아내기 위한 연구를 실시했지만, 그의 호전에 파이 퍼의 영양요법은 아무런 역할을 하지 않았다고 결론지었다. 환자 는 자의적으로 파이퍼의 영양소를 중단했고, 2주 만에 다시 그는 긴장증 상태로 돌아왔다. 파이퍼는 그 환자의 긴장증이 악화된 상 태를 여러 차례 호전시켰지만 의료 책임자는 영양소가 원인이라는 것을 믿지 않았다. 이것은 파이퍼의 주류 의학에 대한 고난의 시작 이었고, 그는 그것을 계기로 정신질환에 영양요법을 사용하는 새 로운 연구를 시작하였다. 파이퍼는 결국 조현병에 집중하면서 뉴 저지주 스킬맨에 프린스턴 뇌 바이오 센터를 설립했다.

　　파이퍼는 2만 명 이상의 조현병 환자 케이스를 평가하고 이러한 상태에 대한 세계 최대의 생화학 데이터베이스를 구축했다. 그의 가장 큰 공헌은 각각 독특한 증상과 혈액, 소변검사 수치를 가진 조현병 환자의 생화학적 유형을 발견한 것이었다.[28-29] 이 발견은 조현병이 여러 가지 다른 정신장애를 포함하는 포괄적인 용어라는 광범위한 믿음과 일치했다. 파이퍼는 혈액과 소변검사 수치와 증상을 확인하고 각 생체형에 대해 개별화된 영양요법을 권장했다. 그는 조현병의 약 90%가 히스타페니아(histapenia), 히스타델리아(histadelia) 및 피롤루리아라고 불리는 3가지 주요 생화학 유형 중 하나에 속하며, 또 이외의 4%는 밀 글루텐 알레르기로 고통을 받고 있다고 보고했다. 그는 또한 포르피린증(porphyria), 호모시스테인뇨증(homocysteinuria), 갑상선 기능저하증(hypothyroidism) 및 다음증(polydipsia)을 포함하여 조현병 증상을 유발할 수 있는 몇 가지 저빈도 장애를 확인했다.

　　파이퍼는 히스타페니아(히스타민 결핍)와 구리 과부하가 일반적으로 환청을 수반하는 전형적인 편집성 조현병의 원인이라고 믿었다. 그는 이 상태를 엽산, 비타민 B12, 니아신, 아연 및 증강 영양소(augmenting nutrients)로 치료했다. 반면 파이퍼의 히스타델리아 생체형은 전형적으로 망상이나 긴장형 행동이 포함되며 메티오닌, 칼슘 때로는 항히스타민제로 치료한다. 조현병 환자의 또 다른 20%는 종종 환청과 망상으로 특징지어지는 파이퍼의 피롤루리아 생체형에 꼭 들어맞는다. 파이퍼는 고용량의 비타민 B6와 아연으로 피롤루리아 환자를 치료했다.

히스타민은 신경전달물질이며, 파이퍼는 비정상적인 히스타민 수준이 대부분 조현병의 기저원인이라고 믿었다. 그는 뇌의 히스타민 수준 정상화에 집중해서 치료했다. 1990년대 초, 나는 메틸과 엽산 수치가 히스타민보다 정신건강에 훨씬 더 큰 영향을 미친다는 증거를 수집했으며, 히스타민이 조현병의 결정적인 요인이 아니라고 결론 내렸다. 예를 들어 수백 명의 환자가 인상적인 회복을 보였지만, 그들의 비정상적인 히스타민 수준은 변하지 않았다. 파이퍼는 효과적인 영양요법을 개발했지만 그 효능을 설명하기 위해 잘못된 이론을 제시한 것으로 생각된다. 오늘날 혈중 히스타민은 메틸화 상태에 대한 표지자로 사용되지만 정신 상태에는 사용되지 않는다. 히스타민과 메틸기는 몸 전체에 측정 가능한 수준으로 존재하며 그들 사이에는 부적 상관관계가 존재한다. 결국 파이퍼의 히스타델리아와 히스타페니아라는 용어는 세로토닌, 도파민 및 노르에피네프린 활성이 메틸 상태에 의해 크게 영향을 받는다는 이해와 함께 저메틸화(undermethylation)와 과메틸화(overmethylation)로 대체되었다. 그러나 이 접근법은 강력한 메틸화 치료제(엽산 및 비타민 B12)가 저메틸화 조현병을 극적으로 악화시키는 이유를 설명하지는 못한다. 이 문제는 2009년에 메틸과 엽산이 시냅스에서 신경전달물질 재흡수에 반대되는 후생 유전적 영향을 미친다는 것을 발견함으로써 해결되었다.

시냅스 전 뇌세포막에 존재하는 수송체는 뇌에서 세로토닌, 도파민, 노르에피네프린 등 신경전달물질의 활성을 담당한다. 이전 논의에서 상기할 수 있듯이, 수송체는 신경전달물질이 시냅스에 뿌려진 후에 세포로 다시 돌아올 수 있게 한다. 이 과정을 재흡수라고 하며, 대부분의 현대 정신과 약물은 수송체 기능을 변경하는 것을 목표로 한다. 수송체의 유전자 발현은 메틸화에 의해 억제되고 아세틸화에 의해 향상되는데, 이 과정은 제4장에 설명되어 있다. 아세틸화는 아세틸기(CH_3CO)를 분자에 첨가하는 과정이다. DNA와 히스톤 꼬리에 부착된 메틸 및 아세틸의 상대적인 양은 재흡수 단백질의 시냅스 농도와 도파민, 세로토닌 및 노르에피네프린의 활성에 영향을 미친다. 다른 메커니즘에 의해 엽산과 니아신은 DNA와 히스톤에서 아세틸화의 우세를 촉진한다. (제4장 참조) 메티오닌과 SAMe는 DNA와 히스톤의 메틸화를 촉진하여 반대 효과를 낸다. 결과적으로 세로토닌, 도파민 및 기타 신경전달물질의 활성은 메틸/엽산 비율에 크게 영향을 받는다. 25년 동안 연구한 결과, 우리는 마침내 아브람 호퍼와 칼 파이퍼가 개발한 엽산, 니아신 및 메틸화요법의 분명한 효과에 대한 설득력 있는 설명을 할 수 있게 되었다.

파이퍼 박사[28-29]와 나[30]는 정신질환 진단을 받은 3만 명 이상의 환자와 1만 5,000명의 행동장애, ADHD 또는 자폐증 환자를 추가로 연구하였다. 이러한 평가를 통해 혈액, 소변 및 조직에서 생화학적 인자의 농도를 측정하는 수백만 개의 실험실 분석 자료가 만들어졌다. 그리고 그 결과 건강한 사람의 정상 수준과의 비교했을 때 이러한 임상집단에서 화학적 불균형의 발생률이 매우 높다는 것을 알 수 있다. 방대한 양의 데이터를 고려해 볼 때, 이것이 우연의 일치일 가능성은 거의 없다.

파이퍼가 치료한 수천 명의 조현병 환자들의 호전을 보고했지만, 주류 의학의 관점에서 파이퍼의 영양요법 프로토콜의 치료 효과를 측정한 대조군 연구가 발표된 것이 없었기 때문에 주류 의학에서는 그의 프로토콜이 받아들여지지 않았다. 1988년 사망하기 전에 파이퍼는 노벨상에 지명되었으며(수상하지는 못함) 생화학요법 분야에서 세계 최고의 전문가로 널리 평가받았다. 파이퍼의 비영리 단체인 프린스턴 뇌 바이오 센터는 1990년대에 재정 문제를 겪었으며 현재는 문을 닫았다.

칼 파이퍼의 연구는 그의 사망 이후 20년 동안 여러 의사와 클리닉에 의해 계속되었다. 파이퍼 박사는 자신의 프로토콜로 수많은 의사들을 훈련시켰으며, 그의 치료는 여전히 전 세계의 보완대체의학 전문가들에 의해 사용되고 있다.

나는 12년 동안 행동장애나 정신질환으로 진단된 500명의 환자를 평가할 때 특별하게도 파이퍼와 함께 할 수 있었다. 파이퍼 박사의 재촉으로 이뤄진 몇 년간의 연구 끝에 조현병으로 진단된 수천 명을 포함하여, 2만 5,000명 이상의 환자를 치료하는 일리노이에 위치한 비영리 파이퍼치료센터를 설립했다. 초기 파이퍼치료센터의 치료법은 프린스턴 뇌 바이오 센터의 실험실 검사, 병력, 진단 및 치료 프로토콜을 그대로 따라 했다. 그 후 수년간 뇌과학이 발전하고 신경전달물질 활성에 대한 주요 영양소의 영향이 더 명확해짐에 따라 개선사항을 반영해 왔다. 2008년에는 국제 내과 연수 프로그램을 만들기 위해 파이퍼치료센터를 떠났다. 슬프게도 파이퍼치료센터는 재정적 문제를 겪었고 2011년 7월에 문을 닫았다. 다행히도 전 세계에 이 치료 프로토콜에 대해 매우 전문적이고 재능 있는 의사들이 많다.

생화학적 불균형에 대처하기

지난 30년 동안의 종단 연구에 따르면 개인의 생화학적 성향은 일생 동안 지속되는데, 이러한 성향의 기원은 유전적이거나 후생유전학적인 것으로 추정된다. 많은 경우, 예를 들어, 어린 시절의 애완동물 학대와 같은 특정한 불균형 증상이 2세 이후부터 분명하게 나타난다. 개인의 삶에 미치는 영향은 화학적 불균형의 심각성과 환경 요인에 대한 노출에 달려 있다. 예를 들어 공격적 행동 성향이 가벼운 어린이는 좋은 식습관이 있고, 심각한 외상성 사건이 없으며 양육 가족이 있다면 정상적으로 발달할 수 있다. 그러나 연쇄 살인범(제8장 참조)에서 관찰되는 심각한 화학적 불균형 상태로 태어난 어린이는 뇌화학이 교정되지 않으면 범죄자가 될 수 있다. 상담과 좋은 환경이 경증에서 중등도의 행동장애에 효과적 일 수 있지만, 심각한 화학적 불균형은 사라질 수 없으며 치료는 뇌화학 교정에 중점을 두어야한다. 마찬가지로 우울증에 대한 경미한 유전적 성향은 좋은 환경, 운동 및 상담과 같은 요인에 의해 극복될 수 있는 반면, 심각한 성향은 공격적인 생화학적 개입이 필요할 수 있다. 이 모든 환자는 개별 영양요법에 적합한 후보이다.

반복되는 나쁜 요소들

몇 년 동안 나는 완전히 다른 정신장애에서 특정 생화학적 불균형이 반복적으로 나타나는 것에 대해 당황했다. 예를 들어 구리 과부하는 과잉 행동, 학습 장애, 산후 우울증, 자폐증 및 편집성 조현병 등 대부분의 경우에 나타난다. 다른 예에서 저메틸화는 반사회적 성격장애, 임상 우울증, 거식증, 강박장애 및 조현정동장애 등에 나타나는 경우가 많다. 주요 반복되는 나쁜 요소들은 다음과 같다.

- 구리 과부하
- 비타민 B6 결핍
- 아연 결핍
- 메틸/엽산 불균형
- 산화 스트레스 과부하
- 아미노산 불균형

결국 나는 이러한 요소들이 주요 신경전달물질의 합성 또는 작용에 직접적인 역할을 하는 공통점이 있다는 것을 깨달았다. 이것이 우연의 일치일 가능성은 거의 없다. 정신질환은 둘 이상의 불균형을 수반할 수 있으므로 상황이 복잡하다. 예를 들어 범죄와 관련된 반사회적 인격 장애는 일반적으로 아연 결핍, 산화 스트레스 과부하, 저메틸화 및 독성 금속 증가 등의 조합과 연관되어 있다. 편집성 조현병은 일반적으로 과메틸화, 엽산 결핍 및 혈중 구리 증가와 연관되어 있다. 유전적 변이로 인해 특정 화학적 불균형은 사람에 따라 다양한 결과를 가져올 수 있다. 이러한 각각의 해로운 화학적 불균형은 정신과 약물을 사용하지 않고도 효과적으로 치료될 수 있다.

반복되는 나쁜 요소들 교정하기

구리 과부하

1800년대 초 메이스너(W. Meissner)[31]는 모든 형태의 생명체에 구리가 존재한다는 것을 확인했다. 우리는 현재 구리가 신경전달물질의 합성,[32] 호흡, 면역기능, 에너지 대사 및 성장에 중요한 역할을 한다는 것을 알고 있다. 대부분의 경우, 메탈로티오네인(metallothionein, MT), 세룰로플라스민(ceruloplasmin) 및 기타 단백질의 작용을 통해 혈액 구리 수준이 좁은 범위 내에서 유지된다. 불행히도 많은 사람들이 구리 수준을 조절할 수 있는 유전적인 능력이 없어 심각한 구리 과부하가 발생할 수 있다.

구리는 여러 가지 정신질환과 관련된 신경전달물질인 노르에피네프린 합성의 보조 인자이다.[32] 노르에피네프린은 그림 3-1과 같이 도파민 분자에 수산기(-OH)를 첨가하여 뇌에서 형성된다.

그림 3-1. 노르에피네프린의 합성

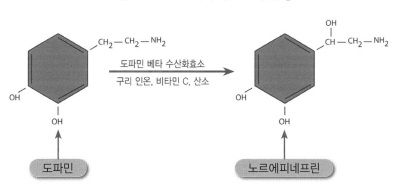

이 반응은 도파민 저장 소포에서 발생하며 이중 충전 구리 이온 (Cu^{2+}), 비타민 C 및 O_2 보조 인자와 함께 도파민 베타 수산화효소 (dopamine β-hydroxylase, DBH) 효소에 의해 활성화된다. DBH 는 여러 구리 이온에 결합하는 576개의 아미노산이 함유된 복합 분자이다. 비타민 C는 산화 반응으로부터 DBH 효소를 보호하고 반응을 위한 전자를 공급한다. O_2 보조인자는 수산기를 생성하기 위한 산소 원자를 제공한다.

구리 과부하는 뇌에서 도파민 수치를 낮추고 노르에피네프린을 증가시키는 경향이 있다. 이러한 중요한 신경전달물질의 불균형은 편집성 조현병, 양극성 장애, 산후 우울증, ADHD, 자폐증 및 폭력적인 행동과 관련이 있다. 2가지 개별적 동물 연구에 따르면, 혈액 구리 수치를 75% 낮춘 식단은 뇌의 노르에피네프린 및 도파민 수준에 큰 영향을 주었다.[33-34]

혈액 구리가 높아진 대부분의 사람들은 또한 감소된 아연과 과도한 산화 스트레스를 나타낸다. 건강한 사람의 경우 구리 수준은 과도한 구리에 결합하여 신체 밖으로 운반하는 MT 및 기타 단백질에 의해 조절된다. 그러나 MT 활성은 아연 결핍이나 증가된 산화 스트레스에 의해 상당히 감소될 수 있다. 정신질환으로 진단된 많은 사람들은 선천적으로 구리 수준이 높으며 이것이 정신질환을 유발하는 경향이 있다. 구리 수치를 정상화하기 위한 영양요법은 이러한 사람들의 도파민과 노르에피네프린 수치의 균형을 맞추는데 효과적 일 수 있다. 이 치료법은 저렴하며 적절하게 투여했을 때 비교적 부작용이 없다.

비타민 B6 결핍

뇌의 비타민 B6 농도는 혈액 수준보다 약 100배 높으며 이 영양소는 정신기능에 중요한 역할을 한다. 비타민 B6의 심각한 결핍[35-36]은 과민성, 우울증, 단기 기억 저하 및 정신병과 관련이 있다. 이것은 B6가 3가지 매우 중요한 신경전달물질인 세로토닌,[37] 도파민[38] 및 GABA[39]의 효율적인 합성에 필요하기 때문에 놀라운 일이 아니다. B6에는 3가지 다른 화학적 형태가 있으며, 가장 일반적인 것은 피리독신염산염(pyridoxine hydrochloride)이고, 신체와 뇌에서 B6의 활성화된 형태인 피리독살-5-인산염[Pyridoxal phosphate (PLP), pyridoxal-5-phosphate(P5P)라고도 함]으로 전환된다.

PLP는 분자로부터 카복실기(-COOH)를 제거할 수 있는 강력한 알데히드이다. 중요한 역할은 5-하이드록시트립토판(5-hydroxytryptophan, 5-HTP)을 세로토닌으로 변환하는 것이다. 그림 3-2는 조효소로써의 PLP가 연관된 세로토닌 합성의 마지막 단계를 보여준다. 이 반응에서 PLP는 효소 방향족 L-아미노산 탈

그림 3-2. 세로토닌의 합성

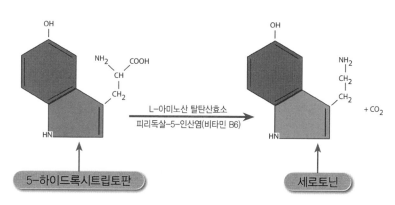

5-하이드록시트립토판   L-아미노산 탈탄산효소 / 피리독살-5-인산염(비타민 B6)   세로토닌 $+ CO_2$

탄산효소(aromatic L-aminoacid decarboxylase, AADC)에 연결되고 5-HTP로부터 수산기의 제거를 가능하게 한다. 유전적이거나 후천적 B6 결핍을 가진 사람은 불충분한 양의 뇌 세로토닌을 생성하는 경향이 있으며, 임상 우울증, 강박 장애 및 기타 정신 문제가 발생하기 쉽다. 예를 들어 SSRI 항우울제가 이런 사람들에게 세로토닌 활성을 증가시킬 수 있지만, 비타민 B6 및 PLP의 뇌 수준을 정상화하기 위한 영양요법도 동일한 결과를 얻을 수 있다.

PLP 형태의 비타민 B6는 뇌에서 도파민과 GABA의 합성에도 필요하다. (그림 3-3 및 3-4) B6의 유전적 또는 후천적 결핍은 이러한 중요한 신경전달물질의 수치가 비정상적으로 낮아지는 것과 ADHD, 우울증, 불안, 수면장애를 포함한 수많은 문제를 초래할 수 있다. B6의 심각한 결핍은 이러한 신경전달물질의 수치를 낮아지게 할 수 있고, 보통 암페타민, SSRI 또는 벤조디아제핀[예: 자

그림 3-3. 도파민의 합성

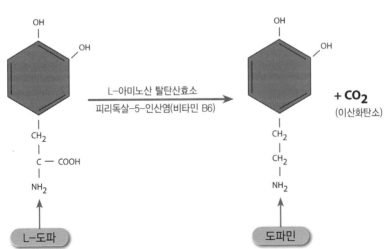

그림 3-4. GABA의 합성

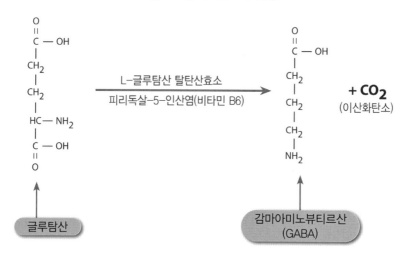

낙스(Xanax)]과 같은 정신과 약물로 치료되는 정신장애를 유발할 수 있다. B6 수치를 정상화시키기 위한 비타민요법은 치료의 효과 제공할 수 있으며, 경우에 따라 약물 치료의 필요성을 완전히 없앨 수도 있다.

신경전달물질의 생산 외에도 비타민 B6는 신체의 80가지가 넘는 생화학 반응에 관여한다. 비타민 B6 결핍은 종종 모호하고 진단하기 어려운 다양한 신체적 증상을 유발할 수 있다. 여기에는 신경 과민, 불면증, 근육 약화 및 걷기 어려움 등이 포함될 수 있다. B6 상태에 대한 최적의 표준검사는 아미노기 전이효소(transaminase) 자극 혈액검사이다.[40]

하지만 B6 결핍을 갖는 대부분의 사람들은 상승된 피롤 소견을 보이며, 이것은 저렴한 소변검사로 확인할 수 있다.[27] B6 결핍은 유전적으로도 종종 발생할 수 있으므로, 혈류와 뇌에서 그 수준을 정상화시키기 위해서는 매우 높은 용량이 필요할 수도 있다.

　B6의 과용량은 피부 영역의 감각 소실을 동반한 신경병증을 야기할 수 있다. 하지만 이러한 부작용은 일시적이며, B6 섭취를 감소시킴으로써 역전시킬 수 있다. B6 과용량의 또 다른 흔한 증상은 극도의 악몽이 발생하는 것이다. B6 결핍 경향이 있는 사람들은 고용량의 B6 복용에도 잘 견딜 수 있지만, B6가 이미 충분한 사람들은 보통 정도의 용량에도 불리하게 반응할 수 있다. 1980년대 중반, 칼 파이퍼 박사와 나는 조현병으로 진단된 많은 체형이 마른 흡수 불량자들이 B6의 표준적 형태(즉, 피리독신염산염)에 반응하지는 않았으나, PLP 보충제를 받은 후 유의하게 개선되는 것을 발견했다. 우리는 이후 다른 환자들이 B6의 표준적인 형태에 더 잘 반응한다는 것을 알게 되었다. 1980년대 후반, 우리는 거의 모든 유형의 B6 결핍 환자에게 도움이 되는 것으로 보이는 PLP와 함께, 표준 B6 조합을 사용하기 시작했으며, 이러한 관행은 여전히 오늘날에도 사용되고 있다.

아연 결핍

아연은 모든 형태의 생명에 필수적인 미량 금속이다.[41] 대부분의 건강한 인간은 식이를 통해 필요한 모든 아연을 섭취한다. 음식에서 아연은 약 38%가 혈류로 들어가고 흡수는 대개 매우 효율적이다. 이 식이 아연은 문맥 혈류에서 알부민(albumin), 트랜스페린(transferrin), L-히스티딘(L-histidine) 단백질에 의해 간으로 운반된다.

일단 간에서 아연의 대부분은 아연 메탈로티오네인(zinc metallothionein)으로 전환되고, 이는 아연을 전신 세포로 보내는 샤페론[chaperone; 다른 단백질의 접힘(folding)과 펼침(unfolding), 조립(assembly)과 해체(disassembly)를 돕는 단백질—역자 주]으로써의 역할을 한다. 아연은 단백질에 결합할 때, 지극히 무독성이며, 아연 과부하와 중독은 극히 드물다.

아연 결핍은 정신건강 집단에서 가장 흔히 관찰되는 화학적 불균형이다. 우울증, 행동장애, ADHD, 자폐증, 조현병으로 진단된 사람들의 90% 이상에서 혈중 아연 수준이 낮게 나타난다. 이처럼 흥미로운 사실을 설명할 수 있는 한 가지는 대부분의 정신장애에서 신체의 아연 저장량이 고갈되는 산화 스트레스(부록 B에 설명)가 수반된다는 것이다. 또한 아연은 정신건강에 필수적인 NMDA 수용체의 활성과 억제에 특별한 역할을 한다.

아연 결핍은 지연된 성장, 기분 조절문제, 불량한 면역기능, 우울, 저조한 상처치유, 뇌전증, 불안, 신경퇴행성 질환, 호르몬 불균형, 학습장애와 관련이 있다. 아연은 200개 이상의 효소의 구성요소이며, 리보핵산(Ribonucleic acid, RNA) 중합효소, 아연 핑거(zinc fingers) 및 세포분열과 유전자 발현에 중요한 역할을 하는 기타 특수 단백질에 존재한다. 아연은 뇌기능에서 다음과 같은 많은 중요한 역할을 한다.

◆ 아연 메탈로티오네인은 유해한 화학 물질이 뇌로 유입되는 것을 방지하는 혈액뇌장벽(blood—brain barrier)의 핵심 구성 요

소이다.

◆ 뇌의 아연 단백질은 뇌세포를 파괴하고 수초를 손상시키며, 신
경전달물질의 수준을 변화시킬 수 있는 산화 자유라디칼에 대
항한다.

◆ 식이 B6을 PLP로 효율적으로 전환하기 위해서는 아연이 필요
하다. 이는 세로토닌, 도파민, GABA 및 기타 신경전달물질의
효율적인 합성에 필요하다.

◆ 아연 결핍은 구리의 과부하를 유발하여, 뇌의 도파민과 노르에
피네프린의 수준을 변화시킬 수 있다.

◆ 아연 결핍은 GABA의 뇌 수준을 변화시킨다.

◆ 아연은 소포에 저장되어 시냅스로 배출되는 신경전달물질이
다.

◆ 아연은 NMDA 수용체의 활성과 억제에 특별한 역할을 한다.

유전적 또는 후천적 아연 결핍은 영양요법을 받으면 2개월 이
내에 대개 교정될 수 있다. 이 요법은 독성 금속이나 구리의 심각
한 과부하를 보이는 사람들에서는 이것들이 몸에서 빠져 나갈 때
혈중 독소의 일시적 상승을 방지하기 위해 점진적으로 시행되어야
한다. 혈중 아연 수준의 증가는 MT와 기타 아연−함유 단백질의
더 높은 생산을 야기하고, 이는 결과적으로 독소들을 몸 밖으로 내
보내게 한다. 카드뮴 과부하가 있는 사람들에서는 특별한 주의가
필요한데, 빠른 제거는 신세뇨관에서의 손상을 야기할 수 있기 때
문이다.

많은 신경과학자들은 다음과 같은 이유로 아연을 정신질환에 대해 중요하지 않은 것으로 간주한다.

◆ 대부분의 사람들은 식이를 통해 충분한 양의 아연을 섭취한다.
◆ 대부분의 사람들에서는 항상성 과정을 통해 혈중 아연 수준이 조절된다.
◆ 아연은 대부분의 신경전달물질의 합성에 있어서 속도조절단계에 직접적으로 관련되지 않는다.

하지만 수백만의 사람들은 중증 아연 고갈의 유전적 경향성을 가지고 태어나며, 이는 뇌화학과 정신기능을 방해할 수 있다. 수천 명의 폭력적인 소아들과 일하면서, 우리는 대부분의 가족에서 아연 수준이 정상화될 경우, 유의한 개선을 보인다는 것을 발견했다. 나는 행동장애, ADHD, 자폐증 또는 정신질환으로 진단된 모든 환자들에서 혈장 아연 수준 검출을 위한 실험실 검사가 필수적으로 실시되어야 한다고 믿는다.

메틸/엽산 불균형

1960년대 아브람 호퍼와 동료들은 아데노크롬이론을 제안하며, 환청을 설명하고자 했다. 1970년대 칼 파이퍼는 한 이론을 발표하면서, 뇌 히스타민의 비정상적인 농도가 편집형 조현병과 망상장애를 일으킨다고 제안했다. 이 2가지 경우 모두, 후속 연구들에서는 제안된 이론을 뒷받침하지 못했다. 의학 역사를 보면, 올바른 과학적 설명이 알려지기 수년 전부터 매우 효과적이었던 치료법의 많은 사례가 있다.

수천 명의 환자를 대상으로 한 나의 임상적 경험에 따르면, 메틸화 상태는 여러 정신질환에 미치는 강력한 영향이 있다.[42] 나는 세로토닌 수준이 낮은 우울증 환자들이 메티오닌 또는 SAMe 등 메틸화제에 대해서는 반응이 좋지만, 엽산에 대해서는 잘 견디지 못함을 발견했다. 반대로 도파민과 노르에피네프린의 과도한 활성이 있는 환자(예: 고전적 편집형 조현병)는 엽산에는 반응이 좋지만, SAMe와 메티오닌에 대해서는 불리하게 반응한다. 수년 동안 나는 엽산 보충제가 메틸화를 증가시킨다는 잘 알려진 사실에 당황했다. 그 이유는 "왜 저메틸화가 잘 되지 않는 정신질환 환자들이 엽산에 반응이 좋지 않은가?"였다. 나는 신경전달물질 생산에 필요한 효소의 유전자 발현을 포함하여, 신경전달물질 합성에 대한 메틸 및 엽산의 영향을 조사하는데 많은 시간들을 보냈으며, 결실을 맺었다. 결국 나는 이 미스터리에 대한 해결책이 후생유전학 그리고 시냅스에서 수송체의 유전자 발현을 촉진하거나 억제하는 요소에 있다는 것을 배웠다.

주류 정신과에서는 수십 년 전에 세로토닌, 도파민 등과 같은 뇌화학 물질의 수준을 정상화하기 위한 약물 치료가 상대적으로 느리고 효과적이지 않다는 것을 배웠다. 반대로 시냅스에서 신경전달물질 활성에 영향을 미치는 약물은 훨씬 더 강력했다.[43] 우울증에 대한 초기 연구에서 시냅스에서 세로토닌을 파괴(대사)하는 단백질을 억제하는데 상당한 주의를 기울였다. 모노아민 산화효소는 세로토닌을 분해하는 효소이며, 1970년대 이래로 MAOI 약물이 우울증에 처방되게 되었다. 하지만 뇌과학자들은 결국 시냅스의 주된 요소는 신경전달물질을 시냅스에서 없애서 원래의 뇌세포로 되돌리는 특수 단백질인 수송체의 작용이라는 것을 알게 되었다. 제1장에서 소개한 이 재흡수 과정은 세로토닌, 도파민, 노르에피네프린 시냅스의 주요 요인이다. 이것은 SSRI 항우울제의 기초가 되었으며, 이는 수송체에 결합하여 이를 불활성화시킨다.

항우울제가 세로토닌 수준이 낮은 개인의 임상적 우울증을 경감시킬 수 있다는 것에는 의심의 여지가 없다. 하지만 특정 영양소는 세로토닌 활성에 강력한 영향을 미칠 수 있으며, 개별화된 영양요법은 세로토닌 활성을 정상화하고, 심각한 부작용 없이 우울증을 제거할 수도 있다.

메틸화와 엽산의 화학적 비정상은 조현병, 양극성 장애, 우울증, 불안 그리고 특정 행동장애에서 흔하다.[44] 세로토닌 수준이 낮은 우울증 환자의 대부분은 메티오닌과 SAMe가 결핍되어 있으며, 엽산에 불리하게 반응하는 경향이 있다. 다른 예로, 도파민 수준이 높은 조현병 환자는 엽산요법에 잘 반응하고, SSRI 또는 비-엽산 메틸화 보충제로 치료하면 악화된다. 이 흥미로운 현상은 시냅스 활성을 제어하는 수송체의 생산에 대한 메틸 및 엽산의 후생유전학적 영향에 기인한다. 제4장에서 설명된 바와 같이, 엽산 결핍은 수송체 생산의 감소 및 시냅스 활성의 증가를 초래한다. 저메틸화와는 반대 효과를 가져와 수송체의 과도한 유전자 발현 및 시냅스 활성 감소를 초래한다.

정신건강과 관련하여 영양소 SAMe는 세로토닌, 도파민, 노르에피네프린에 대한 천연 재흡수 억제제이다. 엽산은 과도한 도파민 활성을 막을 수 있는 천연 재흡수 증강제이다. 뇌에서 메틸과 엽산의 개별 수준은 메틸/엽산의 비율만큼 중요한 것은 아니다. 메틸과 엽산의 유전적 또는 후천적 불균형은 모든 정신질환 환자의 50% 이상을 차지할 수 있다. 정신과 약물은 이러한 사람들에게 이득을 줄 수 있지만, 메틸과 엽산 수준의 균형을 잡기 위한 영양요법은 불쾌한 부작용을 피할 수 있는 보다 과학적이고 직접적인 접근법을 제공한다.

메틸 및 엽산 수준을 정상화하기 위한 영양요법으로 정신증, 우울, 불안, 기타 질환을 앓고 있는 수천 명의 환자에서 훌륭한 개선이 보고되어 왔다. 하지만 일화적인 증례 기록은 의료 및 과학 전문가들에게 잘 받아들여지고 있지 않으며, 주류 정신과에서 사용되기 전 치료 효과를 측정하기 위한 이중-맹검, 위약-대조군 연구를 통해 치료 효과를 측정할 필요가 있다.

산화 스트레스

조현병에서 산화 스트레스의 역할은 1960년대 연구자들이 이 환자들에서 높은 피롤 수준을 관찰했을 때 처음으로 드러났다. 피롤은 화학식 C_4H_4NH를 갖는 오원자고리(five-membered ring)를 함유하는 천연 유기 화학 물질이다.[45] 피롤이라는 용어는 또한 피롤 고리를 함유하는 여러 유기 화합물에 사용된다. 피롤은 헤모글로빈의 주요 성분인 헴(heme)의 합성에 관여한다. 생화학 물질의 생산에서 갖는 역할을 제외하고, 피롤의 중요성은 작으며, 소변으로 효율적으로 배설된다. 이들은 PLP 및 아연과의 결합 친화력을 가지고 있어, 이 귀중한 영양소들이 피롤과 함께 신체 밖으로 운반하게 된다. 이 과정은 모든 인간에게 정상적인 현상이다. 하지만 일부 사람들은 매우 높은 수준의 피롤에 대한 유전적(또는 후천적) 경향이 있어, PLP와 아연이 모두 결핍될 수 있다.

B6 또는 아연의 결핍으로 인한 신경전달물질 수준 및 정신기능의 변화는 이 장의 앞부분에 설명되어 있다. 피롤 장애는 이 2가지 영양소 모두의 동시적 결핍을 수반하므로, 행동 및 신체증상은 전반적으로 이 집단에서 더 심각하다. 피롤 장애의 고전적인 증상에는 높은 불안, 잦은 기분 변화, 좋지 않은 단기간 기억, 읽기장애, 아침 오심, 꿈을 기억할 수 없음, 빈번한 분노와 격노가 포함된다.

나의 동료들과 나는 정신질환을 앓고 있는 사람들에서 40,000개 이상의 소변 피롤 결과를 평가했다. 표 3-1은 여러 임상 집단에서 상승된 소변 피롤 (20 mcg/dl 이상)의 발생률을 보여준다. 표에서 알 수 있듯이, 피롤 장애의 발생률은 일반 인구보다 정신질환에서 훨씬 더 높다. 대부분의 정신질환에서는 산화 스트레스가 수반되며, 상승된 피롤은 다른 여러 생화학적 조건에 이차적으로 발생할 수 있다. 하지만 정신과적 증상은 종종 B6 및 아연요법과 피롤 수준의 정상화 후에 사라지거나 감소된다. 유전적 피롤 장애는 낮은 수준의 세로토닌과 GABA를 야기할 수 있으며, SSRI 항우울제와 항불안제는 종종 유의한 이득을 제공한다. 그러나 우리가 인용한 다른 예들 같이 B6과 아연 수준을 정상화하기 위한 영양요법은

표 3-1. 임상군에서의 피롤 과부하 발생률

ADHD	18%
행동장애	28%
자폐증	35%
우울증	24%
양극성 장애	35%
조현병	30%
외상 후 스트레스 장애	12%
알츠하이머병	14%
건강대조군	8%

부작용 없이 유사한 이점을 제공할 수 있다.

피롤 장애가 있는 것으로 태어난 사람들은 평생 동안 B6, 아연에 대한 결핍 경향 그리고 높은 산화 스트레스에 대한 경향이 있을 수 있다. 문제는 어떠한 근원의 산화 스트레스라도 소변 피롤 수준을 상승시킬 수 있다는 것이다. 많은 사람들이 신체적 사고, 질병, 감염, 감정적 외상, 독성 금속과 같은 요인으로 인해 상승된 피롤 소견을 보인다. 어떠한 근원에서건 산화성 과부하는 뇌의 NMDA 수용체에서 글루탐산염이라는 신경전달물질의 활성을 낮춤으로써, 민감한 개인에서 정신증을 유발할 수 있다. 산화 스트레스는 효율적인 NMDA 기능에 필요한 글루타티온(glutathione, GSH) 수준을 고갈시킨다. 조현병에서 산화 스트레스 과부하라는 용어는 피롤루리아, 연보라 인자, 피롤 장애 등의 설명보다 더 일반적이고 설명에 용이하다. 이 상태에 대한 생화학적 마커에는 상승된 소변 피롤, 낮은 혈장 아연 수준, 감소된 혈청 글루타티온, 상승된 세룰로플라스민(ceruloplasmin) 비결합 혈청 구리 등이 포함된다.

아미노산 장애

많은 아미노산이 뇌화학에서 중요한 역할을 한다.[44] 대부분의 인간은 식이 단백질로부터 충분한 양의 아미노산을 섭취하고, 뇌에 적절한 농도를 가지고 있다. 하지만 뇌에서 이러한 화학 물질의 양을 변화시켜 정신기능에 악영향을 미칠 수 있는 유전적 오류가 존재한다. 다행히 이것은 비교적 드문 경우이다. 뇌화학에서 아미노산의 역할은 다음과 같다.

◆ 트립토판(tryptophan)은 세로토닌 합성 초기의 시작점(기질)이다. 수년 동안, 트립토판 보충제는 뇌의 세로토닌 수준을 높이기 위해 사용되어 왔다.

◆ 도파민과 노르에피네프린은 페닐알라닌 또는 티로신(tyrosine)에서 합성되며, 이러한 아미노산 보충제는 이들 신경전달물질의 수준을 높이는데 도움이 될 수 있다.

◆ 글루타민은 글루탐산과 신경전달물질 GABA의 기질인 아미노산이다.

◆ GABA는 아미노산이자 신경전달물질이며, 이 수준의 감소는 불안, 우울, 정신증과 관련이 있다.

◆ 아스파르테이트(aspartate)는 신경전달물질 아스파트산(aspartic

acid)의 합성을 위한 시작점이다.

◆ L-히스티딘은 신경전달물질 히스타민의 전구체이다.

◆ 메티오닌은 신경전달물질 합성 및 재흡수에 필요한 여러 효소
들의 유전자 발현에 강한 영향을 미치는 SAMe의 전구체이다.

지방산 불균형

인체에는 300가지가 넘는 지방이 있으며, 뇌의 지방함량은 매우
높다. (약 65%) 불포화지방산은 세포막에 유동성을 제공하며, 뇌
세포 간의 소통을 돕기 때문에 특히 중요하다. 작용이 있는 뇌 시
냅스에서 다음 4가지 지방이 지질 함량의 90% 이상을 구성한다:
도코사헥사엔산(docosahexaenoic acid, DHA), 에이코사펜타엔산
(Eicosapentaenoic acid, EPA), 아라키돈산(arachidonic acid, AA),
디호모-감마리놀렌산(dihomo-gamma-linolenic acid, DGLA).
이 중, DHA(오메가-3 지방산)가 가장 높은 농도로 발견되며, 뇌
기능에 가장 큰 영향을 미치는 것으로 보인다. DHA 결핍은 우울,
ADHD, 조현병, 양극성 장애, 치매와 관련이 있다. 두 번째로 중
요한 것은 또 다른 오메가-3 지방산인 EPA일 수 있다. DHA와
EPA는 필수지방산(essential fatty acids, EFAs)으로 매우 대중적인
영양 보충제가 되었다. 해산물과 어유(魚油)는 훌륭한 오메가-3
식이 공급원이다. AA와 DGLA는 오메가-6 EFAs이며, 정크푸드
식이를 섭취하는 대부분의 사람들에서는 과도한 수준으로 존재한
다. 영양사들이 보는 식이요법에서 EFAs의 이상적인 비율은 오메
가-3 1g당 3-6g의 오메가-6이다. 불행히도 전형적인 미국 식단에

는 과도한 양의 오메가-6와 기타 해로운 지방이 포함되어 있다.

　유전자 변이로 인해, 특정 지방산의 이상적인 식이 섭취와 관련하여 생화학적으로 개별적인 차이가 존재하며, 오메가-3 보충제의 무분별한 사용은 특정 환자에서 증상을 악화시킬 수도 있다. 예를 들어 심한 피롤 장애를 가진 대부분의 사람들은 충분한 수준의 오메가-3 오일을 가지고 있지만, AA는 매우 부족하다. 내 경험에 의하면, 이 환자들은 오메가-6가 풍부한 달맞이꽃유에서 좋은 반응을 보인다. 하지만 오메가-3만 보충하면 악화될 수도 있다. 대조적으로 대부분의 우울증과 조현병은 DHA와 EPA가 부족하고, 오메가-3 보충제를 통해 좋은 반응을 보인다.

　대부분의 정신질환은 EFAs에 치명적일 수 있는 높은 산화 스트레스를 수반한다. 운 좋게도, 포스파티딜(phosphatidyl)은 산화 자유라디칼의 존재 하에서 DHA, EPA, AA, DGLA에 안전한 피난처를 제공하는 지방산이다. 4가지 주요 포스파티딜은 분자 끝에 부착된 콜린(choline), 세린(serine), 이노시톨(inositol) 또는 에탄올아민(ethanolamine)을 갖는다. 여러 포스파티딜이 상업적으로 이용 가능하며, 특정 정신질환의 퇴치를 도울 수 있다.

글루코스 조절 이상

우리의 데이터베이스에 따르면, 상당수의 환자가 만성적으로 낮은 혈중 글루코스 수준을 보인다. 이 문제는 행동장애나 정신질환의 원인으로 보이지는 않지만, 현저한 증상을 유발할 수 있는 악화 요인이다. 전형적인 증상으로는 식사 후 졸음, 과민성, 단 음식에 대한 갈망, 떨림, 불안, 간헐적인 집중력 저하 등이 포함된다. 치료에는 크롬, 망간, 기타 글루코스-안정화 영양소가 포함되지만, 치료의 주요 초점은 식이요법이다. 이 환자들은 복합 탄수화물과 단백질에 중점을 두고 매일 6회 이상의 소량 식사를 하면 효과를 보게 된다. 본질적으로 이들은 많은 양의 식사나 단기간의 설탕 섭취를 견디지 못한다. 복합 탄수화물은 필요한 글루코스를 느리고 점진적인 방식으로 제공하며, 지효성(timed-release) 설탕이라고 생각할 수도 있다.

독소 과부하

내 데이터베이스에는 높은 수준의 독성 금속, 살충제 또는 기타 유기화학 물질이 검출되는 많은 환자들이 포함되어 있다. 납, 수은, 카드뮴의 과부하가 특히 흔하다. 아연, 글루타티온, 셀레늄 또는 MT 수준이 적은 사람들은 특히 독성 금속에 민감하다. 과도하게 메틸화된 정신질환 환자의 높은 비율이 살충제 및 독성 산업화학 물질에 대한 심각한 민감성을 보인다. 독성 과부하를 효과적으로 처리하기 위해서는 다음 세 부분으로 접근할 필요가 있다.

◆ 추가적인 노출을 방지한다.
◆ 신체에서의 독소 배출을 촉진하기 위한 생화학요법을 실시한다.
◆ 독소에 대한 향후 취약성을 최소화하기 위해 근본적인 화학적 불균형을 수정한다.

흡수 장애

정신질환 사례의 단 10% 만이 심각한 흡수 장애를 수반하지만, 자폐증에서는 90% 이상이 이 문제를 나타낸다. 흡수 문제에는 3가지 주요 분류가 있다.

◆ 과량 또는 불충분한 수준의 염산 등, 위장의 문제
◆ 소장에서의 불완전한 소화
◆ 대부분의 영양소가 간문맥 혈류로 흡수되는 장의 솔가장자리 (brush border)* 에서의 문제

그 결과 영양소 결핍, 위장관계에서의 염증, 칸디다(Candida) 그리고 많은 기타 위장관계 질환이 야기될 수 있다. 단백질과 지방의 불완전한 분해는 신체적 문제를 일으킬 수 있으며, 뇌기능에 악영향을 줄 수 있다. 증가된 산화 스트레스는 단백질 처리에 필요한 소화 효소를 파괴할 수 있으며, 이는 흡수 장애의 빈번한 원인이다. 흡수 장애 환자의 다수는 장내 장벽이 손상되어 독성 금속 및 기타 바람직하지 않은 물질이 몸에 들어가 뇌에 접근할 수 있다. 치료는 문제가 되는 흡수불량 유형에 따라 이뤄지며, 위산 수준의 조정, 위산에서도 생존하는 소화효소의 투여, 항산화제의 투여, 특수한 식이의 사용 등이 포함된다.

---

*역자주: 솔가장자리는 장 또는 신장의 미세융모를 포함하는 볼록하게 생긴 부분으로 영양소나 노폐물의 빠르고 효과적인 수송을 가능하게 해 준다. (용어사전 참고)

기타 영양소 불균형

많은 다른 영양소들은 정신기능에 중요한 역할을 한다. 셀레늄, 비타민 C, 비타민 E, 기타 천연 항산화제는 뇌의 염증 및 자유라디칼에 대항하여 NMDA 수용체에서 글루탐산염 활성을 간접적으로 증가시킨다. 비타민 D 결핍은 우울증, 조현병, ADHD, 기타 정신질환과 관련이 있다. 비타민 D 수준은 햇빛에 노출되는 동안 증가하며, 상대적으로 적은 양의 햇빛 조사량을 가지는 북부 스칸디나비아에서 조현병의 발생률이 매우 높다는 것은 놀라운 일이 아니다.

정신과 약물과의 접점

대부분의 조현병 환자는 첫 진료 시점에서 정신과 약물을 복용하고 있으며, 약물을 중단하려는 욕구를 표현한다. 하지만 이 약물은 대개 확실한 이점을 가져왔으며, 생화학요법의 초기 단계에서 지속적인 준수가 필요하다. 두 치료를 모두 시행하여 수개월 후 진전이 이루어진다면, 우리는 가족들에게 정신과의사에게 돌아가 신중하게 복용량 감량을 시험해 보라고 제안한다. 목표는 정신과 약물을 제거하는 것이 아니라, 최대의 이득에 필요한 복용량을 확인하라는 것이다.

　우리의 내부 성과 연구에 따르면 행동장애, ADHD 및 우울증 환자의 70% 이상이 생화학요법 6개월 후 약물을 전혀 사용하지 않고 최선의 상태에 있다고 보고했다. 나머지 30%는 증상의 부분적인 재발을 방지하기 위해 일부 약물의 도움이 필요하다고 말했다. 거의 모든 경우에 부작용을 줄이면서 약물 복용량을 안전하게 줄일 수 있었다. 조현병이나 양극성 장애로 진단받은 환자의 상황은 매우 다르며, 성공적인 생화학요법 후에 정신과 약물을 완전히 중단할 수 있는 사람은 5%에 불과하다. 이 환자들 중 상당수는 영양요법을 병행한 후에 정신증이 제거되고 독립적인 생활로 돌아온다고 보고하였고 약물 수준을 크게 감량하였다. 부작용의 감소는 종종 환자의 약물 복용 의지를 증가시키고 갑작스러운 비순응으로 인해 발생할 수 있는 심각한 결과를 없앤다. 일반적으로 정신과 약물은 영양 불균형이 교정된 후에 훨씬 더 효과적인 것으로 보인다. 2가지 치료 방법은 서로 조화를 이루고 있다.

지난 수십 년 동안, 정신질환 치료는 불균형한 뇌화학과 세로토닌, 도파민 및 기타 신경전달물질의 활성을 변경하는 약물 사용에 중점을 두었다. 1970년에 약물은 뇌의 분자 과정에 강력한 영향을 미치는 것으로 알려진 유일한 방법이었다. 이 접근법은 매우 성공적이었으며 우울증, 조현병, ADHD 및 기타 정신장애로 진단받은 수백만 명의 사람들에게 도움이 되었다. 그러나 과학은 복잡한 뇌 과정에 대한 이해를 크게 발전시켰으며 우리는 정신과 약물이 더 이상 필요하지 않을 수 있는 시대에 다가가고 있다. 약물이나 심각한 부작용 없이 뇌기능을 정상화할 수 있는 잠재력을 가진 후생유전 치료법 및 기타 고급 기술 개발에 적극적으로 나설 때이다.

영양요법 반응 시간
영양요법은 정신기능에 강력한 영향을 줄 수 있지만, 전체 효과에 도달하려면 보통 몇 주 또는 몇 달이 필요하다. 이와 대조적으로 대부분의 정신과 약물은 몇 시간 또는 며칠 내에 증상에 영향을 줄 수 있다. 예를 들어 SSRI 항우울제는 수송체에 빠르게 결합하고, 시냅스에서 세로토닌 활성의 급격한 증가를 야기한다. SAMe 또는 메티오닌을 사용한 우울증에 대한 메틸화요법은 수송체의 유전자 발현을 감소시켜 몇 개월에 걸쳐 세로토닌 활성을 천천히 점진적으로 증가시킨다. 또 다른 예로 혈액에서 구리 과부하를 제거하기 위한 영양요법은 일반적으로 약 60일이 필요하다.

가장 빠른 반응의 화학적 불균형은 피롤 장애이며, 치료를 시작한 첫 주 동안 상당한 진전이 종종 보고된다. 이 빠른 반응은 단기간에 비타민 B6 수치를 정상화하는 능력에서 비롯된다. 아연 결핍은 일반적으로 60일 이내에 교정될 수 있다. 과메틸화의 치료는 일반적으로 처음 2주 동안 개선이 없고, 다음 4-8주에 걸쳐 점진적으로 진행된다. 저메틸화는 해결하기에 가장 느린 화학적 불균형이며, 전체 효과를 위해서는 3-9개월이 종종 필요하다. 생화학 요법과 관련된 예상 치료 기간을 환자에게 알려야 즉각적인 진전이 없어도 낙담하지 않는다.

상담의 가치

나는 상담으로 큰 효과를 본 우울증 및 정신병 환자 수천 명을 만났다. 정신역동 정신치료는 통찰력을 제공 할뿐만 아니라 대처 메커니즘 및 자기상(self-image) 복구는 물론 유전자 발현에 지속적인 영향을 미칠 수 있다. 효과적인 상담이 또한 새로운 시냅스와 뉴런의 미니칼럼(minicolumn) 생성을 촉진시키고, 뇌의 미세 구조

를 영구적으로 향상시킬 수 있다는 증거가 있다. 뇌화학 교정은 종
종 충분하지 않은데, 상담은 환자들이 누릴 수 있는 이점을 향상시
킬 수 있다. 예를 들어 행동장애가 있는 10대들은 화학적 접근 자
체만으로는 해결할 수 없는 부정적인 자기상과 나쁜 습관을 가지
고 있을 수 있다. 많은 식욕부진 환자는 영양요법에서 훌륭한 개
선을 보고했지만 완전한 회복을 위해서는 효과적인 상담이 필요했
다. 영양요법과 상담은 자연스러운 파트너이다.

정신질환의 화학적 분류

지난 20년 동안 정신과 의사는 복잡한 뇌 과정을 이해하는 데 있
어 놀라운 발전을 이루었다. 그러나 우울증, 조현병 및 기타 질병
에 대한 개선된 치료법의 개발은 이러한 장애를 의미 있는 표현형
으로 분리하지 못했기 때문에 저해되었다. 우울증은 뇌화학, 증상
및 특성이 매우 다른 장애를 총칭하는 데 사용되는 포괄적인 용어
이다. 조현병, 양극성 장애 및 ADHD라는 용어에 대해서도 마찬
가지다. 예를 들어 일부 우울증은 세로토닌 활성이 낮지만 다른 우
울증은 세로토닌 활성이 높다. 세로토닌−향상 약물인 SSRI는 우울
증의 50% 이상이 이 신경전달물질의 활성이 낮기 때문에 여러 그
룹의 우울증에 효능을 나타냈다. 그러나 우울증의 30% 이상이 세
로토닌이 낮은 환자는 아니며, 그들에게 SSRI는 효과가 없거나 유
해할 수도 있다. 조현병의 가장 흔한 표현형은 도파민 활성 증가와
관련이 있으며, 현재의 항정신병약은 이 신경전달물질의 활성을
낮추는 것을 목표로 한다. 불행히도 이것은 다른 뇌화학을 가진 조

현병 환자에게는 잘못된 접근법이다. 우울증과 조현병에 대한 대부분의 효능 실험에서는 여러 뇌화학 불균형을 가진 장애들이 혼재된 채로 계속 포함되고 있다. 이것은 데이터를 명확하지 않게 하고 과학적 발견을 약화시킨다. 일부 정신과 전문가들은 최근에 연구원들에게 이러한 질병을 의미 있는 표현형으로 분리하기 위한 객관적인 테스트를 개발하도록 촉구했다.

이 책은 (1) 백만 개가 넘는 혈액 및 소변 화학 분석법 및 (2) 각 화학 유형에 대한 독특한 증상 및 특성의 식별에 근거한 우울증 및 조현병에 대한 생화학적 분류를 제시한다. 현재의 지식으로 가능한 범위 내에서 나는 다음 장에서 우울증과 조현병의 표현형 각각에 대한 주요한 신경전달물질 불균형을 나타냈다. 이 기술은 저렴한 혈액/소변검사를 통해 정신과 의사가 다양한 환자들에게 유망한 정신과 약물을 찾는 데 도움이 될 수 있다. 이 정보는 또한 이러한 장애에 대한 영양요법을 개발하기 위한 로드맵을 제공한다.

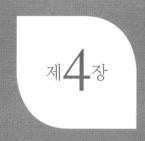

후생유전학과 정신건강

●─영양소 불균형 또는 독성 노출은 유전자 발현 속도를 변화시킬 수 있으며 수많은 정신장애의 근본 원인일 수 있다. 메틸화가 후생유전학에서 지배적인 요소이며, 메틸화 이상은 정신질환에서 일반적이라는 것은 우연의 일치가 아니다. 후생유전학의 과학의 최근 진보는 정신장애를 극복하고 궁극적으로 정신과 약물의 필요성을 제거할 수 있는 영양요법에 대한 로드맵을 제공한다.

●─후생유전학 연구는 메티오닌, SAMe, 엽산, 니이아신아미드 및 아연을 포함하여 신경전달물질 시냅스에서 수송체에 강력한 영향을 미치는 여러 영양소를 확인해 왔다. 이들은 호퍼, 파이퍼와 더불어 조현병, 우울증, 불안, ADHD 및 행동장애로부터 수천 건의 치험증례를 작성한 저자가 개척한 것과 동일한 영양소이다.

●─나의 생화학 데이터베이스에는 소아성애자, 성적인 사디스트, 마조히스트 및 관음증을 포함한 비정상적인 성적 행동을 하는 수십 명의 사람들이 있다. 이 환자들은 모두 남자였으며 대부분 법적인 문제가 있었다. 그들은 일상생활을 방해하는 압도적인 침투사고를 호소했다. 단지 두 명만이 어릴 적에 성적으로 학대를 당했다고 말했다.

개요

후생유전학[46-47]이라는 새로운 과학은 뇌에 대한 우리의 이해에 혁
명을 가져왔고 정신질환 치료에 있어 획기적인 돌파구로 이어지고
있다. 후생유전학은 빠르게 성장하는 분야로, DNA 서열의 변화를
포함하지 않는 유전자 발현의 변화를 연구한다. 최근까지 사람의
유전적 특징은 부모와 조상으로부터의 다소 무작위적인 유전적 요
인으로부터 발생하는 독특한 DNA 서열과 함께 임신 초기에 구체
적으로 만들어지는 것으로 생각되었다. 우리는 이것이 부분적으로
만 사실이며 자궁의 화학 환경이 다양한 조직과 기관에서 어떤 유
전자가 발현되고 어떤 유전자는 그렇지 않은지 결정할 수 있음을
알고 있다. 또한 환경적 요인이 일생 동안 유전자 발현을 변경할
수도 있다.

많은 정신장애는 유전자가 부적절하게 행동(또는 발현)하게 하
는 환경적 요인으로 인해 발생한다.[48] 예를 들어 영양소 불균형 또
는 독성 노출은 유전자 발현 속도를 변화시킬 수 있으며 수많은 정
신장애의 근본 원인일 수 있다. 메틸화가 후생유전학에서 지배적
인 요소이며, 메틸화 이상은 정신질환에서 일반적이라는 것은 우
연의 일치가 아니다. 후생유전학의 과학의 최근 진보는 정신장애
를 극복하고 궁극적으로 정신과 약물의 필요성을 제거할 수 있는
영양요법에 대한 로드맵을 제공한다.

후생유전학 개요

인체의 모든 세포에는 20,000개가 넘는 단백질을 생산할 수 있는

동일한 DNA 사본이 들어 있다. 그러나 간세포에 필요한 단백질은 피부 세포, 췌장 세포 등과는 다르다. 후생유전학은 각 조직에서 제조할 단백질의 조합을 지정하는 청사진을 제공한다.[49] 후생유전학이 없으면 팔, 안구, 치아 및 기타 다양한 부분이 있는 유기체 대신 동일한 세포의 무정형 덩어리가 될 수 있다. 특정 영양소는 다른 조직에서 어떤 유전자가 발현되거나 그렇지 않은지(침묵하는지)를 결정하는 데 강력한 역할을 하며, 이러한 영양 요소 사이의 적절한 균형은 정신 건강을 위해 필수적이다.

DNA는 수십억 개의 단백질로 구성되어 있는데, 단백질로 형성된 이중 나선 리본은 펼치면 길이가 약 6피트에 달한다. 이 DNA는 놀랍게도 직경이 약 1밀리미터에 이르는 작은 공에 담겨 있으며 모든 세포의 핵 안에 깔끔하게 들어맞는다. 이 깨지기 쉬운 이중 나선은 '선 위의 구슬'이라고 알려진 구성을 이루는데, 이중 나선이 히스톤이라고 불리는 작은 단백질 덩어리를 둘러싸고 있다. 산성 DNA 가닥은 약 알칼리성인 수백만 개의 히스톤에 부드럽게 부착된다. 히스톤-DNA 구슬은 뉴클레오솜(nucleosome)으로 불리며,[50] 뉴클레오솜의 집합체를 염색질(chromatin)이라고 한다. 그림 4-1은 뉴클레오솜의 개략도이다. 히스톤은 털실공처럼 뭉쳐진 8개의 선형 단백질로 구성되며, 여러 개의 단백질 꼬리가 배열에서 튀어나와 있다. DNA 리본은 수백만 히스톤 각각을 2번이 채 안 되게 둘러싼다. (146개의 염기쌍이 히스톤 실패를 1.65번 감는다.) 수년간 과학자들은 히스톤이 연약한 DNA에 지지 체계를 제공하지만 유전자 발현에는 아무런 역할을 담당하지 않는다고 생각했

그림 4-1. 뉴클레오솜의 모식도

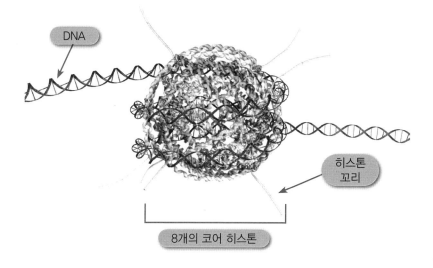

다. 하지만 연구원들은 최근에 어떤 화학 물질이 히스톤 꼬리와 반응하는지에 따라 유전자가 켜지거나 꺼질 수 있음을 확인했다. 비정상적인 히스톤 변형은 정신질환에서 일반적이며,[51-52] 영양요법은 히스톤 화학의 정상화를 도울 수 있다.

2가지 지배적인 후생 유전적 과정은 그림 4-2에 표시된 것처럼 DNA 메틸화[53]와 히스톤 변형[54]이다. DNA 메틸화는 이중 나선을 따라 일부 사이토신 분자에 메틸기를 첨가하는 것을 포함한다. 대부분의 경우 유전자 근처의 메틸화는 해당 유전자의 발현을 침묵시키는 경향이 있다. 이 과정은 다른 조직과 기관에서 어떤 단백질이 생산되는지 결정하는 데 도움이 되는 인간 발달의 중요한 부분이다. DNA 메틸화는 또한 질병 상태에 연루된 바이러스 및 기타 쓸 데 없는 유전자의 발현을 방지한다.

그림 4-2. 후생유전학 암호의 2가지 주요 구성 요소

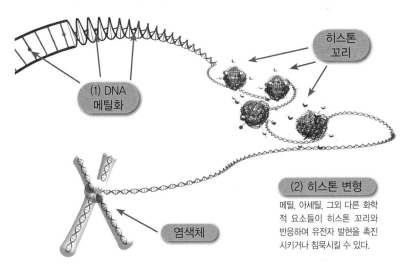

(1) DNA 메틸화

히스톤 꼬리

(2) 히스톤 변형
메틸, 아세틸, 그외 다른 화학적 요소들이 히스톤 꼬리와 반응하여 유전자 발현을 촉진시키거나 침묵시킬 수 있다.

염색체

　　많은 경우에 유전자 발현은 히스톤 꼬리에서 아세틸과 메틸 그룹 사이의 경쟁에 의존한다. 꼬리가 주로 아세틸화되면 유전자 발현(단백질 생산)이 촉진된다. 대조적으로, 고도로 메틸화된 히스톤은 일반적으로 유전자 발현의 침묵을 초래한다. 많은 과학자들은 유전자를 발현하는 능력이 그림 4-3과 4-4에 설명된 대로 염색질의 압축 정도에 의해 결정된다고 생각한다. 이 이론은 아세틸기가 알칼리성 히스톤의 pH를 낮추어 DNA에 대한 정전기적 인력을 감소시키고 집합체가 열리고 유전자 발현을 촉진시킨다는 것을 인식한다. 메틸기는 염색질의 소형화 및 유전자 발현의 침묵을 증가시킴으로써 반대 효과를 생성한다.

　　임신 후, 부모 DNA로부터의 모든 메틸, 아세틸 및 기타 조절 화학 물질은 태아의 DNA에서 제거되고 태아 발달 초기에 새로운

그림 4-3. 낮은 메틸화는 유전자 발현을 촉진

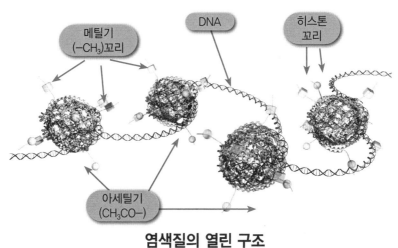

염색질의 열린 구조

화학 물질 세트가 부착된다. 이러한 화학 물질은 모든 유전자의 발현을 조절하고 일생의 세포 분열을 통해 제 위치에 유지될 수 있기

그림 4-4. 높은 메틸화는 유전자 발현을 저해

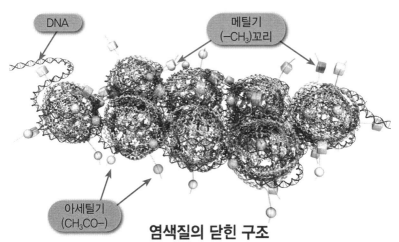

염색질의 닫힌 구조

때문에 북마크(또는 마크)라고 한다. 자궁 내에서 발생하는 변이 마크는 다양한 질병과 발달 장애를 유발할 수 있다. 정신질환과 관련된 대부분의 비정상적인 마크는 DNA 또는 히스톤 꼬리에 메틸 및 아세틸 그룹을 부적절하게 배치하는 것으로 여겨진다.

히스톤 후생유전학은 매우 복잡한 것으로 판명되고 있으며 관련 과정을 완전히 설명하는 데 한 세기가 더 걸릴 수 있다. 각각 상이한 화학적 특성을 갖는 총 69개의 상이한 히스톤 단백질이 확인되었다. 아세틸 및 메틸 수준은 많은 유전자의 발현/침묵을 지배하지만 인, 비오틴, 유비퀴틴 및 시트룰린과 같은 다른 화학적 요소는 히스톤과 반응하여 유전자 발현에 영향을 줄 수 있다.[55] 또한 전사인자라고 불리는 특별한 효소는 히스톤 단백질과 반응물의 특이한 결합으로 모집되며 국소 DNA와 상호 작용하여 세포 발현에 영향을 미친다. 2,000개 이상의 전사인자가 있을 수 있으며, 이는 발생할 수 있는 다양한 히스톤 반응이 많다는 것을 나타낸다. 복잡한 히스톤 코드가 개발되는 중이다.

전사인자

유전자 발현은 특정 고분자가 그 유전자 근처의 영역에 접근할 수 있도록 히스톤으로부터 DNA의 분리(또는 풀림)를 필요로 한다. 유전자전사과정[RNA 중합효소에 의한 DNA에서 RNA로의 복사)은 하나 이상의 전사인자[56](아연 핑거)와 같은 복합 단백질]의 존재를 필요로 한다. 전사인자는 DNA의 특정 영역에 결합하여 RNA 폴리머라제(DNA에서 RNA로의 유전 정보 전사를 수행하는 효소)의 접근을 조절하는 단백질이다. 전사인자의 특징은 이들이 조절하는 유전자에 인접한 특정 DNA 서열에 부착하는 하나 이상의 DNA 결합 도메인을 포함한다는 것이다.

인간 게놈에는 DNA 결합 도메인을 가진 2,500개가 넘는 단백질이 있으며, 대부분은 전사인자로 기능하는 것으로 간주된다. 일부 전사인자는 유전자 발현을 촉진하는 반면 다른 전사인자는 유전자 발현을 억제한다. 이들 단백질의 엄청난 다양성은 자궁 조직 분화의 발달에 필수적 일 수 있다. 이들은 CpG 섬(높은 빈도의 사이토신-인산염-구아닌 부위를 함유하는 게놈 영역) 및 히스톤에서의 아세틸 및 메틸 수준의 조절을 포함하여 몇 가지 메커니즘을 가지고 있다. 많은 영양소가 전사인자에 영향을 미칠 가능성이 매우 높지만 이러한 관계는 현재 잘 이해되지 않고 있다.

메틸-아세틸 경쟁

메틸 그룹은 SAMe에 의해 히스톤으로 전달되고 아세틸 코엔자임 A(아세틸 CoA)에 의해 아세틸 그룹으로 전달된다. 이러한 화학적 요소는 모두 몸 전체에 고농도로 존재한다. SAMe는 식이 메티오닌으로부터 간에서 생산되는 천연 단백질이다. SAMe는 신체에서 수십 가지 중요한 생화학 반응에 메틸기를 제공하며 메틸화 회로 또는 일탄소 회로라고 하는 과정에 의해 보존된다.[57] 아세틸 CoA는 단백질, 지방 및 탄수화물의 대사(분해)로 형성되고 TCA 회로[*]의

---

[*]역자주: TCA 회로는 트리카복실산 회로(Tricarboxylic acid cycle)의 줄임말로, 시트르산 회로 또는 크렙스 회로라고도 한다.

과정을 위해 미토콘드리아로 고에너지 아세틸기를 전달한다. 아세틸 및 메틸은 모두 생명에 필수적이다.

히스톤 꼬리에서 메틸 및 아세틸의 부착 또는 제거는 메틸라제, 아세틸라제, 디메틸라제 및 디아세틸라제라고 하는 효소에 의해 지배되고, 메틸 및 아세틸의 존재량에 의해서 좌우되지는 않는다. 이들 효소의 상대적인 양을 조절할 수 있는 약물 개발을 목표로 하는 상당히 많은 연구가 있다. 그러나 특정 영양소는 이러한 효소에 강력한 영향을 미치며 후생 유전적 영양요법도 동일하게 효과적일 수 있다. 좋은 예[58]는 니아신아미드(비타민 B3)인데, 이것은 중요한 데아세틸라제 효소인 시르투인의 활성을 감소시킨다. 다른 예[59]에서 엽산은 히스톤에서 메틸 수준에 영향을 미친다. 엽산이 조직과 혈류에서 메틸 수준을 증가시킨다는 점은 흥미롭지만, 유전자 발현을 조절하는 특정 히스톤에서는 메틸화를 감소시킨다. 많은 영양소가 유전자 발현에 강력한 영향을 미치고 후생 유전적 영양요법이 큰 가능성을 가지고 있다는 것이 중요하다.

신경전달물질 수송체 단백질

수송체(제1장 참조)라고도 하는 신경전달물질 수송체 단백질은 향후 세포 발화에 재사용하기 위해 시냅스에서 신경전달물질 분자를 빠르게 제거하는 막 횡단 단백질이다. 세로토닌, 도파민 및 노르에피네프린 수송체의 유전자 발현은 히스톤 꼬리에서 메틸 및 아세틸기 사이의 경쟁에 의해 지배된다. 아세틸화가 지배적이라면, 수송체의 생산이 증가하고 신경전달물질 활성이 감소된다. 메틸화가 우세하면 수송체의 유전자 발현이 억제되어 신경전달물질 활성이 높아진다. 본질적으로 히스톤 메틸화를 촉진시키는 영양소는 곧 천연 세로토닌 재흡수 억제제이다.

히스톤 상에 아세틸기를 배치하는 것은 히스톤 아세틸기전달 효소[60]라 불리는 효소에 의해 가능하다. 아세틸기는 히스톤 디아세틸라제라 불리는 화학 물질에 의해 쉽게 제거될 수 있다. 지금까지 몇 가지 히스톤 아세틸기전달효소와 히스톤 디아세틸라제가 확인되었다. 히스톤 메틸기전달효소라 불리는 효소는 선형 히스톤 단백질을 따라 SAMe에서 특정 아미노산 위치로 1~3개의 메틸 그룹의 이동을 촉진한다. 수년 동안 히스톤 메틸화는 영구적 변형인 것으로 생각되었다. 최근에 히스톤 탈메틸화 효소의 2가지 족(family)이 발견되었다. 이들 효소의 발현을 촉진 또는 억제하는 영양소 또는 약물은 신경전달물질 재흡수 및 시냅스 활성에 큰 영향을 미칠 수 있다.

후생유전학과 뇌기능

건강한 정신기능은 세로토닌, 도파민, 노르에피네프린 및 기타 신경전달물질에 대한 수용체에서 적절한 수준의 시냅스 활성이 필요하다. 적절한 시냅스 활성은 다음에 달려 있다.

◆ 뇌세포에서 생산된 신경전달물질의 양
◆ 화학 물질과의 확산 또는 반응에 의해 손실된 시냅스 신경전달물질의 양

◆ 시냅스 신경전달물질을 원래의 뇌세포로 다시 되돌리는 수송
  체의 가용성 (재흡수)

수십 년에 걸친 제약 연구에 따르면 시냅스 활성은 수송체의
농도에 의해 좌우된다. 프로작과 졸로프트 같은 SSRI 항우울제[61]
는 수송체를 비활성화하여 시냅스 안에서 세로토닌 수준을 증가시
킨다. 이펙사와 같은 SNRI 약물은 세로토닌과 노르에피네프린의
활성을 증가시키기 위해 동일한 메커니즘을 사용한다. 대조적으
로 자낙스 및 발륨과 같은 벤조디아제핀계 약물은 GABA 수용체
에 직접 결합하여 GABA 활성을 증가시켜 과도한 노르에피네프린
활성의 영향을 줄인다. 이 3가지 약물 모두 우울증, 불안 등을 이
겨내는 데 인상적인 이득을 줄 수 있지만 중독성이 있으며 종종 피
로, 성욕 상실, 체중증가 및 두통과 같은 부작용을 유발한다.

후생유전학 연구는 메티오닌, SAMe, 엽산, 니이아신아미드 및
아연을 포함하여 신경전달물질 시냅스에서 수송체에 강력한 영향
을 미치는 여러 영양소를 확인해 왔다. 이들은 호퍼, 파이퍼와 더
불어 조현병, 우울증, 불안, ADHD 및 행동장애로부터 수천 건의
치험증례를 작성한 저자가 개척한 것과 동일한 영양소이다. 이것
이 우연의 일치일 가능성은 거의 없다. 또한 후생유전학 연구는 뇌
기능을 향상시킬 수 있는 여러 가지 다른 영양소를 확인했다. 영양
요법은 뇌화학의 정상화를 포함하기 때문에 이 접근법은 부작용을
최소화한다는 큰 이점을 갖는다.

후생 유전 장애의 2가지 유형

후생 유전 장애는 (a) 태아 프로그래밍 오류 또는 (b) 인생에서 나중에 발생하는 이질적인 유전자 북마크로 인해 발생할 수 있다. 두 경우 모두 환경에 의한 손상은 남은 생애 동안 지속될 수 있는 변이적 마크에 대한 책임이 있다고 생각된다. 태아 프로그래밍 오류는 출생에서 명백한 발달 장애를 초래할 수 있다. 그러나 우연한 태아 프로그래밍은 또한 암, 심장병 및 퇴행성 자폐증과 같은 출생 후 나타나는 장애에 대한 소인을 생성할 수 있다. 3세 이전에 나타나는 후생 유전 장애는 돌이킬 수 없는 뇌 구조 이상을 초래할 수 있다. 대조적으로 변이적인 후생 유전적 마크로 발생한 뇌화학 불균형은 가역적일 수 있다. 미래의 후생 유전적 치료는 결국 불안, 우울증, 조현병 및 기타 정신장애에 대한 지속적인 치료법을 낳을 수 있다.

후생 유전 치료의 2가지 유형

이론적으로 비정상적인 유전자 발현은 일시적 또는 영구적으로 교정될 수 있다. 최근 암 연구를 제외하고, 모든 후생 유전적 치료는 마크의 변화 없이 유전자 발현 속도가 변형된 일시적인 유형이었다. 이러한 치료는 2가지 결과 중 하나를 초래한다: (1) 유전자 발현 속도를 향상시키기 위해 히스톤으로부터 DNA가 풀림 또는 (2) 발현 속도를 감소시키기 위해 DNA 및 히스톤이 더 단단하게 압축됨. 그러나 치료가 중단되면, 정신기능의 결과적인 이점이 사라질 수 있다. 변이된 마크를 영구적으로 교정하기 위한 미래의 치료법은 여러 정신질환을 10~20년 이내에 치료할 수 있을 것이다. 진보된 후생 유전적 치료의 개발은 높은 국가적 우선순위가 되어야 한다.

후생유전학 및 영양요법

메티오닌과 SAMe

칼 파이퍼는 고히스타민 조현병 환자를 위한 메틸화요법[28]을 개발하여 수천 건의 호전된 사례를 보고했다. 파이퍼는 뇌의 히스타민 불균형이 정신병을 유발한다고 믿었고, 메티오닌을 이 환자들의 히스타민 수치를 낮추는 치료법으로 처방했다. 1990년대 초, 나는 히스타민이 상대적으로 중요하지 않으며 메틸 상태가 정신병의 주요 요인이라는 것을 발견했다. 저메틸화된 사람은 SSRI로 줄일 수 있는 우울증 경향이 있었다. 과메틸된 사람은 SSRI 복용 후에 악화되는 높은 불안이 동반된 우울증 경향이 있었다. 후생유전학은 정신 건강에서 메틸화요법의 중요성에 대한 명확한 통찰력을 제공했다.[62-63] 메티오닌과 SAMe는 히스톤 메틸화를 증가시켜 세로토닌 수송 단백질의 유전자 발현을 억제할 수 있다. 그 결과 시냅스에서 세로토닌이 증가하고 세로토닌 활성이 높아진다. 사실상 메티오닌 및 SAMe는 천연 세로토닌 재흡수 억제제이다.

엽산

아브람 호퍼는 1950년대에 조현병에 대한 엽산요법의 사용을 개척했다. 약 10년 후, 파이퍼는 대부분의 편집형 조현병 환자가 엽산 보충제에 잘 반응하지만, 망상형 조현정동장애 환자들은 엽산을 복용하면 악화되는 것을 발견하였다. 수천 명의 조현병 환자에 대한 나의 경험도 파이퍼가 엽산에 대해 관찰한 내용(Pfeiffer's folic acid observations)을 확인시켜 주었다. 그러나 엽산은 효과적인 메틸화제이기 때문에 나는 이러한 사실이 의아했다. 하지만 엽산은 저메틸화된 조현병과 우울증에 부정적인 영향을 미친다. 과메틸화 환자들은 엽산을 복용하면 분명히 좋아지는 반면, 메틸이 결핍된 환자는 불내증(intolerance)을 보인다. 1994년에 나는 신경과학협회 연례회의[42]에서 이 놀라운 발견을 보고했고, 메틸/엽산 비율은 정신건강에 특별한 의미가 있다고 이야기했다. 최근의 후생유전학적 연구는 마침내 이 현상에 대한 설득력 있는 설명을 제공하고 있다. 여러 연구[64-66]는 감소된 식이 엽산은 히스톤 꼬리와 DNA 위치에서 메틸화를 증가시키는 것을 보여주었다. 밴더빌트대학교의 생화학자들은 엽산이 히스톤 탈메틸화를 향상시킨다고 보고하였다.[61] 국립보건원(NIH)의 연구에 따르면 엽산 수용체 유전자의 활성화는 히스톤 아세틸화를 증가시킬 수 있다고 보고했다.[67] 사실상 엽산은 수송체(transporters)의 유전자 발현을 증가시키고, 도파민과 세로토닌의 감소된 활성을 야기한다. 엽산과 메틸은 신경전달에 반대되는 영향을 미친다. 엽산은 세로토닌 재흡수 증강제(enhancer)인 반면, 메티오닌과 SAMe은 세로토닌 재흡수 억제제이다. 엽산을 저메틸화 우울증 환자에게 투여하면 신체와 뇌 전체에 걸쳐 메틸 수준(SAMe)은 향상되고, 신경전달물질 활성을 조절하는 주요 히스톤과 CpG 섬에서는 메틸 수준이 감소된다. 엽산 보조제는 관련된 DNA 가닥의 부분에 따라 히스톤 꼬리 및 CpG 섬에서 메틸화를 증가시키거나 감소시킬 수 있다. 정신건강과 관련하여, 일반적으로 엽산 보충제는 저메틸화 환자에서는 피하고 과메틸화 환자에서는 강조되어야 한다.

비타민 B3 *(니아신)*

수년 동안 아브람 호퍼는 조현병 치료에 니아신(비타민 B3)을 사용했다. 나중에 칼 파이퍼는 니아신이 혈액 히스타민 수치가 낮은 환자에게는 효과적이지만 다른 사람에게는 덜 유익하다고 보고했다. 1990년대 초에 신체에서 니아신의 활성 형태인 니아신아미드가 도파민 과잉 환자의 치료에서 니아신을 대체할 수 있는 것을 관찰했다. 수년간의 혼란과 불확실성 후, 후생유전학은 니아신의 효능에 대한 설득력 있는 설명을 제공했다. 니아신아미드는 히스톤에서 아세틸기를 효과적으로 제거하고 메틸화를 촉진하는 단백질의 한 종류인 시르투인을 억제한다.[58] 이 메커니즘에 의해 비타민 B3(니아신 또는 니아신아미드)의 섭취가 증가하면 수송체의 유전자 발현이 증가하고 도파민 활성이 감소한다. 이것은 특히 도파민 활성이 과도한 편집형 조현병 환자에게 유용하다.

다른 영양소

뇌화학에 대한 메틸, 아세틸, 엽산 및 니아신의 강력한 영향 외에도 몇 가지 다른 영양소가 신경전달의 후생유전학에 영향을 미치는 것으로 알려져 있다.[68] 예를 들어 비오틴 및 인산염은 히스톤에 공유 결합할 수 있고 유전자 발현에 영향을 미친다. 아연은 중요한 항산화 단백질인 MT의 유전자 발현을 향상시킨다. 많은 다른 영양소가 후생 유전적 과정을 지배하는 효소와 보조인자의 생산과 기능에 영향을 미친다. 판토텐산, 트립토판, 콜린 및 디메틸아미노에탄올(dimethylaminoethanol, DMAE)은 히스톤의 아세틸화를 향상시킨다. 또한 다양한 영양소는 유전자 발현 속도를 조절하는 DNA 프로모터 영역에 중요한 영향을 미친다.

후생 유전 장애의 확인

제3장에서 지난 35년간의 나의 연구를 언급했으며, 거기서 나는 다양한 정신장애로 진단된 30,000명의 환자로부터 3백만 개 이상의 혈액, 소변 및 조직 화학의 데이터베이스를 수집했다. 실험실 생화학 검사 및 병력에 기초하여 이들 환자 각각에 대해 메틸화 상태를 평가하였다. 특정 정신과적 조건에서 메틸화 장애의 발생률이 100%에 근접한다는 것을 발견했다. 후생유전학에서 메틸 상태가 지배적인 요인이므로, 이러한 조건은 본질적으로 후생 유전적일 가능성이 높다. 이러한 신념은 이러한 장애가 유전적일 수 있지만(집안 내력) 동일한 쌍둥이에 대해 100%에 못 미치는 일치율로 멘델 유전학의 고전적인 법칙을 위반한다는 사실에 의해 뒷받침된다.

후생유전학적 질병을 유발하는 환경에 의한 손상은 여러 유전자의 발현이 변경되었을 가능성이 있다. 결과적으로 후생 유전적 정신장애는 일관된 증상 및 행동 특성 증후군을 수반할 것으로 예상된다. 예를 들어 자폐증은 대개 면역기능이 약하다. 변경된 뇌구조, 소화기 이상, 이상하고, 반복적인 움직임 등은 후생 유전 장애의 전형적인 특징적인 증후군을 형성한다. 다음과 같은 장애는 후생 유전 장애에 대한 나의 기준을 충족시킨다. 비정상적인 메틸화, 비-멘델식 유전, 독특한 증상 및 특성의 증후군. 그러나 후생 유전학적 상태의 가장 설득력 있는 지표는 갑작스러운 발병과 기능의 영구적인 변화이다. 변이 마크는 많은 세포 분열에서 살아남기 때문에 상태가 사라지는 것은 아니다. 이상 유전자 발현을 교정하기 위한 미래의 후생유전학 치료법은 이러한 환자에게 혜택을 줄 수 있는 잠재력이 크다.

자폐증: 1999년, 자폐증연구소의 버나드 림랜드(Bernard Rimland)는 내가 자폐 스펙트럼 아동을 위한 세계 최대의 생화학 데이터 컬렉션을 모았다는 것을 알고, 이 집단에서 어떤 일관된 비정상을 확인하도록 요청했다. 내 데이터는 무질서한 금속 대사, B6 결핍 및 고독성 금속에 대한 이전 보고를 확인시켜 주었고, 또한 자폐증의 95% 이상이 저메틸화를 나타내는 놀라운 결과를 만들어냈다. 이는 질 제임스(S. Jill James),[69] 리처드 데스(Richard Deth),[70] 또 다른 사람들에 의해 설득력 있는 연구 결과를 얻었으며, 저메틸화는 자폐 스펙트럼 장애의 독특한 특징임을 나타낸다. 자폐증의 퇴행 사건과 증상의 지속은 모두 유전자 발현 장애와 일치한다. 제7장에서 설명했듯이 자폐증이 본질적으로 후생적이라는 증거가 늘어나고 있다.[71-72]

조현정동장애: 이 상태[73]는 망상적 사고, 우울증에서 조증에 이르

는 기분, 지각, 환각 및 환상으로 구성된 혼합된 사고, 기분 및 지각 장애이다. 대부분의 경우 망상적 사고가 지배적인 증상이다. 이 환자들 중 다수는 강박적 경향, 내적 불안 및 긴장증적 경향도 나타낸다. 일반적으로 이것은 높은 성취를 한 이후의 정신 파탄(mental breakdown)을 특징으로 하는 성인 발병 상태이다. 이 진단을 받은 500명을 대상으로 한 생화학 데이터베이스를 검토한 결과, 사실상 모두 저메틸화의 증거가 발견되었다. 나는 이 파괴적인 장애가 본질적으로 후생적이라고 믿는다.

편집형 조현병: 이 심각한 정신장애[73]는 대개 환청과 편집증과 함께 여러 가지 다른 문제 증상과 관련이 있다. 이 진단을 받은 1,000명 이상의 환자에 대한 데이터베이스를 검토한 결과 85% 이상이 과메틸화를 보였다. 이 상태는 종종 잘못 진단되며, 고전적인 증상을 가진 250명의 환자에 대한 주의 깊은 연구에 따르면 환자의 94%에서 과메틸화를 보였다. 보다 정확한 진단이 뒷받침된다면 이 화학적 불균형의 발생률이 100%에 이를 수 있다. 이 병의 전형적인 특징은 15세 이후의 정신파탄이다. 고전적인 편집형 조현병은 본질적으로 후생적일 것 같다.

강박장애: 나의 생화학 데이터베이스는 심각한 강박장애로 진단된 92명의 개인을 포함하고 있다.[73] 많은 사람들이 그 상태가 갑자기 나타나고 그 이후로 만성적인 문제가 되었다고 보고했다. 5명을 제외한 모두는 심각한 저메틸화를 나타냈다. 이것은 강박장애의 기

원이 후생적이라는 것을 강력하게 암시한다.

반사회적 성격장애: 나의 행동 데이터베이스에는 800명 이상 유죄 판결을 받은 흉악범과 수천 명의 폭력적인 아동에 대한 생화학 정보가 포함되어 있다. 반사회적 성격장애[73]로 진단된 400명 이상의 사람에 대한 데이터를 조사한 결과 아연 결핍, 피롤 장애, 독성 금속 과부하 및 포도당 조절장애의 발생률이 높았다. 그러나 96% 이상이 저메틸화를 나타냈으며, 이 상태는 후생적일 수 있고 비정상적인 뇌 발달 및 변경된 신경전달물질 활성을 수반함을 시사한다. 히스톤 및 DNA CpG 부위에서 메틸 및 아세틸 수준을 변형시키는 미래의 치료는 범죄 및 폭력을 줄이는 효과적인 방법일 수 있다.

거식증(Anorexia): 거식증[73]으로 진단된 145명의 생화학 정보를 조사한 결과 5명을 제외한 모든 사람이 저메틸화되었다는 것이 밝혀졌다. 상담과 함께 메틸화를 강화시키기 위한 영양요법은 회복에 대한 많은 보고를 하였다. 후생유전학 연구의 또 다른 강력한 후보이다.

성도착증(변태 성욕):[73] 나의 생화학 데이터베이스에는 소아성애자, 성적인 사디스트, 마조히스트 및 관음증을 포함한 비정상적인 성적 행동을 하는 수십 명의 사람들이 있다. 이 환자들은 모두 남자였으며 대부분 법적인 문제가 있었다. 그들은 일상생활을 방해하는 압도적인 침투사고를 호소했다. 단지 두 명만이 어릴 적에 성적으로 학대를 당했다고 말했다. 대부분의 경우, 그들은 14-16세 사이에 자신의 상태를 처음 알게 되었다. 90% 이상이 저메틸화되어, 성도착증의 기원이 후생적일 수 있음을 시사한다. 나는 강박적 변태라는 용어가 성도착증보다 더 적절하다고 생각한다. 아동성추행범은 약물 치료, 상담 중재 또는 수감 위협에 관계없이 거의 교화되지 않는 것으로 잘 알려져 있다. 아마도 미래의 후생유전학 치료법은 이 파괴적이고 범죄적인 장애의 세계를 없앨 수 있을 것이다.

세대 간 후생 유전(TEI)

동물 실험에 따르면 DNA 서열[74]을 바꾸지 않고 특정 후생유전학적 오류가 미래 세대에게 전달될 수 있음이 밝혀졌다. 이런 기전이 사람에게도 일어난다는 증거들이 늘어나고 있다. 이것은 독성 노출의 유해한 영향이 자녀와 손자에게 전가될 수 있음을 의미한다. 나는 성서의 다음 인용문이 떠오른다. "아버지의 죄는 아들에게 찾아온다." 게놈의 비정상적인 메틸화의 각인은 주요 TEI 메커니즘 중 하나인 것으로 여겨진다. 우리는 임신 중 독성 노출로 인해 발생할 수 있는 신체의 선천적 결함에 대해 잘 알고 있다. TEI 결함은 또한 비정상적인 뇌 발달, 화학적 불균형, 면역기능 약화 및 정신질환의 선천적 소인을 유발할 수 있다. 또한 TEI는 ADHD, 자폐증, 유방암 및 기타 유전성 요소가 강한 다른 질환의 설명하기 힘든 최근 유행에 기여했을 수 있다.

자연, 양육 및 후생유전학

수세기 동안 과학자들은 정신질환 발생이 선천적인지 환경적 요인에 의한 것인지에 대해 논쟁해왔다. 결국 대부분의 전문가들이 이제 2가지 요소가 모두 중요하다는 데 동의함에 따라 이러한 논쟁은 사라지고 있다. 조현병 및 기타 많은 정신질환은 유전적 소인을 수반하지만 멘델 유전학의 고전적 법칙을 위반한다. 따라서 환경의 큰 영향을 시사한다. 새로운 후생유전학이라는 새로운 과학은 유독성 화학 물질, 정서적 외상, 만성적인 개인적 실패, 산화 스트레스, 약물 부작용, 방사선 및 비정상적인 영양소 수준으로 인해 유전자 발현이 잘못될 수 있음을 보여주었다. 좋은 소식은 미래의 후생 유전적 치료법에 의해 이질적인 유전자 마크가 정상화될 수 있다는 것이다. 현재 후생유전학 연구는 유전자 발현을 변화시킬 수 있는 약물의 개발에 중점을 두는데, 후생 유전적 영양요법은 똑같이 효과적일 수 있다.

책의 초반에는 정신질환과 관련된 뇌의 근본적인 화학적 불균형뿐만 아니라 인지적 결함을 포함하는 다른 조건들을 이해하는 데 필요한 기본적인 사실과 중요한 원칙이 요약되어 있다. 우리는 일반적으로 어떻게 영양소가 약물이 달성하고자 하는 목표를 달성하면서도, 보다 자연스러운 방식으로 부작용은 덜 발생하도록 하는지를 보았다. 나머지 장에서는 조현병, 우울증, 자폐 스펙트럼 장애, 행동장애 및 알츠하이머병에 중점을 둘 것이다. 이전 장에 포함된 일부 정보도 필연적으로 포함되어 있으며 이 정보가 독자들에게 핵심 요점을 강화하는 데 도움이 되기를 바란다.

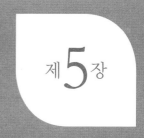

제5장

조현병

●─조현병은 유전성이 강하지만, 멘델의 고전적 유전 법칙을 준수하지 않는다. 일란성 쌍둥이 중에서 한 형제에서는 조현병이 발생했지만, 다른 형제에서는 발생하지 않았다는 무수한 사례가 존재한다.

●─일반적으로 처음 수개월 동안 영양요법을 계속하면서 약물 치료를 지속하면 더 빠르고 완벽하게 호전된다. 우리는 정신과 약물을 완전히 중단할 정도로 회복된 조현병이라도 1년 안에 재발할 가능성이 있다는 것을 경험을 통해 알게 되었다.

●─1960년대 중반 조현병을 정신적 외상의 산물이 아닌 의학적 상태로 인식하는 분야인 생물학적 정신의학이 출현했다. 이 혁신적인 변화는 조현병이 가족 내력이라는 것을 증명하는 쌍둥이에 대한 설득력 있는 연구에 의해 영향을 받았다.

소개

조현병은 고대 이집트인[75]에 의해 처음 묘사되었으며, 역사 속의 수수께끼로 남아있다. 조현병은 인간의 약 0.3%에서 발병하며 모든 지리적 영역, 민족, 소득분위 계층에서 동일한 확률로 발생한다. 조현병은 완전히 다른 정신장애들의 집합을 설명하는 데 사용되는 광범위한 용어이다. 조현병은 일반적으로 남성의 경우 15-25세, 여성의 경우 16-35세 사이에서 발병한다. 증상, 특히 환각, 망상, 편집증 그리고 성격의 급격한 변화는 일반적으로 가족과 친구들에게 큰 충격을 안긴다. 대부분의 경우, 환자에게는 평생 동안의 불행, 가족에게는 정신적 고뇌와 재정의 고갈 그리고 국가에는 인간의 잠재력 상실과 국가 보건비용 증가라는 측면에서 광범위한 희생을 초래한다.

조현병의 간략한 역사

조현병을 기술한 문서는 기원전 2000년으로 거슬러 올라간다. 이 상태는 일반적으로 19세기까지 광기(madness)로 불렸으며, 그 원인은 일반적으로 악령에 사로잡힌 것으로 추정되었다. 중세시대에는 대중적인 치료법으로 (a) 종교의식을 통한 퇴마와 (b) 환자의 두개골에 구멍을 뚫어 악령을 내쫓는 방법이 있었다.

　　조현병은 1800년대에 최초로 정신질환으로써 인식되었다. 프랑스의 정신과 의사 팔베트(Falvet)[76]는 조현병을 '순환정신병'이라고 설명했고, 독일 정신과 의사 에발트 해커(Ewald Hecker)[77]는 '파과증' 또는 '어리석고 훈련되지 않은 정신'을 이야기했다. 칼 칼바

움(Karl Kahlbaum)[78]은 1874년에 '긴장형'과 '편집형' 장애를 모두 묘사했다. 정신 병리의 주요 진보는 1896년 독일의 에밀 크레펠린 (Emil Kraepelin)[79]에 의해 이루어졌으며, 조현병을 노년기에 발생하는 치매와 구분하기 위해서 '조발성 치매(dementia praecox)'라고 하는 단일 개체로 명명했다. 그는 또한 조울증(manic depression), 즉 양극성 장애(bipolar disorder)를 처음으로 묘사했다. 크레펠린은 조발성 치매를 '편집형', '파과형' 그리고 '긴장형'의 3가지 기본 하위 유형으로 나누었다. 크레펠린의 분류 체계는 조현병 분야에서 30년 동안 적용되었다. 그러나 결국 이 장애는 치매가 아니라 정신증을 포함한 만발성(late-onset) 정신장애라는 것이 분명해졌다.

1911년 스위스 정신과 의사 오이겐 블로일러(Eugen Bleuler)[80]는 조발성 치매가 부적절한 용어라고 정신의학계를 설득했고 대신 '정신분열병'*이라는 용어를 도입했다. 블로일러는 크레펠린의 3가지 아형을 유지하고 '분열형'으로 알려진 네 번째 아형을 추가했다. 프로이트,[81] 아들러,[82] 융[83] 등의 영향으로 인해 1900년대 초의 조현병 치료는 정신과 의사의 카우치(couch)에서 초기 외상 경험을 조사하고 나서 하나 이상의 정신역동적 치료법으로 이어졌다. 토라진(Thorazine)과 레세르핀(Reserpine)이 일부 환자에서 큰 진정과 정신증의 감소를 보인다는 사실이 밝혀진 후 1950년대에 약물의

---

*역자 주: 정신분열병이라는 용어는 'schizophrenia'를 옮긴 것으로 국내에서는 정신분열병이라는 단어가 주는 부정적 편견과 오해 때문에 2011년에 조현병으로 개명되었다. 이에 본 책에서도 다른 부분에서는 모두 조현병이라는 용어를 사용하였지만, 이 부분에서는 블로일러가 도입한 '분열'의 역사적 의의를 드러내기 위해 '정신분열병'이라는 기존의 용어를 그대로 사용하였다.

광범위한 사용이 시작되었다.[76] 그리고 다음 20년 동안은 많은 정신과 의사들이 강력한 정신과 약물로 상담과 정신역동 프로토콜을 보완했다.

생물학적 정신의학

1960년대 중반, 조현병을 정신적 외상의 산물이 아닌 의학적 상태로 인식하는 분야인 생물학적 정신의학이 출현했다.[84] 이 혁신적인 변화는 조현병이 가족 내력이라는 것을 증명하는 쌍둥이[9]에 대한 설득력 있는 연구에 의해 영향을 받았다. 표 5-1은 친족이 질병을 앓을 경우 조현병 발병 위험이 증가한 것을 보여준다.[85] 예상대로 가장 높은 위험(>50%)은 다른 1명이 조현병으로 진단된 일란성 쌍둥이에게 있었다.

표 5-1. 조현병에 대한 유전적 위험성

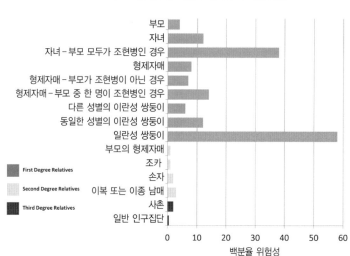

1960년대 중반부터, 대부분의 조현병 환자는 정신과 의사의 카우치를 떠났으며, 치료법은 뇌화학을 교정하고 신경전달물질 활성을 조정하기 위한 정신과 약물에 집중되어 왔다. 토라진(Thorazine), 할돌(Haldol), 프로릭신(Prolixin), 멜라릴(Mellaril), 나반(Navane) 및 스텔라진(Stelazine)을 포함한 초기 항정신병약에 대한 상당한 이점이 보고되었다. 하지만 불행하게도 이들은 운동장애, 과도한 진정, 수면장애, 체중증가, 구강 건조, 성격 변화, 당뇨병 및 잠재적으로 치명적인 신경이완제 악성증후군(neuroleptic malignant syndrome)을 포함하여 심각한 부작용의 발생률이 높았다. 이러한 불쾌한 부작용으로 인해 많은 환자들이 약물을 갑자기 중단했으며, 이는 대개 극심한 악화와 많은 경우 자살로 이어졌다.

1990년대 이래로 비정형 항정신병약이라는 제2세대 조현병 약물이 소개되었다. 이 약물은 일반적으로 정신병 증상에 효과적이며 부작용은 감소하였다. 비정형 약물은 제1세대 항정신병약과 다르게 작용한다는 것만으로 동일하게 분류되었으나 사실은 연관성이 없는 약물 그룹이다. 그들 대부분은 세로토닌과 도파민 수용체에 영향을 미치는 특성을 공유한다. 최초의 비정형 항정신병약은 클로자릴(Clozaril)인데, 이는 여전히 매우 효과적인 약물이다. 잠재적인 부작용 중 하나는 빈번한 실험실 검사가 필요한 치명적인 혈액 장애이며, 많은 정신과 의사들은 이제 클로자릴을 최후의 수단으로 사용한다. 인기 있는 비정형 약물[86]에는 자이프렉사(Zyprexa), 리스페달(Risperdal), 쎄로켈(Seroquel), 지오돈(Geodon), 아빌리파이(Abilify) 및 인베가(Invega)가 있으며, 개발

중인 추가 약물이 있다.

비정형 약물의 사용에는 여전히 시행착오가 따르며, 이러한 약물은 효과를 명확하게 예측할 수 없다. 일부 환자는 첫 비정형 약물로 성공을 달성한 반면 다른 환자는 큰 혜택 없이 많은 비정형 약물을 시도하게 된다. 좋은 소식은 높은 비율의 조현병 환자들은 일단 그들에게 효과적인 비정형 약물을 찾으면 그들의 정신병 증상 문제를 줄이거나 제거할 수 있다는 것이다. 그러나 대부분 성공적으로 치료를 받은 환자도 진정, 인지 손상, 사회성 결함, 성격 변화, 운동장애, 당뇨병, 체중증가, 뇌졸중 또는 신경이완제 악성증후군과 같은 부작용을 하나 이상 경험[87]한다. 비정형 약물은 일반적으로 제1세대 약물과 비교할 때 정신병 증상을 보다 효과적으로 제거하고 부작용도 대체로 적다. 또 다른 우려는 비정형 약물이 뇌 피질의 점진적인 수축을 초래한다는 2011년 연구[88]이다. 요약하면 비정형 항정신병약은 일반적으로 인상적인 이점을 가져오지만, 대부분의 환자에서 발병 전 상태와 비교하여 장애를 지속시키고, 영구적일 수 있는 심각한 부작용과 뇌 피질 부피의 점진적인 손실을 초래할 수 있다.

조현병이론

1. **도파민이론**: 1952년, 아비드 칼슨(Arvid Carlsson)[89-90]은 신경 전달물질 도파민을 발견했는데, 처음에 그는 이것을 그다지 중요하지 않은 것으로 여겼다. 하지만 연구진은 암페타민류(amphetamines)의 사용을 통해 도파민 활성을 증가시켜서 편집

형 조현병(paranoid schizophrenia)의 증상이 정상인에게도 나타날 수 있음을 알게 되면서, 이러한 믿음이 바뀌게 되었다. 이로 인해 많은 뇌 연구자들은 과도한 도파민 활성이 조현병의 근본 원인이라는 결론을 내렸다. 이 이론은 도파민 저하 약물로 치료한 후 개선된 조현병 환자를 보여주는 연구들, 그리고 리탈린(Ritalin)이나 기타 암페타민류를 사용한 뒤 악화된 조현병 환자를 보여주는 연구들에 의해 더욱 지지를 받게 되었다. 도파민이론은 이후 30-40년 동안 조현병의 주요한 설명으로 확고히 자리 잡았으며, 이 질환에 대한 오늘날 약물의 대부분은 이 모델을 기반으로 한다. 이 이론은 정신증 및 조현병의 다른 양성 증상을 설명할 수 있지만, 이 장애의 고전적인 특징인 인지, 사회화, 기타 음성 증상들을 설명할 수 없다는 문제가 있다. 최근에 도파민이론은 조현병의 글루탐산염이론의 출현으로 지지를 잃었다.

2. **글루탐산염이론**: 조현병의 다른 설명은 글루탐산염이론으로[91] 이는 많은 환자들에서 나타나는 정신증 증상과 인지적 결손을 모두 설명한다. 이 아이디어는 정상인에게 투여된 펜사이클리딘(phencyclidine, PCP)이 조현병과 매우 유사한 정신증을 유발할 수 있다는 관찰 결과에서 비롯된다.[92] PCP의 주요 작용은 NMDA 수용체에서 글루탐산염 활성을 감소시키는 것이다. 이 이론은 NMDA 활성의 증가(글리신 보충제 사용)가 조현병 증상을 줄이는데 효과적이라는 사실을 알게 되면서 강력한 지지를

받게 되었다. NMDA 수용체는 신경전달이 글루탐산염 및 글리신 분자 모두의 동시 도킹을 필요로 한다는 점에서 독특하다.

제약업계에서는 NMDA 수용체에서 글루탐산염 활성을 증가시키는 약물을 적극적으로 개발하고 있다. 하지만 초기 실험에서 영양소 사르코신(sarcosine), D-세린(D-serine), D-사이클로세린(D-cycloserine)은 시냅스에서 글리신 활성을 증가시켜 NMDA 활성을 향상시키는데 도움이 되었다.[93] 비정형 항정신병 약물과 함께 복용할 때, 이 영양소들은 조현병 환자에 대한 이중맹검 위약대조군 임상시험에서 개선 효과가 관찰되었다. 연구자들은 이러한 영양소들이 약물의 이점을 향상시키는 능력을 계속적으로 연구하고 있다. 하지만 이들 영양소가 약물 없이 단독으로 사용될 때 이점을 만들 가능성도 있다. 초기 연구에 따르면, D-세린과 D-사이클로세린은 저메틸화 조현병에 가장 효과적이며, 과메틸화 환자에는 사르코신이 더 적합하다. 또한 D-세린은 오피오이드, 코카인, 알코올, 기타 물질에 대한 중독에 대한 유망한 치료법이 되었다.

3. **산화 스트레스이론**: 뇌의 과도한 산화 스트레스가 조현병의 독특한 특징이라는 근거가 많이 있다. 많은 사람들이 이것이 이 장애의 주요 원인일 것으로 믿고 있다.[94-95] 산화 스트레스는 바람직하지 않은 화학 반응을 일으키는 과산화물(peroxides) 및 자유라디칼(free radicals)이 과도하게 생산되는 상태를 의미한다. (부록 B 참고) 글루타티온(glutathione, GSH) 수준은 산화

자유라디칼에 의해 고갈되며, 조현병 환자들에서 낮은 수준으로 나타난다. 또한 낮은 GSH는 NMDA 수용체에서의 글루탐산염 활성을 감소시키고, 이는 환각, 망상, 기타 조현병의 전형적 증상을 유발할 수 있다. 조현병에서 신경퇴행(뇌세포의 소실)의 최근 근거[96]는 산화 스트레스의 상승된 수준과 일치한다. 뇌의 많은 산화 스트레스 원천에는 중금속, 바이러스, 박테리아, 손상, 염증, 정서적 스트레스, 핵 방사(nuclear radiation), 높은 철 수준이 포함된다.

다행히도 뇌는 GSH, MT, 셀레늄, 초과산화물 불균등효소(superoxide dismutase, SOD), 과산화수소분해효소(catalase), 비타민C, 시스테인(cysteine) 등 여러 항산화 요소들에 의해 보호받는다. 이러한 상황은 산화 자유라디칼과 산화방지제 간의 전쟁으로 생각할 수 있다. 조현병에서는 자유라디칼이 이 전쟁에서 승리한 것으로 보인다. 이러한 현상은 다음 2가지 요인 중 하나로 인해 발생할 수 있다.

- 자유라디칼을 생성하는 과도한 환경적 문제
- 약화된 뇌의 항산화 보호

조현병에 대한 강한 유전적 소인은 대부분의 경우 약한 항산화 보호가 문제의 장본인임을 시사한다. 조현병의 산화 스트레스이론은 꾸준히 추진력을 얻고 있으며, 곧 도파민 및 NMDA 모델과 동일한 상태에 이를 수 있다.

4. **후생유전학이론**: 조현병은 정신건강에 영향을 미치는 유전자의 발현을 변화시키는 후생유전학적 오류의 결과라고 여러 연구자들에 의해 제안되었다. 이 개념은 조현병이 가족들 내에서 잘 발생하긴 하지만, 고전적인 멘델 유전학을 따르지는 않는다는 사실에 의해 뒷받침된다.[99] 예를 들어 일란성 쌍둥이에서 한쪽에서만 조현병이 발생한 사례가 많이 있다. 또한 수십 년에 걸친 연구에서는 조현병에 대하여 가장 흔한 형태의 질병 담당 유전자를 규명하지 못했다. 대조적으로 초기 후생유전학 연구는 결실을 맺어왔다. 조현병에 대한 일란성 쌍둥이 연구에 따르면,[100] 조현병 환자에서는 후생유전학적 DNA 메틸화 이상이 발견되었지만, 그 환자의 쌍둥이 형제에서는 그렇지 않았다. 다른 연구들에 따르면,[101] 조현병 환자들은 우울증 대조군에 비해 더 높은 수준의 메틸화를 가지고 있었고, 이로 인해 GAD67의 유전자 발현 수준이 낮아지게 된다. 여기서 GAD67은 신경전달물질 GABA를 생산하는 효소로 연구자들은 메티오닌이 증상을 악화시키는 반면, 발프로산(valproic acid)은 히스톤 아세틸화를 증가시키고, 이득을 제공한다는 것을 발견했다. 엽산과 니아신 등 아세틸화를 증가시키는 영양소는 유사한 이점을 제공할 수 있다.

제4장에서 설명했듯이 메틸 및 엽산 수준은 발현되거나 억제되는 유전자를 결정하는데 강력한 후생유전학적 역할을 할 수 있다. 비정상적인 메틸/엽산 비율은 적절한 뇌기능에 필요한 중요

한 양의 효소와 수송체를 변화시킬 수 있다. 조현병으로 진단된 모든 사람들의 약 70%에서 메틸 및 엽산의 비정상적인 혈중 농도가 관찰된다. 조현병의 저메틸화 및 과메틸화 표현형은 후생유전학이 그 기원일 수 있다. 증가된 메틸/엽산 비율과 관련된 과도한 도파민 활성은 도파민 수송체(dopamine transporter, DAT)라고 불리는 복잡한 화학 물질의 과소생산을 포함한다. 이 수송체는 시냅스에서 도파민을 제거하여 재사용을 위해 원래 세포로 다시 보낸다. 과메틸화는 DAT의 발현 감소 및 과도한 도파민 활성을 초래한다. 이 생화학적 이상은 편집형 조현병의 특징이다. 반대로 저메틸화의 후생유전학적 효과는 세로토닌, 도파민, 노르에피네프린의 활성을 감소시키는 것이다. 또한 저메틸화는 시냅스 NMDA 수용체 활성에 영향을 미치는 것으로 보이며, 조현정동장애(schizoaffective disorder) 및 망상장애(delusional disorders)와 관련이 있다. 노르에피네프린의 감소된 활성은 일반적으로 조현정동장애와 망상장애의 특징인 긴장성 증상(catatonic symptoms)에 기여할 수 있는 감소된 아드레날린 활성과 일치한다.

조현병이 바이러스에 의해 야기된다는 이론[102]은 후생유전학이론의 변형으로 간주될 수 있으며, 여기서 바이러스로 인한 영향은 유전자 발현을 변화시킬 수 있다. 인간의 세대 간 후생유전학적 유전의 발견 (제4장에서 설명)은 고전적인 법칙과는 다른 틀에서 조현병의 강력한 가족 유전성에 대한 새로운 설명을 제공한다.

후생유전학이론이 올바르게 된 것으로 판명된다면, 조현병 예방과 치료에 미치는 영향은 엄청날 수 있다. 미래의 연구에서는 정신질환을 일으키는 특정 DNA 메틸화 및 히스톤 변형 오류의 확인으로 이어질 수 있으며, 효과적인 치료도 곧이어 밝혀지게 될 것이다. 후생유전학은 조현병 연구에서 매우 유망한 분야로, 결국 이 두려운 정신질환을 치료할 수 있게 될 것이다.

조현병의 생화학적 분류

조현병으로 진단된 3,600명의 혈액 및 소변검사를 분석해 보니 파이퍼가 발견한 3가지 화학적 분류 또는 표현형 결과가 90% 사례에 해당했다: 과메틸화된 조현병(42%), 저메틸화된 조현병(28%), 이른바 피롤 조현병(pyrrole schizophrenia)이라고 하는 심한 산화 스트레스 상태(20%). 각 표현형에는 특징적인 증상과 특성의 군이

그림 5-1. 조현병 생체형

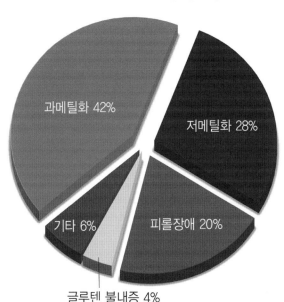

과메틸화 42%

저메틸화 28%

기타 6%

피롤장애 20%

글루텐 불내증 4%

존재하며, 이는 진단에 도움이 될 수 있다. 주요 조현병 표현형은 그림 5-1에 나와 있다. 덜 흔한 형태는 그림 5-2에 나와 있다.

감별진단 요인들

과메틸화 되었거나, 피롤루리아(pyroluria) 상태의 환자는 일반적으로 10세 이전에 질병의 경고 징후를 나타내지만, 저메틸화된 환자는 발병할 때까지 증상이 전혀 나타나지 않을 수도 있다. 혈액과 소변에 대한 화학 분석은 정확한 진단에 필요한 정보의 약 50%를 제공한다. 증상, 특성, 신체징후, 병력, 가족력은 환자의 조현병 생체형을 식별하는데 똑같이 유용하다. 심층적인 병력 및 증상 검토 후, 환자의 소변 및 혈액 화학을 예측할 수 있는 경우가 종종 있다.

그림 5-2. 조현병의 기타 형태

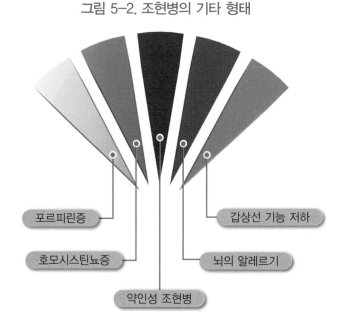

포르피린증

호모시스틴뇨증

약인성 조현병

갑상선 기능 저하

뇌의 알레르기

생화학 검사 결과와 함께 주요 증상의 존재(또는 부재)는 일반적으로 조현병의 생체형의 정확한 진단을 가능케 한다.

초기 발병 동안 나타나는 증상: 초기 정신파탄 중에 발생하는 현저한 변화는 정신과 약물 복용 전에 특히 드러난다. 정신과 약물은 종종 질병에 내재된 주요 증상을 감춘다. 조현병 발병 중 나타나는 행동과 감각의 변화는 올바른 진단에 크게 도움이 될 수 있다.

◆ 신체활동이 활발해지고 환청을 보고하는 사람은 과메틸화되어 있을 수 있다.
◆ 긴장성 증상이 있는 환자는 일반적으로 저메틸화를 보인다.
◆ 거친 기분의 변화, 큰 두려움, 스트레스로 악화되는 조현병은 피롤 장애가 있을 수 있다.

정신과 약물에 대한 반응: 이것은 정확한 생화학적 진단을 형성하는데 도움이 될 수 있는 중요한 영역이다. 환자와 가족은 정신증을 성공적으로 감소시켰지만, 불쾌한 부작용을 일으키는 이러한 약물들에 대해 부정적인 평가를 할 수 있다. 핵심은 부작용에 관계없이 약물이 정신증을 완화시키는지 여부를 결정하는 것이다. 세로토닌을 강화시키는 SSRI 투여 후 정신과적 증상이 급격하게 악화되는 것은 엽산 불충분과 메틸 과부하를 시사한다. 마찬가지로 벤조디아제핀계 약물 치료 후, 정신증의 악화는 낮은 메틸/엽산 비율을 시사한다.

가족력: 조현병 환자의 50% 이상이 심각한 정신질환을 앓고 있는 1명 이상의 친척을 가지고 있다. 진단, 약물 치료의 성공과 실패, 주요 증상, 행동을 포함하여, 정신질환이 있는 친척에 대한 자세한 정보를 얻는 것이 매우 도움이 된다. 가족력 인자들의 더 완전한 목록은 제10장에 나와 있다. 특정 생체형에 대한 더 가능성 있는 징후로써 친척을 확인하면, 진단 과정에 도움이 될 수 있다.

환각 또는 망상의 지배: 이 상태가 주로 사고장애(thought disorder)인지 감각장애(sensory disorder)인지 결정하기 위해 의학적 평가가 필요하다. 많은 예외들이 존재하지만, 심한 망상을 나타내는 대부분의 환자는 저메틸화가 되는 반면, 환청이 지배적으로 나타나는 대부분의 경우에는 과메틸화가 된다. 대부분의 피롤 장애 환자는 망상과 환청을 모두 나타낸다.

정신과적 약물 이슈: 일반적으로 처음 수개월 동안 영양요법을 계속 유지하면서 약물 치료를 지속하면 더 빠르고 완벽하게 호전된다. 우리는 정신과 약물을 완전히 중단할 정도로 회복된 조현병이라도 1년 안에 재발할 가능성이 있다는 것을 경험을 통해 알게 되었다. 결과적으로 환자는 약물 치료를 완전히 중단하지 않는 것이 좋다. 회복된 많은 조현병 환자들은 저용량의 비정형 항정신병 약물과 함께 영양요법을 지속하면서 상당히 정상적이고 생산적인 삶을 살고 있다. 나는 뇌과학이 발전된 미래에는 약물 치료의 도움을 필요로 하지 않는 개선된 영양요법에 대한 로드맵을 제공할 것으

로 기대한다.

수개월의 영양요법 후, 일부 환자들은 극심한 신체적 피로와 에너지 감소를 느끼면서 동시에 정신증 증상, 불안, 우울, 사회화, 인지기능이 크게 개선되었다고 보고한다. 나는 종종 이러한 환자들에게 이제 축하할 시간이라고 말하는데, 이것은 영양요법이 진행 중인 정신과 약물이 일으키는 과도한 진정작용이 느껴질 정도로 뇌기능을 향상시켰다는 것을 의미하기 때문이다. 이런 상태에서 정신과 의사를 방문하면 일반적으로 약물 복용량을 줄이게 되고, 정상적인 에너지 상태로 돌아가게 된다.

회복 타임라인: 초기의 회복 부족으로 인해 가족들이 부당하게 낙심하지 않도록 예상되는 회복 타임라인을 알려주는 것이 매우 중요하다.

- 정신질환을 앓고 있는 피롤 장애 환자는 일반적으로 2-4개월 동안 진행되는 영양요법에서 첫 2-4주 동안 크게 개선된다.
- 대부분의 과메틸화된 정신병은 치료 첫 3주 동안 크게 어려움을 겪지만, 4주차부터 개선이 시작된다.
- 망상을 보이는 저메틸화 환자는 처음 4-6주 동안 거의 또는 전혀 개선이 없다고 호소하며, 6개월 동안 점진적인 회복을 경험한다. 이 환자들 중 많은 사람들이 정상적인 삶으로 돌아왔다고 보고한다.

조현병의 과메틸화 생체형

과메틸화는 조현병으로 진단된 사람의 약 42%에서 나타나는 주요 화학적 불균형이다. 혈액검사 결과는 전혈 히스타민 수준이 40ng/ml 미만이고, 절대 호염기구(absolute basophil) 수준이 30 미만이며, 혈청 구리 수준이 120mcg/dl보다 높은 것이 포함된다.

표 5-2. 증상과 특성 - 과메틸화된 조현병

- 환청
- 높은 불안과 공황 경향
- 과잉행동
- 낮은 성욕
- 종교성(religiosity)
- 낮은 혈중 히스타민
- 낮은 절대 호염기구
- 과체중 경향
- 긴장한 다리, 측대속보(pacing)
- 산후 정신증 발생
- SSRI에 대한 이상반응
- 메티오닌에 대한 이상반응
- 벤조디아제핀계 복용 후 개선
- 안구 건조, 구강 건조
- 모두가 자신을 아프다고 생각한다고 믿음
- 학생시절의 낮은 동기
- 높은 통증 역치
- 편집형 조현병의 진단
- 편집증
- 우울
- 수면장애
- 이명
- 상반신/목/머리 통증
- 다모증
- 음식/화학 물질 과민성
- 예술적 또는 음악적 능력
- 구리 과부하
- 에스트로겐 불내인성(intolerance)
- 항히스타민제 불내인성
- SAMe에 대한 이상반응
- 리튬 복용 후 개선
- 습진 병력
- 자상(self-mutilation)
- 강박
- 계절성 알레르기가 없음
- 부산한 활동

이 조현병 생체형은 도파민, 노르에피네프린 수용체에서의 과도한 활성을 수반하며, 이는 아마도 DAT와 노르에피프린 수송체(norepinephrine transporters, NET)의 후생유전학적 억제 및 상승된 구리 수준에 의해 야기될 수 있다. 주요 증상으로는 흔히 환청, 편집증, 동요, 극심한 불안이 포함된다. 가장 흔한 진단은 편집형 조현병이다.

표 5-2는 이 질환과 관련된 증상 및 특성 목록을 보여준다. 이러한 증상 중 많은 부분이 개별 환자에게는 없을 수 있다는 점에 주목하는 것이 중요하며, 30-50%의 요인이 존재하면 과메틸화의 양성 반응 지표로 인식할 수 있다. 과메틸화 조현병의 가장 중요한 증상은 환청, 심한 불안, 높은 신체활동 그리고 편집증이다.

증례

다음 증례는 조현병의 과메틸화 표현형의 치료를 요약한 것이다. 이것은 치료 효과를 입증하는 근거가 아니라, 임상적 접근법을 설명하기 위한 목적으로 제공되는 것이다.

조현병 증례1 - 과메틸화

주디는 26세의 간호사로서, 수면장애가 발생하고 뒤이어 심한 불안, 업무 능력의 상실, 그리고 환청이 발생하게 되었다. 그녀는 그녀에게 그녀가 가치 없으며, 자살하라고 말하는 지속적인 꾸짖는 남성 목소리가 들린다고 호소했다. 주디는 휴직하고 집으로 갔으나, 그녀의 병은 점차 악화되었다. 그녀는 정신과 의사에게 갔고, 매주 상담과 집단치료를 받았으나, 효과가 없었다. 그녀는 일주일 동안 입원했고, 자이프렉사, 테그레톨(Tegretol), 졸로프트를 복용하기 시작했으며, 환청이 줄어들고, 수면이 가능해졌다.

주디의 외할머니는 심한 불안과 우울의 병력이 있었다. 어린 시절, 주디는 학교에서 성적이 안 좋았으나, 많은 친구들이 있었다. 그녀는 특히 예술과 음악을 사랑했다. 대사검사 결과, 그녀의 혈중 히스타민 수준은 10ng/ml로 매우 낮았으며, 그녀는 과메틸화로 진단되었다. 게다가 그녀는 상승된 구리 및 감소된 아연 수준을 보였다. 주디는 엽산, 아연, 니아신, 비타민 B6, B12, C, E로 치료를 받았으며, 그녀의 약물과 병용했다. 그녀의 영양요법은 노르에피네프린과 도파민 수준을 감소시키고, GABA 수준을 증가시키는 것을 목표로 했다. 그녀는 첫 3주 동안 불안이 악화된다고 호소했으나, 이후 2개월 동안 깨끗하게 개선되었다. 6개월 이내에 그녀의 증상은 거의 없어졌으며, 그녀는 1년간의 휴직 후, 업무에 복귀할 수 있었다. 그녀의 정신과 의사는 그녀에서 테그레톨과 졸로프트를 중단했으며, 자이프렉사는 저용량으로 지속했다.

조현병 증례2 - 과메틸화

로버트는 25세로 여러 번의 상담과 정신과 약물 복용에도 성공적이지 않아 영양요법을 원했다. 그는 남쪽 주에서 항공교통관제사로 고용되어 근무하고 있었는데, 작년에 환청과 심한 불안을 경험했다. 그는 꽤 편집증적이었고, 비밀스러웠으며, 그의 직업을 잃는 것을 두려워했다. 그는 목소리가 조종사가 말하는 것인지, 환청인 것인지 때때로 불확실하다고 호소했다.

가족 중에서 정신질환 병력이 있는 사람은 없었다. 그는 음식과 화학 물질에 대한 과민성을 호소했으며, 소아 시기 알레르기 치료를 받았다고 했다. 그는 정신증 증상 발생 이전에는 매우 사교적이었으나, 지금은 외톨이가 되었다. 그는 잠을 자기 어렵고, 성욕이 낮으며, 부산한 다리동작, 이명 등 여러 과메틸화 증상을 보였다. 그는 덥수룩한 수염을 가지고 있었고, 그의 가슴은 굵은 검은색 털로 덮여있었다. 테스트 결과 과메틸화(혈중 히스타민 26ng/ml) 소견이 있었고, 그에게는 엽산, 비타민 B3, B6, B12, C, E를 아연, 망간, 크롬 보충제와 함께 주었다. 연간 추적관찰에서 로버트는 환청이 사라졌으며, 좋은 건강을 갖게 된 느낌이 든다고 말했다. 그는 성실하게 매년 1번씩 내원하여 생화학 검사를 받는다.

조현병의 저메틸화 생체형

조현병 인구의 약 28%는 심하게 감소된 메틸/엽산 비율을 보인다. 경미한 환각이 때때로 존재하기도 하지만 지배적 증상은 대개 망상이다. 실험실 검사 결과는 전혈 히스타민이 70ng/ml 초과, 상승된 혈중 호염기구, 감소된 SAMe/SAH 비율이다. 일반 인구에서 저메틸화된 대부분의 사람들은 정신건강이 좋다. 하지만 이러한 불균형을 나타내는 정신질환 환자들은 메틸화요법에 반응한다. 조현병의 이러한 형태는 세로토닌, 도파민, 노르에피네프린의 낮은 활성을 포함하는데, 이는 아마도 시냅스에서 세로토닌 수송체(Serotonim transporter, SERT), DAT, NET의 후생유전학적 과발현에 의해 야기될 수 있다. NMDA 수용체에서 낮은 글루탐산염 활성도 또한 의심된다. 전형적인 증상으로는 망상, 강박장애, 높은 내부 불안, 긴장증 경향성이 있다.

표 5-3은 조현병의 저메틸화 생체형과 관련된 특징적인 증상과 특성을 나타낸다. 이 요인들의 30-50% 존재는 진단에 충분할 수 있다. 이들 환자 중 다수는 조현정동장애 또는 망상장애의 사전 진단을 받고 온다. 흔한 증상으로는 CIA 또는 FBI가 자신을 좇고 있다거나, 부모가 외계인이라거나, 외계 위성이 고통스러운 광선을 뇌로 비추고 있다는 믿음이 있다. 대부분의 저메틸화 조현병은 의식적인 행동과 강한 강박관념을 가지고 있다. 그들은 차분한 외관 뒤에 숨어있는 극단적인 내면의 불안을 가지고 있다. 일반적으로 망상적 신념은 흔들리지 않으며, 환자는 자신이 잘못했을 가능성을 고려하지 않을 것이다.

표 5–3. 증상과 특성 – 저메틸화된 조현병

- 심한 망상
- 완벽주의 병력
- 계절성 흡입성 알레르기
- 매우 높은 성욕
- 망상장애 진단
- 항히스타민제에 좋은 반응
- 분비물(눈물, 타액 등) 과다
- SSRIs에 좋은 반응
- 발병 전에는 높은 성취
- 엽산에 이상반응
- 가슴/다리/팔의 체모가 거의 없음
- 자살 경향성
- 중독성
- 공포증
- 유창하지 않은 간결한 말투
- 소화성 궤양
- 질병 거부
- 치료 비순응
- CIA 또는 FBI가 그들을 쫓고 있다는 믿음
- 질병을 숨기려 시도
- 채식

- 강박/충동 경향성
- 학생시절 자가–동기부여
- 조현정동장애 진단
- 식이적 유연성이 없음
- 벤조디아제핀계에 이상반응
- 통증에 대한 낮은 내인성
- 질병 발생 동안 긴장성 행동
- 매우 강한 의지
- 날씬함
- 스포츠에 대한 경쟁심
- 큰 코와 귀
- 강박장애 또는 ODD의 기존 진단
- 의식행동(ritualistic behaviors)
- 차분한 태도를 보이지만 높은 수준의 내부 긴장
- 잦은 두통
- 높은 성취의 가족력
- 개방된 외관
- 집중 지구력의 부족
- 사회적 격리
- 친구나 친척이 외계인이라는 믿음
- 과거 사건에 대한 반추

위 증례는 조현병의 저메탈화 표현형을 보여준다.

조현병 증례3 - 과메틸화

데이비드는 명석한 22살의 버클리 박사학위 후보자로, 여자 친구와 헤어진 후 괴로운 증상들이 발생하였다. 그는 수업 참여를 그만두었고, 친구들에게 러시아의 요원들이 그를 죽이려는 시도를 하고 있다고 말했으며, 무표정으로 몇 시간씩 앉아 있고는 했다. 그는 조현정동장애(Schizoaffective disorder)로 진단받았고, 병원에 10일 동안 입원치료를 받았으며, 자이프렉사, 데파코트(Depakote), 졸로프트를 처방받아 복용했다. 뚜렷한 호전에도 불구하고 데이비드는 학업을 다시 수행하거나 직업을 가질 수도 없었다. 그는 50파운드의 체중이 증가했고, 스스로를 친구들로부터 자신을 고립시켰다.

생화학적 평가 결과, 계절성 알레르기 병력, 완벽주의, 스포츠에서의 경쟁심, 드문 가슴털을 보이는 등, 저메틸화의 증후가 관찰되었다. 그의 혈중 히스타민 수준은 170ng/ml로 매우 상승되었으며, SAMe, 메티오닌, 칼슘, 아연, 세린, 비타민 B6, C, D, E를 사용한 치료가 시행되었다. 그의 가족들은 첫 6주 동안 변화가 없었으며, 이후로 서서히 개선이 되었다고 보고했다. 1년에 걸친 영양요법 후에 데이비드는 거의 완벽한 회복을 보였고, 그의 정신과 의사는 데파코트, 졸로프트를 중지했으며, 자이프렉사의 용량을 줄였다. 그는 컴퓨터 전문가로서 직업을 갖고, 지난 5년간 일했으며, 지금 결혼을 하여 가정을 이루기 시작했다. 그는 영양 프로그램을 지속하고 있고, 저용량의 자이프렉사를 복용중이며, 부작용은 없다고 한다.

조현병 증례4 – 저메틸화

조지는 고등학교를 중퇴하고, 미시간에 있는 자동차 조립공장에서 일을 시작했다. 그는 그의 21번째 생일에 정신이 파탄나는 것을 경험하였고, 직장에서 해고되었다. 조지는 편집형 조현병(paranoid schizophrenia)으로 진단받았는데, 그의 어머니도 이 질환으로 고통을 받았었다. 정신과 의사가 그를 평가하였으나, 그는 약물 복용을 거부하였다.

4번의 입원 후, 조지는 생화학적 검사를 시행하는 것에 동의하였다. 조지는 금속 헬멧을 쓰고, 무거운 체인으로 목을 감은 모습으로 첫 약속장소에 나타났다. 조지는 그가 하늘로 떠버려 날아가 죽지 않게 하기 위해서는 그 금속 헬멧을 쓰고 있어야 한다고 설명했다. 그는 또한 그의 부모는 외계인이며 어린 시절에 함께 살았던 분들이 아니라고 했다. 평가 결과 고초열, 높은 성욕, 과도한 침과 눈물, 드문 가슴털, 골초 등 여러 저메틸화 증상을 보였다. 혈액검사 결과에서 그는 혈중 히스타민과 절대 호염기구 수준이 모두 상승된 것으로 나타났으며, 메티오닌, 칼슘, 마그네슘, 아연, 크롬(chromium), 비타민 A, B6, C, D, E를 사용한 치료가 실시되었다. 또한 그에게는 수면을 돕기 위해 영양소 이노시톨이 처방되었다. 조지는 치료 순응에 있어 만성적인 문제를 보였으나, 6개월 후에는 뚜렷한 개선을 보였다.

추적관찰 방문에서 그는 더 이상 금속 헬멧을 쓰지 않았으며, 정신과 의사에게 진료 받는 것을 동의했고, 저용량 약물 치료를 받기로 했다. 수년 동안 잘 지낸 후, 그는 약물 치료와 영양요법을 중단하였으며, 수개월 이내에 그의 망상은 다시 찾아왔다. 이후로 그는 치료에 순응하며 잘 지내고 있다고 한다.

조현병의 피롤 장애 생체형

이 표현형은 산화 스트레스의 심각한 과부하를 유발하며, 이로 인해 뇌기능이 저해된다. 이 상태는 일반적으로 아연과 비타민 B6의 심각한 결핍을 보이며, 동시에 소변에서 피롤의 수준이 매우 높아져있다. 이러한 화학적 불균형은 원래 골수와 비장의 비정상적인 생화학적 과정에 기인한 것이지만, 피롤을 높이는 산화 스트레스의 다른 원인들도 있다.

높은 피롤 수준을 보이는 대부분의 사람들은 일상생활을 방해하지 않을 정도의 가벼운 증상을 보인다. 그러나 조현병 환자의 약 20%는 이러한 불균형이 심각하게 발현되며, 아연과 비타민 B6을 사용한 공격적인 치료 후에 개선이 보고된다. 이 상태는 자유 라디칼 산화 스트레스, 그리고 글루타치온, MT, NMDA 수용체에서 글루탐산염 활성을 억제하는 보호 단백질의 고갈된 수준이 관련되어 있다. 피롤 장애의 주요 증상은 일반적으로 다음과 같다.

- 극심한 기분 변화
- 빛과 소음에 대해 민감함
- 스트레스 조절이 잘 안 됨
- 심한 불안
- 꿈에 대한 기억이 거의 없거나 아예 없음
- 매운 음식을 좋아함
- 비정상적인 지방 분포

조현병 환자 67명에 대한 연구에 따르면, 피롤루리아가 있는 사람들은 오메가-6 지방산인 아라키돈산이 매우 부족한 것으로 나타났다. 이는 이 장애와 관련된 피부 건조, 비정상적인 지방 분포를 설명할 수 있다. 많은 피롤루리아 조현병 환자들은 오메가-6가 함유되어 있는 달맞이꽃 종자유 보충제로 효과를 보게 된다. 피롤루리아가 없는 조현병 표현형의 경우, 일반적으로 오메가-3 수준이 낮고, 오메가-6 수준은 과잉을 보인다. 최근 연구[27]에서는 피롤루리아 환자에서 비오틴(biotin) 결핍이 보고되었다.

대부분의 피롤루리아 조현병 환자들은 유아기부터 아연과 비타민 B6 결핍 증상을 호소한다. 신체 증상으로는 성장 지연, 상처 치유 불량, 마른 피부, 손톱에 흰 반점, 사춘기 지연, 여드름, 태닝이 불가능한 등이 포함된다.

대부분의 피롤루리아 환자들은 심각한 비타민 B6 결핍이 있고, 이로 인해 단기 기억력이 손상되어, 학업 부진의 병력을 가지고 있다. 기분의 변화는 하루에도 수차례 발생할 수 있으며, 급속 순환형 양극성 장애로 흔히 진단된다. 발병은 대개 극심한 스트레스 기간 동안 발생한다. 이러한 불균형을 가진 조현병 환자들은 망상과

표 5-4. 증상과 특성 – 피롤 장애 조현병

-- 스트레스 조절이 잘 안 됨	-- 심한 산화 스트레스
-- 소변의 크립토피롤(kryptopyrroles) 상승	-- 단기 기억력 부족
-- 밝은 조명에 민감함	-- 큰 소음에 민감함
-- 아침에 발생하는 오심	-- 매운 음식과 짠 음식을 좋아함
-- 아침 식사를 늦게 하거나, 거르는 경향	-- 비정상적인 지방 분포
-- 매우 건조한 피부	-- 민감하게 드러나는 얼굴 특징
-- 창백한 피부, 태닝 불가능	-- 극심한 기분 변화
-- 높은 과민성과 성마름	-- 읽기장애의 병력
-- 학습부진의 병력	-- 심각한 내적 긴장
-- 꿈에 대한 기억이 거의 없거나, 아예 없음	-- 잦은 감염
-- 자가 면역 질환	-- 머리카락이 이른 나이에 희어짐
-- 손톱의 흰 반점	-- 비정상적인 생리 기간
-- 성장 부진	-- 근육 발달 부족
-- 거친 눈썹	-- "과일향"의 호흡 그리고/또는 체취
-- 튼살 (피부에 줄이 보임)	-- 비장 부위 통증
-- 심한 우울증	-- 심한 불안
-- 비행기 여행, 토네이도 등에 대한 두려움	-- 연극적(과장된) 행동
-- 부정적인 생각에 대한 강박	-- 관절통
-- 사춘기 지연	-- 상처 치유 불량
-- 검은색 또는 연보라색 소변	-- 건선
-- 비정상적인 뇌파	-- 매우 늦게까지 잠을 자지 않고 깨어있는 경향

환청이 함께 나타날 수 있다. 그들은 공포의 세계 속에 살고 있으며, 그들의 불안을 숨기려고 시도하지 않는다. 많은 경우에 매우 위험한 충동적인 행동을 하기 쉽다. 고용량의 진정제는 종종 이러한 행동을 조절하기 위해 사용된다. 조현병의 피롤 표현형과 관련된 주요 증상과 특성은 표 5-4에 나와 있다.

다음 증례는 중증 피롤 장애로 진단된 조현병 환자에 대한 평가와 치료적 접근을 보여준다.

조현병 증례5 - 피롤 장애

매리는 29살에 위스콘신에서 성공적인 가족사업의 책임자를 맡게 되었다. 3년 후에 그녀의 어머니가 자동차 사고로 사망했을 때, 그녀는 심각한 정신파탄을 겪었다. 많은 약물 치료 시도가 성공적이지 않았고, 그녀는 매일 히스테리 삽화와 함께 자살을 시도했다. 생화학적 평가 결과, 아침에 발생하는 오심, 햇빛을 싫어함, 꿈에 대한 기억이 없는 것, 심각한 일광화상(sun burn) 병력, 매운 멕시칸 음식과 인디언 음식을 좋아함 그리고 비정상적인 월경주기와 같은 중증 피롤 장애 소견이 관찰되었다. 그녀는 또한 호리호리한 목, 얇은 손목과 발목을 보이나, 복부와 허벅지는 다량의 지방이 있는 전형적인 피롤루리아 지방분포를 보였다. 매리의 실험실 검사에서는 한 가지 비정상이 발견되었다: 소변의 피롤 수준이 150µg/ml를 초과하여 정상치의 10배에 달했다. 그녀에게 시행된 영양요법은 영양소 증강요법과 함께 매우 고용량의 아연과 비타민 B6 요법이 시행되었다. 그녀는 빠르게 반응했고, 그들의 가족들은 그녀가 30일 후에 많이 좋아졌다고 보고했다. 3개월 후에 추적관찰 평가를 위해 찾아온 그녀는 정신과 약물을 사용하고 있지 않음에도 불구하고, 완전히 회복된 것으로 나타났다. 매리는 가족사업의 리더로서 그녀의 역할을 재개했다. 하지만 그녀는 이후 2번의 심각한 재발로 고생을 했는데, 그때는 그녀가 일시적으로 영양프로그램을 중단하였을 때였다. 매리의 가족은 그녀가 지난 6년간 잘 지냈고 가족사업도 번성하고 있다고 전했다.

과메틸화와 구리 과부하

구리 과부하는 과메틸화 조현병의 흔한 악화 요인이며, 이로 인해 더 높은 극심한 노르에피네프린 상승이 발생한다. 이 상태의 흔한 결과로는 매우 상승된 불안, 편집증, 증가된 환청이 포함된다. 또한 구리 상승은 아연 고갈과 관련이 있으며, 아연은 GABA 수준을 유지하는데 중요한 요소이다. 높은 노르에피네프린과 낮은 GABA 수준의 조합으로 인해 극심한 불안이 야기된다. 이 불균형 조합을 갖는 여성 환자는 종종 사춘기 동안 조기 정신파탄을 경험하는 경향이 있다. 신체에서 과도한 구리를 빠르게 제거하면 일시적으로 정신과적 증상이 악화될 수 있으므로, 이 상태의 치료는 점진적으로 이루어져야 한다.

저메틸화와 피롤 장애

조현병으로 진단된 많은 사람들이 불행히도 저메틸화와 피롤 장애의 조합을 가지고 있다. 대부분의 피롤 환자와 달리, 이러한 사람들은 일반적으로 정신파탄 이전에 학업 및 경력에서 높은 성과를 거둔다. 병이 시작된 후, 많은 사람들은 심한 기분 변화, 매우 특이한 망상적 신념, 분노 삽화에 시달린다. 이런 상태에 대하여 치료가 성공적으로 이루어질 경우, 행동 조절이 조기 개선되며, 4–6개월이 지난 뒤 망상이 서서히 사라지기 시작한다. 우리의 연구 결과들에 따르면, 수년간 비정형 항정신병약을 복용한 환자들에게서는 보고된 효과가 감소하는 것으로 나타났다.

발생률이 적은 생체형

이전 섹션에서 설명한 바와 같이, 조현병 환자의 약 90%가 주요 화학적 불균형으로 과메틸화, 저메틸화 또는 피롤 장애를 보인다. 이 외에 조현병으로 진단된 사람들의 4%에서는 글루텐 불내증이 문제가 된다. 나머지 6%는 갑상선 기능저하, 조갈증, 호모시스테인뇨증, 약물-유발 정신증, 포르피린증을 포함한 비교적 드문 정신질환 생체형[28–29]과 관련이 있다. 효율적인 임상 접근법은 글루텐 불내증 또는 갑상선 기능저하의 징후에 주의하면서, 3가지 주요 생체형의 존재(또는 부재)를 결정하는 것이다. 이러한 조건이 모두 배제되는 경우에 보다 드문 생체형이 조사되어야 한다.

글루텐 불내증Gluten intolerance: 소아기 조현병의 많은 사례에서 글루텐 곡물에 대한 불내증과 관련된 셀리악병이 발견될 수 있다. 이 장애는 또한 젊은 성인들, 가장 흔하게는 20대에 발생할 수 있다. 이 상태는 위장관에서 글루텐 단백질의 불완전한 분해와 관련되며, 이로 인해 혈류로 들어가 뇌에 접근할 수 있는 글루테오모르핀(gluteomorphins)이라는 작은 단백질이 만들어진다. 이러한 과정의 최종 결과물은 뇌 염증과 뇌 수용체의 기능 장애일 수 있다. 초기 증상으로는 팽만감, 과도한 가스, 폭발적인 장 움직임이 포함된다. 이 상태는 식이에서 밀, 호밀, 기타 곡물을 엄격히 제거하여 효과적으로 치료할 수 있다. 글루텐 불내증, 크론병, 대장염, 기타 흡수 장애 질환의 가족력이 이 장애에 대한 경고신호이다. 수천 명의 사람들이 비극적이게도 특정 식이요법으로 완전히 극복할 수 있는 중증 정신질환으로 평생 고통을 겪어왔다.

갑상선 기능저하Thyroid deficiency: 파이퍼 박사는 200명 중 약 1명의 조현병 환자가 갑상선 기능저하로 인한 것이었으며, 씬지로이드(Synthroid) 또는 아머 사이로이드(Armour thyroid)를 사용한 표준 치료를 통해 종종 완전한 회복을 얻을 수 있었다고 보고했다. 그는 갑상선 호르몬 검사에서 종종 갑상선 기능저하를 검출하지 못한다는 것을 발견하였고, 체온이 낮고, 수족냉증, 피부 건조, 탈모, 에너지 부족과 같은 이 장애의 증상을 보이는 환자에게 갑상선 검사를 해볼 것을 권고했다.

조갈증Polydipsia: 물을 과도하게 마시는 것[103]은 정신증에서 발견될 수 있으며, 조현병의 진단으로 이어질 수 있다. 나는 기존에는 정신 문제의 과거력이 없다가 조현병 진단을 받은 57세의 성공한 사업가를 만났다. 그의 병은 수면제로 시작되었으며, 그는 입마름과 지속적인 갈증을 경험했다. 그의 상태는 서서히 악화되었고 1년 내에 불안, 우울, 환청, 망상적 신념을 경험하게 되었다. 그는 정신병원에서 수개월을 보냈으며, 매일 14가지 약물을 복용하고 있었다. 실험실 검사 결과에 따르면, 매우 낮은 혈청 나트륨과 칼륨 수치를 보였고, 소변은 물과 비슷한 비중(1.000)을 보이며, 크레아티닌 수준이 매우 낮았다. 그는 매일 4갤런(약 15리터)의 물을 마시는 것으로 추정되었다. 치료는 단순히 수면제 중단과 물 섭취의 제한으로 이루어졌다. 6주 내에 그는 완전한 회복되었고, 모든 약물을 중단할 수 있었다. 수면장애가 다시 발생하였고, 이는 이노시톨 보충제로 해결되었다.

호모시스테인뇨증Homocysteinuria: 이 드문 대사 장애는 조현병과 구별할 수 없는 증상을 보일 수 있다. 일반적인 원인은 아미노산 호모시스테인의 수준을 조절하는 데 필요한 효소의 유전적 결핍이다. 대부분의 경우, 시스타티오닌 베타 합성효소 (cystathionine β-synthase, CBS) 효소 (호모시스테인과 세린을 시스타티오닌으로 전환) 또는 메틸렌테트라하이드로엽산 환원효소 (methylenetetrahydrofolate reductase, MTHFR) 효소 (호모시스테인을 메티오닌으로 전환) 결핍이 관찰될 수 있다. 이러한 효소들의 기능 장애는 메틸화 사이클 (부록 A에 설명되어 있음)을 손상시키

고, 글루타티온과 기타 항산화 물질의 생산을 감소시킨다. 이 상태
는 엽산, 세린, 트리메틸글리신과 함께 비타민 B6과 B12 보충제로
치료할 수 있다. 이 생체형은 조현병 환자 중 0.1% 미만에서 나타
난다. 이 장애는 점진적인 정신지체와 관련이 있으며, 심혈관 질환
과도 관련되어 있기 때문에 조기 진단과 발견이 필수적이다.

약물로 인해 유발된 조현병: 특정 사람들에게 조현병의 완전한 증
상을 일으킬 수 있는 수십 가지 정신과 약물이 있다. 약물 치료를
시작한 직후에 정신질환이 발생한 것인지 확인하는 것이 중요하
다. 나는 자신이 앓고 있는 병을 유발한 약물을 계속해서 충실하게
복용하고 있는 편집형 조현병으로 진단된 환자들을 이따금 만나왔
다. 이러한 경우에 환자가 복용하고 있는 약물을 단순히 중단하는
것만으로도 완전한 회복이 이루어질 수 있다. 나는 특정 약물이나
마약으로 인해 야기된 한 번의 정신병 삽화 후, 비정형 항정신병
약물을 불필요하게 복용하며 과잉 진정된 환자들을 봐왔다.

코카인, 리세르그산 디에틸아미드(Lysergic acid diethylamide,
LSD), PCP, 암페타민을 포함하여 불법 약물의 남용은 감수성이
매우 높은 사람에게 정신증의 부작용을 일으킬 수 있다. 드문 경우
이지만 정신증 상태는 단순히 약물 남용을 지속한 결과일 수 있다.
대부분의 약물 남용자들은 불법 약물 사용을 밝히지 않으므로, 이
상태가 진단되기 매우 어려울 수 있다. 불법 약물에 대한 소변검사
는 매우 비효율적이지만, 모발의 방사성 면역 분석법을 통해 약물
남용의 존재와 그 빈도를 평가할 수 있다.

약물중단 후에도 지속되는 약물로 인한 조현병 환자의 대부분은 저메틸화 생체형을 보인다.

포르피린증The porphyrias: 포르피린증[103]은 헴 생합성 경로에서 특정 효소가 유전적으로 또는 후천적으로 장애가 있는 경우이다. 전형적인 증상으로는 복통, 환각, 우울, 편집증, 불안이 있다. 증상변이가 있는 8가지 서로 다른 포르피린 유전자형이 있으면 이로 인해 진단이 복잡해진다. 나의 경험에 따르면, 조현병으로 부적절하게 진단되는 가장 흔한 포르피린증의 유형은 코프로포르피린증(coproporphyria)이다. 포르피린 분자에는 피롤 그룹의 고리가 포함되어 있으며, 소변 피롤과 독성 금속 수준이 매우 상승되어 있고, 아연과 비타민 B6의 뚜렷한 부족이 함께 관찰된다. 이처럼 교정 가능한 화학적 불균형이 존재함에도 불구하고, 일반적으로 이 환자들에서 영양요법은 실망스럽게도 작은 개선 밖에 얻지 못했다. 향후 포르피린증의 생화학을 더 잘 이해하기 위핸 더 많은 연구가 필요하다.

조현병의 월시(Walsh)이론

기존의 이론의 결점은 조현병이 각각 독특한 증상과 특성을 보이는 다양한 정신병적 장애에 사용되는 포괄적인 용어라는 것을 인식하지 못했다는 것이다. 이처럼 이질적인 정신질환들이 (a) 동일한 기저 원인에서 발생하였고, (b) 동일한 신경전달 이상을 공유하며, (c) 동일한 치료 방법으로 가장 잘 치료될 가능성은 거의 없다.

나는 조현병의 적절한 이론에 다음 요소가 포함되어야 한다고 생각한다.

◆ 주요 표현형에 따른 개별적 원인
◆ 대개 청소년기 후반 또는 성인 초기에 발생하는 정신파탄 사건에 대한 설명
◆ 정신파탄 후 조현병의 평생 지속성에 대한 설명
◆ 이 가족성(유전성) 장애가 멘델 유전학의 고전 법칙을 위반하는 이유에 대한 설명

조현병으로 진단된 3,000명 이상의 환자를 대상으로 조사한 결과, 나는 결국 대다수가 다음 2가지 중요한 특성을 공유한다는 것을 알게 되었다: (1) 유전자 발현을 변화시킬 수 있는 후생유전학적 오류에 대한 취약성, (2) 산화 스트레스에 대항하는 보호의 약화. 이러한 통찰은 아래에 제시되어 있는 조현병에 대한 나의 이론으로 이어졌다.

명제 1: 조현병의 소인은 태아 프로그래밍의 오류와 관련이 있으며, 이는 산화 스트레스에 평생 취약성을 유발한다. 이러한 프로그래밍 오류는 다음과 같은 다양한 원인으로 발생할 수 있다: (a) 자궁 메틸화 환경의 비정상, (b) 환경 독소에 대한 노출, (c) 산화적 보호의 유전적 취약, (d) 약물의 부작용.

명제 2: 정신파탄 사건은 압도적인 산화 스트레스에 의해 촉발되며, 이는 유전자 발현을 조절하는 DNA와 히스톤 마크를 변화시킨다. 암에 대한 연구들에서는 누적된 산화 스트레스가 결과적으로 유전자 마크를 변화시켜, 지속적인 질병 상태를 일으킬 수 있다는 사례를 제시했다. 조현병의 시작은 산화 스트레스가 유전자 발현을 조절하는 염색질 마크를 변경하는데 필요한 역치 수준을 초과할 때 발생한다.

명제 3: 후생유전학적 변화는 정신파탄 사건 후에 지속되는 정신병적 경향성을 유발하는데 책임이 있다. 정신파탄은 집중적인 치료에도 불구하고 대개 평생 동안의 정신질환과 고통으로 이어진다. 때때로 기능에서의 영구적 변화를 야기하는 이러한 변화는 유전자 발현을 조절하는 DNA 또는 히스톤 마크의 변화에 기인한다. 미래의 세포분열 동안에도 변화된 마크는 유지되므로 이 상태가 사라지지 않는 것이다.

명제 4: 조현병의 3가지 주요 표현형은 과메틸화, 저메틸화 또는 압도적인 산화 스트레스를 보이는 사람들에서 나타난다.

A. 과메틸화: 조현병으로 진단된 사람의 약 42%가 산화 과부하와 함께 심한 과메틸화를 보인다. 정신파탄은 일반적으로 심한 신체적 또는 감정적 트라우마 사건 동안 발생하는데, 이는 산화 스트레스를 빠르게 상승시키고, 유전자 마크의 변질을 초래한다. 이 조현

병 생체형은 일반적으로 청각, 촉각 또는 시각적 환각을 수반하는 감각장애이다. 이 상태는 도파민과 노르에피네프린의 활성 증가, NMDA 수용체에서 감소된 글루탐산염 활성과 관련이 있다. 가장 흔한 DSM-IV-TR 상의 진단은 편집형 조현병이다.

B. 저메틸화: 조현병으로 진단된 사람의 약 28%가 약한 항산화 보호와 함께 저메틸화를 보인다. 정신파탄은 일반적으로 심한 신체적 또는 감정적 트라우마 사건 동안 발생하는데, 이는 변화된 유전자 마크의 분리된 세트를 유발한다. 이 조현병 생체형은 본질적으로 망상과 긴장증적 경향성을 주요 증상으로 하는 사고장애이다. 이 상태는 세로토닌, 도파민, NMDA 수용체에서의 낮은 활성과 관련이 있다. 가장 흔한 DSM-IV-TR 상의 진단은 조현정동장애 또는 망상장애이다.

C. 심한 산화 과부하: 세 번째 주요 조현병 표현형은 선천적으로 항산화 보호가 부족한 사람에서 발생한다. 이 상태는 혈액과 소변에 피롤이 과도한 수준으로 존재하기 때문에 임의로 피롤 장애라고 한다. 이 사람들에서 정신파탄은 이질적인 후생유전학적 마크가 확립된 상태에서 극단적인 신체적 또는 정신 스트레스 기간 동안 발생한다. 이 상태는 과도한 불안과 빠른 기분변화가 특징적이고, 종종 환청과 망상적 신념이 동반된다. 뇌화학 이상은 (a) NMDA 수용체에서의 글루탐산염 활성의 저하, (b) GABA 활성이 매우 저하된 것을 포함한다.

명제 5: 조현병의 후생유전학적 특성으로 인해 유전자 유전의 고전적 법칙을 따르지 않는다. 조현병은 유전성(가족력)이 강하지만, 멘델의 고전적 유전 법칙을 준수하지 않는다. 일란성 쌍둥이 중에서 한 형제에서는 조현병이 발생했지만, 다른 형제에서는 발생하지 않았다는 무수한 사례가 존재한다. 또한 조현병 유전자를 확인하기 위한 집중적인 연구 노력은 거의 성공하지 못했다. 후생유전학에서는 조현병의 멘델 법칙을 따르지 않는다는 것에 대하여 2가지 설명을 제공한다. (a) 비정상적인 후생유전학적 마크가 발생되기 위해서는 환경적인 사건이 필요한데, 환경적 조건은 개인에 따라 매우 다양하다. (b) 세대 간 후생유전학적 유전은 비정상적인 후생유전학적 마크를 그들의 자녀나 손자에게 전달하여 조현병 유전에 기여한다.

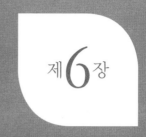

제6장

우울증

●—뼈에 납이 높게 축적된 사람은 납이 골격계에서 서서히 빠져나가므로 납에 지속적으로 노출되게 된다. 따라서 이 사람들은 평생 동안 납을 제거하기 위해 치료를 계속 받아야 할 수도 있다. 대부분의 경우, 저렴한 칼슘과 아연 보충제로 치료 가능할 수 있다.

●—임상 우울증 진단을 받은 사람들의 화학검사 자료를 수집하기 시작했다. 20년 후 데이터베이스는 2,800명의 우울증에 걸린 사람들의 혈액과 소변에 대한 30만 개 이상의 화학 분석에 이르렀다. 이 자료를 조사했더니 우울한 인구집단이 일반 인구집단과 생화학적으로 다르다는 것이 밝혀졌다.

●—우울증에 대한 언급은 초기 역사 기록에서 발견된다. 기원전 1500년으로 거슬러 올라가는 힌두교의 성문에서는 정신적 고통의 예방을 강조했다. 구약성서에서는 사울 왕의 심각한 우울증과 그로 인한 자살에 대해 묘사하고 있다. 고대 문명들은 우울증이 두개골에 구멍을 뚫음으로써 내쫓을 수 있는 악령들에 의해 야기된다고 생각했다.

소개

우울증은 정신질환 중 가장 널리 퍼져 있으며 연간 수십억 달러의 건강관리 비용을 유발한다. 우울증은 전 세계의 모든 문화와 민족 집단에서 존재한다. 미국인의 약 6분의 1이 침범당하지만 이 중 50%만이 치료를 받고 있다. 대표적인 증상으로는 만성적인 슬픔, 무가치감이나 죄책감, 사회적 철퇴, 격정, 집중력 문제, 수면장애 등이 있다. 우울증은 기분부전 장애, 양극성 장애, 기분순환 장애, 물질에 의한 기분 장애, 계절적 정서 장애, 산후 우울증 등 다양한 의학적 상태[73]를 설명하는 데 사용되는 광범위한 용어다. 우울증은 평생의 불행을 초래할 수 있고 미국에서 자살의 약 60%를 차지한다고 믿어진다.

역사적 관점

우울증에 대한 언급은 초기 역사 기록에서 발견된다. 기원전 1500년으로 거슬러 올라가는 힌두교의 성문(Vedas)에서는 정신적 고통의 예방을 강조했다. 구약성서에서는 사울 왕의 심각한 우울증과 그로 인한 자살에 대해 묘사하고 있다. 고대 문명들은 우울증이 두개골에 구멍을 뚫음으로써 내쫓을 수 있는 악령들에 의해 야기된다고 생각했다. 기원전 440년 히포크라테스는 이러한 믿음을 일축하고 우울증은 뇌로 담즙의 흐름과 같은 자연적인 원인에 의해 설명되어야 한다고 주장했다. 멜랑콜리아(melancholia)라는 용어는 검은 담즙을 뜻하는 그리스어에서 유래되었다. 다음 세기에 플라톤은 우울증이 신비주의 세력에 의해 발생한다는 이론을 잘못 부활시켰으나, 아리스토텔레스는 후에 이 믿음을 거부했다. 로마의 철학자 키케로(Cicero)는 우울증이 삶의 경험에서 비롯된다는 이론을 세우고 상담과 유사한 치료를 주장했다.

그 후 1,700년 동안 우울증에 대한 이해나 치료에는 거의 진전이 없었다. 진정한 진보는 19세기에 우울증이 의학적 상태로 인식되면서 시작되었고, 의학계와 과학계는 효과적인 치료법을 적극적으로 모색하였다. 우울증(depression: "내리 누르다"라는 뜻을 가진 라틴어 동사 deprimere에서 유래)이라는 용어는 곧 멜랑콜리아(melancholia)와 동의어가 되었다. 1900년대 초창기 내내 주된 믿음은 우울증은 결함이 있거나 충격적인 삶의 경험에서 비롯된다는 것이었다. 마이어(Meyer), 프로이트(Freud), 아들러(Adler), 융(Jung) 등은 (1) 우울증을 유발한 사건이나 상태를 파악하고 (2) 그 상태를 치료하는 것을 목적으로 하는 대화치료와 상담기법을 개발하였다. 20세기 중반 일부 연구자들은 레세르핀(Reserpine)과 이소니아지드(Isoniazid) 약물이 신경전달물질 수치를 변화시키고 우울증 증상에 영향을 미친다는 관측에 근거하여 우울증이 뇌의 화학적 불균형[104]에 의한 것이라고 이론화했다. 이로써 우울증 치료를 위한 생물학적 정신의학의 혁명적 접근방식이 탄생했다.[105] 몇 년 안에 우울증에 대한 모노아민(monoamine)이론은 정신의학계에서 일반적으로 받아들여졌다.[106] 이 이론은 임상적 우울증이 뇌에서 세로토닌과 노르에피네프린의 낮은 시냅스 작용에 의해 발생한다고 주장했다. 1975년부터 정신의학연구에 있어서 가장 큰 목적은 뇌기능을 향상시키는 약물을 개발하는 것이었다. 삼환계 항우울제와 MAOI는 1980년대에 널리 사용되었으나 1987년 이후 SSRI로 대체되었다. 프로작, 팍실, 졸로프트 그리고 다른 SSRI들은 수백만 명의 우울증 환자들에게 혜택을 주었지만 불쾌한 부작용에 대한 계속되는 문제들은 여전히 남아있다.

제4장에서 소개한 바와 같이 SSRI의 일반적인 부작용으로는 성욕 상실, 체중증가, 임상적 악화, 자살 위험 증가, 격정, 적개심, 불안, 불면증, 체중감소 등이 있다.[107] 일부 우울증 환자들은 심각한 부작용 없이 특정 SSRI를 통해 이득을 얻는다. 그러나 다른 사람들은 같은 약을 복용해서 더 나빠질 수 있다. 어떤 사람들에게는 다른 SSRI로 전환하는 것이 성공적일 수 있다. 제약업계는 개선된 항우울제 개발을 목표로 대대적인 연구비를 계속 투입하고 있다.

우울증의 생화학적 분류

1978년 칼 파이퍼의 조현병 분류 성공에서 영감을 받아 나는 임상 우울증 진단을 받은 사람들의 화학검사 자료를 수집하기 시작했다. 20년 후 데이터베이스는 2,800명의 우울증에 걸린 사람들의 혈액과 소변에 대한 30만 개 이상의 화학 분석에 이르렀다. 이 자료를 조사했더니 우울한 인구집단이 일반 인구집단과 생화학적으로 다르다는 것이 밝혀졌다. 데이터베이스에는 증상, 특징, 의료 이력, 알레르기, 의약물에 대한 반응과 같은 요인에 대한 상세한 정보도 포함되어 있었다. 결국 나는 우울한 인구집단이 그림 6-1에 나타난 5가지 주요 화학적 분류나 생체형으로 분리될 수 있다는 것을 발견했다.

그림 6-1. 우울증 생체형

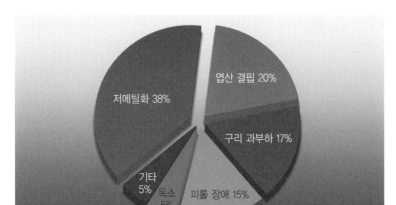

생화학적 특징 이외에도 5가지 우울증의 생체형은 각각 독특한 증상, 기질, 신체적 특징의 발생률이 높았다. 생화학, 증상, 정신과 약물에 대한 반응 등등에 근거하여 표 6-1과 같이 주요 생체형에 대한 신경전달물질의 경향이 확인되었다.

대부분의 저메틸화 생체형의 우울증들은 세로토닌 저하의 고전적인 증상을 보이며, 세로토닌을 강화하는 SSRI 약물 복용 후 기

표 6-1. 우울증 생체형과 신경전달물질 불균형

우울증 생체형	신경전달물질 활성
저메틸화	감소된 세로토닌과 도파민
엽산 결핍	증가된 세로토닌과 도파민
구리 과부하	증가된 노르에피네프린
피롤 장애	감소된 세로토닌과 GABA

분이 나아졌다고 보고한다. 이와는 대조적으로 엽산 결핍 생체형은 상승된 세로토닌과 도파민 활성, SSRI 약물에 대한 불내성과 관련이 있다. 구리 과다 우울증은 도파민 감소와 높은 노르에피네프린 활성의 경향이 강하다. 피롤 생체형의 사람들은 세로토닌과 중추신경계의 주요 억제성 신경전달물질인 GABA의 심각한 이중 결핍을 경험한다. 심각한 독성 금속 과다가 혈액뇌장벽을 손상시키고, 뇌의 주요 항산화 단백질을 비활성화하며, 마이엘린 수초를 손상시켜 특정 신경전달물질의 농도를 변화시킬 수 있다.

위 5가지 우울증 생체형 각각에 대해 별도의 영양요법 프로토콜이 개발되었다. 치료법은 신경전달물질 합성 및 시냅스 활성에 영향을 미치는 주요 화학적 요인을 정상화하기 위해 고안되었다. 많은 흔한 정신질환은 뇌의 신경전달물질 활성을 변화시킬 수 있는 특정 미네랄, 비타민, 아미노산의 유전적 불균형을 가지고 있다. 개별화된 영양요법은 이러한 화학적 불균형을 바로잡고 우울증 환자에게 혜택을 주기 위한 효과적인 임상적 접근법이다.

저메틸화 우울증

나의 우울증 데이터베이스에 있는 약 38%의 사람들이 현저한 화학적 불균형 양상으로 저메틸화를 보인다. 이 사람들은 뇌의 메틸/엽산 비율에 매우 민감한 것으로 보인다. 그들은 SAMe, 메티오닌 그리고 다른 강력한 메틸화제는 잘 견뎌내지만, 역시 메틸화를 촉진시키는 엽산에서는 놀랄 만큼 잘 견디지 못하는 모습을 보인다. 제4장에서 기술한 바와 같이 메틸과 엽산은 세로토닌, 도파민, 노르

에피네프린의 시냅스 활성을 제어하는 수송체 발현에 대하여 반대
되는 후생유전학적 효과를 가진다. 비정상적으로 낮은 메틸/엽산
비율은 뇌 시냅스의 낮은 세로토닌, 도파민, 노르에피네프린 활성
과 관련이 있다. 대부분의 저메틸화 우울증 환자는 세로토닌 저하
의 고전적 증상을 보이며 세로토닌 강화 SSRI약을 복용한 후 우울
증 증상이 줄어든다고 보고한다. 표 6-2는 이 우울증 생체형과 관
련된 증상 및 특징의 일부 목록이다.

저메틸화 우울증의 진단은 표 6-2의 증상과 특성에 대한 평가
와 함께 혈액 및 소변 화학 검사를 기반으로 한다. 이 증후군의 중
요한 지표로는 강박장애 경향, 계절성 알레르기, 완벽주의 이력과

표 6-2. 증상과 특성 – 저메틸화 우울증

-- SSRIs에 대한 좋은 반응	-- SAMe, 메티오닌에 대한 좋은 반응
-- 엽산에 대한 부작용	-- 내적 갈등 수준이 높음
-- 강박적 경향	-- 완벽주의 병력
-- 자기주도적	-- 계절성 흡인성 알레르기
-- 항히스타민제에 대한 좋은 반응	-- 높은 성욕
-- 통증에 대한 낮은 내인성	-- 분비물(눈물, 타액 등) 과다
-- 의지가 매우 강함	-- 스포츠에 대한 경쟁심
-- 높은 자살 경향	-- 중독성
-- 가슴/다리/팔 체모가 거의 없음	-- 조용한 처신
-- 우울증을 부인함	-- 잦은 두통
-- 높은 성취의 가족력	-- 치료 비순응
-- 과거 사건에 대한 반추	-- 어릴적 반항적 성향

같은 특성, 핵심 증상과 연결된 SAMe/SAH 비율 그리고 70ng/ml 이상 되는 전혈 히스타민 수치 등이 있다. 세로토닌 저하 우울증 환자에 대한 메틸화요법은 SERT의 생산을 증가시켜 세로토닌 활성을 감소시키는 엽산 섭취를 제한할 필요성 때문에 독특하다. 이 우울증 생체형의 치료에 가장 큰 긍정적인 영향을 미치는 영양소 인자는 SAMe 형태 또는 메티오닌 아미노산의 직접 메틸화이다.

엽산, 콜린, DMAE, 판토텐산 보충제는 크로마틴 아세틸화 및 SERT 수준을 증가시키기 때문에 피해야 한다. 이 환자들 중 다수 는 칼슘, 비타민 D, 마그네슘을 적게 가지고 있으며, 이러한 영양 소의 보충제로 잘 생활하게 된다. 또한 세로토닌의 합성을 강화하 는 영양소(예: 트립토판, 비타민 B6, 5-HTP)가 도움이 될 수 있 다. 섭취를 늘려야 할 영양소들에는 비타민 A, C, E가 포함된다.

대부분의 저메틸화 우울증 환자들은 낮은 호모시스테인 수준

우울증 증례1 - 저메틸화

52세의 찰스는 철강회사의 성공적인 경영자이며 6명 아이들 의 아버지이다. 눈부신 경력과 경제적인 성공에도 불구하고, 그는 지속적인 자살사고(thought of suicide)를 가진 채 15년 넘게 우울증에 시달렸다. 우울증이 그의 업무에 지장을 끼치 지는 않았지만, 그의 두 번째 결혼에서 문제들을 일으켰다고 한다. 찰스는 스스로를 경쟁적인 스포츠를 좋아하는 투지가 넘치는 완벽주의자라고 묘사했다. 건초열, 높은 성욕, 내적인

불안감, 잦은 두통, 가슴과 팔, 다리의 성긴 체모 등의 저메틸화 증후를 갖고 있었다. 프로작, 졸로프트, 팍실 등의 약이 모두 우울감을 감소시켜 주긴 했으나 성욕상실, 오심, 두통악화 등의 부작용으로 약을 중단할 수밖에 없었다. 검사결과는 혈중 히스타민 수치가 극도로 상승(142ng/dl), 요(尿) 중 pyrrole이 약간 상승, 호모시스테인은 정상 하한치를 보였다. 그의 치료제는 SAMe, 메티오닌, 아연, 세린(serine), 칼슘, 마그네슘, 비타민 A, B6, C, D, E 등으로 구성되었다. 찰스는 처음 두 달 동안은 호전이 더뎌 불만이었으나, 세 달째부터 호전 반응을 보였다. 12개월 동안 치료를 받은 후, 검사를 받기 위해 돌아와서 찰스는 우울증이 몇 달 동안은 거의 없어졌다고 얘기했다. 그는 약물 복용을 준수하기가 어려웠다고 호소해서 캡슐 숫자를 줄인 복합 프로그램으로 처방을 받았다. 우리는 그 후로 우울증이 재발했다는 소식을 듣지 못했다.

우울증 증례2 – 저메틸화

42세의 줄리는 3번의 이혼을 겪었고 위스콘신에서 4명의 아이들과 새로운 남자친구랑 같이 살고 있다. 16세 때 반항 장애(oppositional-defiant disorder)로 진단되었다. 그녀는 첫 결혼(19세) 이후 간헐적으로 우울감이 있었다고 한다. 고등학교 시절 공부보다 남자 친구에게 관심을 더 갖기 전까지는 학업 성적이 우수했다. 대학 1학년 때 연상의 남자와 결혼하기 위해 대학을 중퇴했다. 그 이후로 특히 늦은 봄이나 초가을에 만성 우울증 에피소드를 경험하게 되었다. 그녀는 헤어 스타일리스트와 웨이트리스로 일했었고 현재는 큰 백화점에서 판매사원으로 일하고 있다. 그녀는 쇼핑장애, 습관적 흡연, 돼지풀과 잔디에 대해 민감함, 항히스타민제에 좋은 반응 등을 포함한 저메틸화 우울증의 몇 가지 증후를 갖고 있었다. 줄리는 서로 다른 3개의 항우울제를 복용해 봤지만 아무것도 효과가 없었다고 주장하였다. 주요한 검사 결과는 항진된 혈중 히스타민 농도(82ng/dl)였다. 줄리는 자금이 한정되어 있어서 비교적 고가인 SAMe는 감당할 여력이 없었다. 그녀의 치료는 고용량의 메티오닌, 칼슘, 마그네슘과 아연, 비타민 B6, C, D, E, 크롬 등을 포함하였다. 6개월 후 후속 평가를 하러 왔을 때 우울증은 사라졌지만 알레르기와 쇼핑 충동의 문제는 여전히 남아 있다고 하였다. 그녀는 치료 결과에 만족을 표하였고, 그녀가 더 나은 사람이 되어서 남자친구가 그녀와 결혼하기로 결정했다는 말도 하였다.

을 보이지만, 일부 환자들은 심혈관 위험인자로 잘 알려진 호모시스테인 수준이 높게 나타날 수 있다. 메틸화요법은 이 생화학 물질을 증가시키는 경향이 있기 때문에 일부 환자들은 SAMe이나 메티오닌을 사용하기 전에 호모시스테인 수치를 정상화시키기 위한 치료를 받아야 한다. 대부분의 경우, 세린(serine)과 비타민 B6로 몇 주 동안 보충하면 호모시스테인이 안전한 수준으로 내려갈 수 있다. 수백 명의 저메틸화 우울증 환자를 경험한 결과 엽산, 콜린, 망간, 구리, DMAE는 우울증을 악화시키는 경향이 있으므로 엄격하게 피해야 한다.

상당수의 저메틸 우울증 환자는 어느 정도 피롤 장애를 보인다. 이러한 불균형의 조합을 가진 많은 사람들은 일생 동안 높은 성취를 이루지만, 우울증과 함께 극심한 내적 불안과 열악한 스트레스 통제력을 보인다. 저메틸화 장애와 피롤 장애는 모두 낮은 세로토닌 활성과 연관되어 있기 때문에 이런 우울증은 보통의 경우보다 더 심각하다. 우리의 데이터베이스 연구는 이런 복합적인 상태를 가진 사람들이 다른 형태의 우울증을 가진 사람들에 비해 자살사고(suicidal thought)를 더 많이 호소하는 것으로 나타났다.

저메틸화 우울증을 앓고 있는 많은 사람들은 성공적인 치료를 어렵게 만드는 2가지 특성을 가지고 있다. 우선 그들은 선천적으로 어떤 치료도 따르지 않으려는 경향이 있다. 어떤 사람들은 두통이 있을 때, 아스피린이 그들에게 도움이 될 것이라는 것을 알고 있음에도 불구하고 아스피린을 먹지 않으려고 한다. 두 번째 특징은 문제가 심각한 상황인데도 우울증을 부정하려는 경향이다. 이런 경우의 예로는 내가 처음 임상 방문 중에 만났던 메릴랜드 출신의 은퇴한 판사가 있다. 그의 아내는 그녀 자신을 몹시 걱정케 하는 심한 우울증을 앓고 있는 남편을 도와 달라고 간청하며 나를 찾아왔다. 나는 자신의 전 생애를 통틀어 결코 우울한 적이 없었다고 웃으면서 설득력 있게 말하는 판사를 개인적으로 만나봤다. 그는 단지 그의 아내를 행복하게 하기 위해 검사를 받기로 동의했다고 말했다. 2주 후 그는 저메틸화 영양요법이 시작되기 전에 자살해 버렸다. 발표된 연구에 따르면, 우울증을 앓고 있는 미국인의 50%는 치료를 받지 않는다. 나는 이 사람들 중 상당수가 우울증의 저메틸화 생체형을 가지고 있다고 믿는다.

엽산 결핍 우울증

내 우울증 데이터베이스에 있는 2,800명의 사람들 중 약 20%는 그들의 주된 영양소의 불균형으로 엽산 결핍을 보여준다. 일반적으로 다른 우울증 생체형과 구별되는 증상과 특성의 조합을 나타낸다. 우울 외에도 불안감이 보고되며, 약 20%는 공황 또한 불안장애의 과거력이 있다. 거의 예외 없이, 이 사람들은 SSRI 항우울제와 항히스타민제를 견뎌내지 못한다. 상당수는 화학 물질과 음식 민감성에 대해 불평하지만 건초열과 다른 계절 알레르기는 호소하지 않는 비경쟁적인 사람들이다. 우울증으로 고통을 받고 있음에도 불구하고, 놀랄만한 정도로 많은 사람들이 자원봉사의 경력 가진 배려심 있고 너그러운 사람들이며, 그들은 아마도 멋진 이웃이 될 수 있는 사람들이다. ADHD와 학업 성적 저하가 있을 가능성은 저메틸화 생체형에서 관찰된 것보다 약 3배 높다. 표 6-3은 저엽산 우울증의 생체형에서 높게 나타나는 증상과 특징이다.

저엽산 우울증의 검사 지표에는 40ng/ml 미만의 전혈 히스타민, 상승된 SAMe/SAH 비율, 낮은 혈청 엽산 그리고 30미만의 절대 호염구 수가 포함된다. 이 생체형의 진단은 표 6-3에 표시된 요

표 6-3. 증상과 특성 - 저엽산 우울

-- 엽산 치료후 호전
-- SSRIs에 대한 이상반응
-- 음식과 화학 물질 과민성
-- 안구건조, 구강건조
-- 높은 예술적 능력과 관심
-- 긴장한 다리, 측대속보(pacing)
-- 스포츠, 게임에 대해 비경쟁적임
-- 과잉행동
-- 상반신/목/머리 통증
-- 에스트로겐 불내인성

-- 높은 불안과 공포 성향
-- 벤조디아제핀 복용 후 개선
-- 계절성 알레르기가 없음
-- 낮은 성욕
-- 다모증(남성에서만)
-- 수면장애
-- 학교성적 저하
-- 높은 통증 역치
-- SAMe, 메티오닌에 대한 이상반응
-- 구리 불내인성

인의 유무에 따라 결정된다. 위의 증상들과 특성들 중 40%가 일치하면 저엽산 우울증의 생체형에 부합한다. 이 생체형의 영양요법은 크로마틴의 아세틸화를 증가시키기 위한 엽산 비축량을 높이는데 초점을 맞추고 있다. 저엽산 우울증에 대한 대표적인 치료에는 다음이 포함된다.

- 엽산(Folate or folinic acid)
- 비타민 B-12
- 니아신아미드(Niacinamide), 콜린(choline), DMAE 그리고 도파민 시냅스 활성을 감소시키는 망간
- 아연, PLP, GABA 수치를 높이는 경향이 있는 비타민 B6

◆ 비타민 C, E를 포함하는 증강 영양소

이러한 사람을 치료할 때는 트립토판, 5-HTP, 페닐알라닌, 티로신, 구리, 이노시톨 등의 보충제를 피하는 것도 중요하다. 원래, 저엽산 우울증을 치료하기 위해 하루에 2mg을 초과하는 엽산(folic acid) 복용량이 처방된다. 그러나 폴리닌산(folinic acid)는 혈액뇌장벽을 더 효율적으로 통과하므로 이 우울증 생체형에 대한 엽산 복용량을 낮출 수 있다.

SSRI는 수백만 명의 우울증 환자에게 혜택을 주었지만, SSRI

우울증 증례3 - 저엽산

36세의 마릴린은 호리호리한 체격의 미혼여성으로 화학 알레르기를 피하기 위해 얼굴 마스크를 낀 채 첫 임상평가를 받으러 왔다. 새로운 실내 카펫에 알레르기 반응을 보여서 야외 피크닉 테이블에서 그녀의 의학적 병력을 체크하였다. 마릴린은 IQ가 132이고 성공에 대한 의욕이 있음에도 불구하고 초등학교부터 고등학교까지 성적이 좋지 못하였다. 그녀는 4학년 때 ADD로 진단되었고, 8학년까지 리탈린을 복용하였다. 리탈린이 집중하는 데는 도움이 되었으나 식욕이 억제되어 나타나는 극심한 체중감소로 중단하게 되었다.

웨이트리스로 일하던 20세에 우울증이 시작되었다고 한다. 6개월간 상담치료를 받았으나 별효과가 없었다. 졸로프트를 2주 동안 복용한 후 우울증이 심하게 악화되었고 처음으로 공황발작을 경험했다. 그녀의 주치의가 다른 SSRI 약물을 처방해줬지만 번번이 효과를 보지 못했다. 그러나 클로노핀(Klonopin)을 복용하고 나서는 불안감이 경감되었고 계속이 벤조디아제핀계 약물을 복용한다고 하였다. 그녀는 화학적 예민성, 집중력 장애, 안구건조, 성욕저하, 만성 경추통 등을 포함하는 저엽산 우울증의 다른 증상들을 호소하였다. 한번은 베나드릴(Benadryl)을 먹고 흥분하고 초조해진 적이 있었다고 했다. 마릴린의 혈중 히스타민은 16ng/ml로 확인되었고, 높은 용량의 엽산(folic acid), 비타민 B12, 니아신아미드를 처방받았다. 다른 영양소로는 아연, DMAE, 망간, 크롬, 비타민 B6와 C 등이 처방되었고, 몇 달 동안은 클로노핀을 복용하도록 하였다. 2주 치료 후에는 불안감이 커졌다고 불평을 하였으나 4개월 후 방문에서는 우울과 불안감의 의미 있는 호전을 보였다. (화학적 민감성 없이) 그녀의 치료는 검사결과에 따라 미세하게 잘 조정되었고, 1년마다 검진을 받도록 하였다. 이듬해 모든 증상이 호전되었다고 하였고 더 이상 얼굴마스크를 쓰지 않았다. 클로노핀은 몇 달 동안에 걸쳐 서서히 복용량을 감소하면서 끊었다. 그녀는 지난 6년 동안 영양요법을 지속하였고 95% 좋아졌다고 하였다.

우울증 증례4 – 저엽산

28세의 칼은 미네소타 교외에서 가정 화학 사업을 경영하고 있는 성공한 비즈니스맨이다. 고등학교 시절 축구를 했으나 평균 이하 수준이었다. 행복한 결혼을 했고 두 아이를 두었다고 한다. 십대 시절에는 짧은 우울증 삽화만을 경험했으나, 25세에 이르러서는 심한 불안, 우울, 수면장애를 겪게 되었다. 1년 이상 교회에서 상담사를 만나봤으나 별 효과가 없었다. 프로작 복용 후 약간의 효과를 보았지만 오심과 두통 등의 부작용으로 인해 중단할 수밖에 없었다. 팍실, 졸로프트, 셀렉사 (Celexa) (SSRI 약물) 등은 불안과 우울을 증가시켰다. 칼은 성욕저하, 안구건조(콘텍트렌즈를 착용 못함), 수채화를 잘 그림, 가슴과 등에 굵은 체모 등을 포함하는 몇 가지 저엽산 우울증 생체형 증상들을 보인다. 칼의 혈중 히스타민 수치가 31ng/ml 이어서 저엽산 상태임을 확정할 수 있었다. 그의 치료는 높은 용량의 엽산, 비타민 B-12, 니아신아미드에 집중되었다. 추가적으로 아연, 망간, GABA, 마그네슘, DMAE, 비타민 B6, C, E 등이 처방되었다. 칼은 수년 동안 영양요법을 계속하고 있으며 상태가 아주 좋아졌다고 얘기했다.

를 복용을 시작한 후 우울증을 악화시키거나 폭력적이 되는 경우에 대한 심각한 우려가 있다. 저엽산 우울증의 유형인 사람들에게 특히 이런 부작용을 일으키기 쉽다. 아마도 그들은 세로토닌 신경전달을 증가시키는 약물에 대해 나쁘게 반응하는 본질적으로 세로토닌이 높은 사람들이기 때문일 것이다.

우울증 증례5 - 저엽산

콜로라도에서 온 중년 남성은 클리닉 처음 방문 시 자살충동이 있는 우울증을 호소했다. 결과를 기다리며 그의 안전을 염려하고 있어서 콜로라도로 돌아가면 정신과의사에게 진료 받을 것을 권유했다. 나중에 부인은 그가 집에 돌아간 후 하루에 20mg의 프로작을 처방받았으나 우울증은 1주일 만에 극도로 악화되었다고 했다. 남편이 정신과 의사에게 다시 가보니 의사가 호전이 안 되고 있다는 것을 인지하고 프로작 용량을 2배로 높였다. 6일 후 그녀의 남편은 자살해 버렸다. 그의 자살 소식을 듣고 얼마 안 되어 그의 검사결과를 받아 보았다. 히스타민 수치는 24ng/ml였다. 이는 SSRI 약물을 못 견디는 저엽산 우울증 생체형을 보여주는 수치이다.[108]

콜럼바인고등학교와 버지니아공대에서의 학교 총격 사건은 SSRI 항우울제를 복용하기 시작한 학생들에 의해 자행되었다.[109] FDA는 SSRI에 대한 처방에는 "항우울제는 자살 사고와 행동의 위험을 증가시킨다"는 경고문구가 포함되어야 한다고 명령했다. 저엽산 생체형을 가진 사람들은 특히 이러한 약물의 부작용에 취약할 것 같다. 나는 부작용에 대한 위험이 높은 저엽산 개인을 식별하기 위해 정신과 의사들이 SSRI 치료를 시작하기 전에 간단한 혈액검사를 수행할 것을 권고한다.

고구리혈증 우울증

우울증 환자의 약 17%는 그들의 주된 화학적 불균형이 고구리혈증이나 구리 과부하로 나타난다. 이 생체형을 가진 사람들의 대다수(96%)는 여성이다. 우울증의 첫 삽화는 전형적으로 사춘기, 출산, 폐경과 같은 호르몬 변동 시기 동안에 발생한다. 우울증 외에도 심한 불안감, 수면장애, 호르몬 불균형, 유년시절의 과잉행동, 금속과 거친 천에 대한 피부 민감성, 귀에서 울리는 소리(이명), 에스트로겐, 조개, 초콜릿에 대한 불내성이 특징적이다.

건강한 사람의 경우, 혈액과 뇌의 구리 수치는 MT와 세룰로플라스민(ceruloplasmin) 단백질의 작용을 통해 항상성 있게 조절된다.[32] 이것은 비정상적인 구리 수준이 제3장에서 설명한 대로 뇌의 도파민과 노르에피네프린 신경전달물질의 양을 변화시킬 수 있기 때문에 정신기능에 필수적이다(그림 3-1 참조). 도파민은 종종 우울증을 물리치는데 도움을 주는 "기분 좋은" 화학 물질로 묘사된다. 노르에피네프린 상승은 불안/공황장애, 수면장애, 편집증, 심할 경우 정신병과 관련이 있다. 구리 과부하 우울증 환자들은 보통 세로토닌 강화 항우울제가 기분을 좋게 해준다고 보고하지만 불안을 악화시킨다. 클로노핀(Klonopin), 자낙스 같은 벤조디아자핀계 약물은 불안을 줄이는 데 효과적일 수 있지만, 이 생체형의 우울증에는 거의 효과가 없는 것으로 보고되고 있다. 구리 과부하 여성들은 대개 혈중 구리 수치를 증가시키기 때문에 피임약이나 호르몬 대체요법을 견딜 수 없다.

이런 우울증 생체형 사람들을 치료하는 간단한 방법은 그들의 구리를 제거하여 혈액과 뇌 구리 수치를 정상 범위로 낮추는 것이다. 이것은 보통 영양요법을 사용하여 60일 이내에 달성될 수 있다. 과잉 구리를 제거하기 위한 일차적인 자연 메커니즘은 간에서 MT 단백질에 결합시킨 후 담즙관을 통한 배설하는 방법을 포함한다. MT 단백질의 유전적 발현(생산)은 아연에 의존하고 있으며, 이 미량 금속은 보통 구리 과부하 된 사람에게서 대체적으로 고갈되어 있다. 따라서 구리 농도를 줄이기 위한 고급 영양요법에는 망간, 글루타티온, 비타민 B6, C, E 및 MT 활성을 증가시키는 것으로 알려진 다른 영양소와 함께 아연의 보충제를 사용하여 MT 단백질 수준을 증가시키는 것이 포함된다. 이 요법은 과다한 구리가 혈액 속으로 갑자기 빠져나오면 우울과 불안의 일시적 악화를 초래할 수 있으므로 이를 피하기 위해 점진적으로 시행되어야 한다. 현재 정신과 약물을 복용하고 있는 환자들은 초기 2-3개월의 영양요법 기간 동안 계속 복용해야 한다. 하지만 85% 이상의 구리 과부하 환자들은 우울증 재발 없이 정신과 약물을 결국 끊을 수 있다고 보고하고 있다. 다른 해독요법은 윌슨병과 고형 종양 치료를 위해 브루어(Brewer)와 동료[110]에 의해 옹호된 테트라티오몰리브데이트(tetrathiomolybdate, TTM)를 사용하는 것이다. TTM은 상당한 부작용 없이 구리 수준을 빠르게 낮출 수 있다. 일단 구리 수준이 정상화되면, TTM요법은 MT 단백질의 생성을 자극하는 아연 보충제로 대체될 수 있다. 이런 치료법은 아직 개발 단계에 있다. 트리엔틴 디하이드로클로로이드(Trientine dihydrochloride)와 D-페니실라민(D-penicillamine)은 구리를 효과적으로 제거하는 약물이지만 대개 심각한 부작용을 수반한다.

　산후 우울증의 과거력이 있는 대부분의 여성들은 상승된 혈청 구리 소견을 보인다. 게다가 산후 우울증의 고전적인 증상은 구리 과부하로 인해 발생할 수 있는 상승된 노르에피네프린과 고갈된 도파민 양상과 일치한다. 크레이튼(Crayton)과 월시(Walsh)의 대규모 연구[111]에서 산후 우울증 과거력이 있는 우울증 여성들은 그렇지 않은 우울증 여성들과 비교했을 때 혈청 구리가 현저히 높다고 보고되었다. 구리제거 영양요법 후, 대부분의 산후 우울증 환자들은 정상 혈청 구리농도를 보였고 우울증과 불안감이 크게 감소했다고 보고했다.

　산후 우울증은 산후기에 일어나는 상태[73]로, 우울한 기분, 에너지 부족, 수면 방해, 높은 불안감, 이전의 즐거운 활동에 대한 흥미 감소, 심각한 경우 자살과 살인 사고 및 행동 등의 특징이 있다. 대부분의 여성들은 출산 직후 가벼운 우울 증상을 경험하며, 10~20%는 본격적인 우울증 삽화를 겪게 된다. 정상적인 임신은 혈액 내 에스트로겐과 구리의 수치를 크게 증가시킨다. 정상 임신 9개월 동안 혈청 구리는 일반적으로 약 110mcg/dl에서 약 220mcg/dl로 두 배가 된다. 이렇게 증가된 구리는 태아의 정상적인 성장에 필요한 혈관(신생)의 빠른 발육을 가능케 한다. 일반적으로 구리 및 에스트로겐 수치는 출산 후 24시간 이내에 떨어지기 시작한다. 산후 우울증 여성들은 유전적이거나 후천적으로 과도한 구리를 제거할 수 없게 되는 것으로 보인다. 나는 산후 우울증을 가진 수백 명의 여성들을 만났는데, 우울증이 임신 직후부터 시작되어 몇 년 동안 지속되었다고 말했다. 이들 여성 대부분은 혈액 속의 구리 농도를 정상화시키기 위한 영양요법에 따라 크게 개선되었다고 보고했다. 나는 구리 농도가 정상화된 후 큰 호전을 보였다고 하는 20년 이상 지속된 산후 정신질환을 앓고 있는 수십 명의 환자들을 만나왔다.

우울증 증례6 - 고구리혈증

34세의 케서린은 첫 번째, 두 번째 임신 후 우울증이 심해졌고, 세 번째 출산 후에는 자살 충동이 있는 우울증을 호소하였다. 2년 동안 상담치료와 정신과 약물요법을 받았으나 의미 있는 호전이 없었다. 남편과의 관계는 아주 나빠졌고 조그만 스트레스에도 그녀는 눈물짓게 되었다. 구리 과부하의 증상에는 어린 시절 과잉 행동, 이명, 값싼 금속에 대한 피부민감성, 선탠을 못함, 호르몬 치료 후 심해지는 우울증 등이 포함된다. 그녀의 혈청 구리 수치는 212mcg/dl이었고(정상 범위는 85-115mcg/dl), 혈청 아연은 65mcg/dl로 측정범위를 벗어나 낮은 수준으로 측정되었다. 처음 치료 시에는 하루 25mg의 아연을 투여하였고 이후 용량을 점차 증량하여 하루에 75mg까지 올렸다. 케서린은 이 기간 동안 불안감이 심해졌다고 불평하였다. 그녀의 최종 치료 프로그램에는 망간, DMAE, 비타민 B3, C, E와 함께 충분한 양의 B6, PLP 등이 포함되었다. 6개월 후 경과 평가에서 케서린의 금속 성분 수치는 정상화되었고 우울증은 사라졌으며 결혼생활은 다시 견고해졌다.

우울증 증례7 - 고구리혈증

31세 케롤은 16세때 피임약을 복용하기 전까지는 우울증이 없었다. 만성적인 우울증에 도 불구하고 대학에서 성적이 뛰어났고 24세까지는 성공적인 커리어를 쌓아갔다. 결혼 후에도 피임을 했고 이후 임신한 적이 없었다. 차를 몰고 고가다리에 부딪혀서 자살해 버리고 싶은 끊임없는 생각에 빠진 심한 우울증 상태가 되어버렸다고 한다. 상담 받는 것이 너무 어색해서 상담은 받지 않았고 대신 지난 몇 년 동안 이펙사, 팍실, 졸로푸트 등을 시도해봤으나 별 호전은 없었다. 그녀는 초콜릿 과민증, 조개 알레르기, 극도로 예민한 피부, 우발적인 격노 등의 구리 과부하 증상을 보였다.

케롤의 검사 결과는 혈청 구리 상승, 혈청 아연 저하 등의 소견을 보여, 금속 대사 장애로 진단되었다. 그녀의 치료는 아연, 망간, 셀레늄, DMAE, 글루타치온, MT를 구성하는 15종류 단백질 성분, 비타민 B6, C, E, PLP 등 MT 단백질의 활성을 증진시키는 영양소로 구성되었다. 수잔이 영양요법 처음 2주 동안 우울증이 심해진 것 같다고 걱정하면서 여러 번 전화하였다. 그러나 2달 동안 케롤이 확연히 호전되고 있다는 것을 목격했고, 6개월 후에는 지난 8년 동안 처음으로 우울증 없이 보냈다고 했다. 우리들은 케롤에게 산후 우울증이 발생할 경향이 높다고 얘기하면서 만일 임신하게 되었을 때 구리를 함유하는 임산부용 비타민제는 피하라고 충고해 줬다.

피롤뇨 우울증

우리의 우울증 데이터베이스에 있는 2,800명의 사람들 중 약 15%가 그들의 주요 화학적 불균형으로 높은 피롤(pyrroles)을 보였다. 이것은 심한 감정적 또는 육체적 외상에 의해 종종 야기되는 우울증의 시작을 보이는 스트레스 장애다. 이 사람들은 대개 특이한 증상 조합을 보이며, 이로 인해 진단이 비교적 간단해진다. 예를 들어 대부분의 피롤뇨 우울증 환자들은 심한 기분 변동, 스트레스 대처 불능, 분노, 꿈을 기억 못함, 햇볕에 그을리는 경향과 태닝 불능, 아침 메스꺼움, 밝은 빛과 큰 소리에 대한 민감성 등의 증상과 기질 중 약 50%를 경험한다. 제5장에서 기술한 바와 같이 심한 피롤 장애를 가진 많은 사람들은 손목, 발목, 목이 가는 반면, 체간부와 허벅지 윗부분에는 많은 양의 지방을 가지고 있다. 여성 피롤뇨 환자들은 월경이 불순하거나 무월경을 보고하기도 한다. 이런 우울증 타입을 앓고 있는 사람들은 사춘기가 늦어지고 16세 이후에 현저하게 성장하기 쉽다. 다른 증상으로는 큰 내적 긴장, 독서장애, 지능에 관계없는 학습부진 등이 있다. 그들은 무서움을 잘 타고 비관적인 경향이 있고 다른 사람들과 격리되어 있는 경향이 있다. 이 생체형을 가진 많은 사람들은 매일 여러 번 일어날 수 있는 극심한 감정의 변화를 보여 급속 순환형 양극성 장애(rapid-cycling bipolar disorder)로 진단받게 된다. 대부분의 피롤뇨 우울증 환자들은 공포의 세계에 살고 있으며 타이타닉호의 침몰, 테러공격, 토네이도, 지진과 같은 재난에 사로잡혀 있다.

제3장에서 기술한 바와 같이 피롤 장애를 가진 사람들은 사실

상 유전적일 수 있는 아연과 비타민 B6의 이중 결핍을 겪는다. 이로 인해 우울증과 불안증의 치료제인 세로토닌, 도파민, GABA 등의 뇌수치가 낮아지는 경향을 보인다. 피롤 장애를 위한 영양요법은 단지 아연과 B6 수준의 정상화를 포함한다. 아연과 B6의 결핍은 심각하고 사실상 유전적일 수 있으며, 혈액 아연과 B6 농도를 정상 수준으로 만들기 위해 많은 용량(일일 영양 권장량의 몇 배)이 요구되는 경우가 많다. 피롤 장애는 산화 스트레스가 증가했음을 나타낸다. 충분한 양의 셀레늄, 글루타티온, 비타민 C, 비타민 E, 그리고 다른 항산화제들이 치료를 돕는다. 피롤 장애를 가진 우울증 환자들은 다른 우울증 생체형보다 영양요법에 더 빨리 반응한다. 분명한 호전이 보통 며칠 안에 관찰되며, 치료는 4주에서 6주 안에 최대의 효과를 얻는다.

아침의 메스꺼움 때문에 피롤 장애를 가진 많은 사람들은 점심시간까지 영양제 먹기를 어려워한다. 그들은 아침에 힘들어 하고 밤늦을 때 컨디션이 가장 좋다. 어떤 사람들은 빛에 예민하고 밤에 활기를 찾는 난폭한 피롤 장애 환자들로부터 드라큘라의 전설이 유래되었다고 믿고 있기도 하다. 내 데이터베이스 연구는 피롤 장애의 발생률이 이전에 소시오패스라고 알려진 반사회적 인격장애 진단을 받은 사람들에게서 매우 높다는 것을 보여준다. (제8장 참조) 다행히도 대부분의 피롤 장애 환자는 범죄 성향을 가지고 있지 않다. 다음은 피롤 장애 우울증 생체형 진단과 치료를 보여주는 사례들이다.

우울증 증례8 - 피롤 장애

24세의 커트는 고등학교에서 스타 풋볼 플레이어이다. 그러나 성적은 평균 이하이였다. 공부를 좋아하지 않아서 고등학교를 졸업하고 바로 철도를 이용한 직장을 잡았다. 그는 성질이 못된 것으로 유명했고 이로 인해 수차례 폭행으로 체포되었다. 커트는 16살부터 만성 우울증과 자살사고로 힘들어 했다. 그는 할리우드급 잘생긴 외모에 근육질이었고 매우 매력적인 성격을 가지고 있다. 여성들에 관심이 많았으나 당황스럽게 하는 발기부전이 있어서 거의 데이트를 하지 못했다. 그의 상사를 육체적으로 폭행해서 두 군데 직장에서 퇴사를 당했다. 첫 방문 약속에 과속을 단속하는 주 경찰과 육체적으로 다투다가 늦게 도착했다. 내부적인 긴장, 단기기억 저하, 꿈의 기억을 못함, 매운 음식을 즐김, 창백한 안색, 아침 먹기를 싫어함, 햇빛에 민감함 등의 피롤 장애 증상과 일치하는 몇 가지 증상들을 가지고 있다. 커트의 검사 결과는 소변 피롤양이 정상 수준의 10배가 넘는 것을 제외하고는 특별한 게 없었다. 산화 스트레스를 줄이는 것을 목표로 하는 증강영양소(셀레늄, 망간, 비타민C, E)와 함께 강력한 양의 비타민 B6와 아연 등이 그의 영양요법에 포함되었다. 영양요법 받은 지 2주후에 커트는 기이한 감을 느낀다고 얘기하면서 비타민들이 그의 성격을 바꾸고 있다고 걱정하였다. 그는 생애 처음으로 내적인 안정을 경험하였다고 하였고 이런 두드러진 변화에 크게 놀랐다. 3개월 후에 커트는 그의 난폭한 성격과 함께 우울증이 사라졌다고 하였다. 그러나 발기부전의 문제는 남아 있다고 했다. 지난 수년간 영양요법을 계속하였고 비아그라가 그의 사회생활을 정상화시켰다고 한다. 이 기간 동안 그는 꾸준한 직업을 유지했고 우울증의 발생이나 경찰과 마찰도 없었다.

우울증 증례9 – 피롤 장애

32세의 마리안느는 미혼이고 시카고 교외에서 부모님들과 같이 살았다. 그녀는 특수교육, 우울증 치료, 간헐적 폭발장애 등으로 고생스런 어린 시절을 보냈다. 고등학교에서 주류에 속하는 학생이었으나 친구가 별로 없었고 학업 성적이 바닥이었다. 사회복지사와 정신과 의사에게 몇 년 동안 상담을 받고 도움을 받았으나 스트레스 많은 시기에는 가끔 병이 재발되었다. 고등학교 졸업 후에 최저임금을 받는 몇몇 직장을 구하기도 했으나 계속 실직 상태였다. 그녀를 돕기 위해 처방된 십여 개가 넘는 처방을 해준 세 명의 정신과 의사에게 치료를 받았음에도 불구하고 우울증과 감정적 폭발은 지속되었다. 마지막 수단으로 마리안느의 부모님들은 영양요법을 원했다. 그녀는 비정상적인 월경 주기, 스트레스를 감당하지 못하는 것, 급격한 감정 기복, 손톱의 흰점, 아침 구역감 등을 포함하는 피롤 장애의 몇 가지 증상들을 보였다. 게다가 낮 동안 내내 검은 선글라스를 착용하고 있으며 꿈을 꿔본 적이 없다고 했다. 그녀의 소변 샘플은 실험실 냉장고에 보관되어 있는 동안 불그스름한 자줏빛 연보라색을 띠었다. 피롤 수치는 82mcg/dl로 측정되었다. 마리안느는 심한 피롤 장애로 진단되었고 산화 스트레스 감소를 위한 증강영양소와 강한 용량의 비타민 B6, PLP, 아연 등을 결합하여 치료받았다. 치료 시작한지 얼마 안 되어 복용법을 지키기가 어렵다는 불만이 있어서 영양소를 혼합하여 캡슐 숫자를 줄여줬다.

마리안느의 부모님들은 치료 후 4개월 동안 그녀가 변화를 겪었다고 했다. 특히 그녀가 많이 행복해 보였고, 감정적 폭발이 멈췄다고 기뻐했다. 2년 후 마리안느가 고정 직업을 가지고 아파트에서 독립해서 살고 있다는 것을 알게 되었다. 상당이 호전되었고 신뢰를 가지고 영양요법을 계속하고 있다고 했다. 마리안느는 아직도 사회적 상황에서는 불편함을 느끼고 있다고 해서 상담치료가 도움이 될 거라고 권유해 줬다.

독성 과부하 우울증

우리의 우울증 데이터베이스에 있는 약 2,800명의 사람들 중 약 5%가 그들의 일차적인 화학적 불균형으로 독성-금속 중독을 보였다. 이러한 경우 대부분은 납, 수은, 카드뮴, 비소의 과부하를 수반한다. 이러한 형태의 우울증은 미국에서 60만 명 이상의 환자에 해당하는 500명당 1명에게 영향을 미치는 것으로 추정된다. 이 우울증 생체형의 일반적인 특징은 다음과 같다.

- 비교적 차분하고 건강한 시기에 갑자기 나타나는 우울증
- 복부 통증과 경련
- 자극성 증가
- 두통 및 근육 약화
- 기력 저하
- 상담이나 정신과 약물에 대한 무반응

독성 금속 과부하는 혈액 속 독성 금속의 농도가 낮기 때문에 진단하기 어려울 수 있다. 일반적으로 혈액검사에서 나타나지 않는 금속 독성의 예로 수은이 있다. 불과 며칠이 지난 후에 상승된 수은은 혈액에서 발견되지 않게 되고, 지방 조직과 같은 다른 신체 조직으로 이동한다. 금속 독성에 의한 우울증은 비교적 흔하지 않기 때문에 논리적인 첫 걸음은 저메틸화, 엽산 결핍, 구리 과부하, 피롤 장애, 카제인/글루텐 알레르기 또는 갑상선 불균형 등의 존재를 배제하는 것이다. 두피 모발의 독성 금속을 세심하게 화학적으로 분석하면 외부 오염에 의한 위양성일 가능성을 인식하면서 선별검사 역할을 할 수 있다. 많은 의사들은 몸에서 독소를 뽑아내는 결합 화학 물질을 이용하여 대변과 소변으로 배설되는 독소의 양을 측정함으로써 독성 금속 과부하를 검사한다. 불행하게도 이러한 도전적인 검사에 대한 신뢰할 수 있는 기준 범위는 아직 설정되지 않았다. 진단의 또 다른 장벽은 다양한 독성 금속 마다 서로 다

른 증상들이 있다는 점이다. 그러나 유독성 금속으로 인한 우울증이 정확하게 진단될 때는 영양요법이 대개 상당한 이점을 제공해 줄 수 있다.

어린 아이들은 혈액뇌장벽이 아직 미숙한 상태여서 유독 금속에 특히 민감하며, 이 독소는 뇌세포와 수용체 발달을 방해할 수 있다. 예를 들어 납중독은 어린 아이들의 IQ를 감소시킬 수 있으나 어른의 정신능력에는 거의 영향을 미치지 못한다. 우울증, 안절부절못함, 복부 불편, 신장 손상, 간 손상은 성인의 심각한 금속 중독의 주요 결과물이다. 뇌의 독성 금속은 다음을 포함한 큰 해악을 일으킬 수 있다.

- 혈액뇌장벽 약화
- 변경된 신경전달물질 수준
- 미엘린 수초의 파괴 또는 탈수초
- 산화 스트레스 증가
- 글루타티온 및 기타 보호 단백질 파괴

따라서 독성 금속 과부하가 임상적 우울증을 유발할 수 있다는 것은 놀라운 일이 아니다.

납중독을 위한 영양요법은 칼슘 보충, MT 합성 촉진, 항산화제의 충분한 보충을 포함한다. 그리고 납은 골격 구조 내에 약 95%의 오래된 납을 저장하는 골친화성 물질(bone seeker)이다.[112] 또한 납을 제거하는 치료법이 없는 상황에서 인간의 경우 납의 반감기는 22년으로 추정된다. 영양요법과 킬레이션 기술은 혈액과 연조직에서 납을 효과적으로 제거할 수 있지만 뼈에서 납을 빠르게 제거할 수는 없다.

우울증 증례10 - 독성 과부하

54세의 존은 시카코 다운타운에서 12개월의 휴직기간을 보내는 동안 심각한 우울증이 진행되었다. 상담치료와 여러 항우울제는 그의 컨디션 개선에 전혀 효과가 없었다. 특징 없는 분노, 구역감, 복부경련 등의 증상도 호소하였다. 존의 검사 결과는 혈중 납의 농도가 정상 수준의 80배 이상인 것을 제외하고는 특별한 것이 없었다. 나는 존에게 즉석 상담을 위해 클리닉으로 와 줄 것을 요청했다. 그날 오후 머리부터 발끝까지 페인트 얼룩을 묻힌 채 돌아왔다. 존은 아름다운 오래된 집을 구매하였고 지난 6개월 동안 내부 벽에서 페인트를 긁어냈다고 했다. 내가 전화 했을 때 그는 집의 외부 페인트를 긁어내기 위한 비계(飛階) 받침 위에 있었다고 했다. 우리는 반복적으로 납이 함유된 페인트에 스스로 반복 노출시켜서 중독이 발생했다는데 동의하였다. 두 번째 혈액검사에서 납중독 진단을 확정하였다. 그의 우울증이 심각해서 며칠 동안 입원해서 EDTA 킬레이션을 받았다. 일주일도 안 되어서 존은 우울증이 완전히 사라졌고 그 집을 팔기로 결정하였다고 했다. 뼈에서 납이 천천히 빠져나오기 때문에 이를 대비해서 칼슘, 아연, 셀레늄, 비타민 C, E 등의 보충제를 처방하였다.

뼈에 납이 높게 축적된 사람은 납이 골격계에서 서서히 빠져나가므로 납에 지속적으로 노출되게 된다. 따라서 이 사람들은 평생 동안 납을 제거하기 위해 치료를 계속 받아야 할 수도 있다. 대부분의 경우, 저렴한 칼슘과 아연 보충제로 치료 가능할 수 있다. 그러나 많은 칼슘 보충제는 납의 불순도가 상당히 높으며, 고순도 제품을 얻기 위해 주의해야 한다.

수은은 특히 대부분의 뇌 발달이 일어나는 시기인 임신부터 4살까지 어린이들에게 파괴적인 치명적인 독이다. 몸의 말초(뇌를 제외한 모든 것)에 있는 수은의 반감기는 약 42일이다.[112]

뇌의 수은 반감기는 70일로 측정되었다. 그러나 수은 반감기는 유전적 금속 대사 장애나 심각한 산화 스트레스를 가진 사람들에게 훨씬 더 높을 수 있다. 수은은 글루타티온과 MT 단백질에 대해 놀랄만한 친화력을 가지고 있으며, 이러한 단백질의 양을 증가시키는 영양요법은 신체에서 수은을 효과적으로 제거할 수 있다. 킬레이션과 다른 치료법들은 자폐아들에게서 수은을 제거하기 위해 활발하게 개발되어 왔다. 우리가 매일 호흡으로부터 약 1마이크로그램(mcg)과 추가로 10-20mcg의 수은을 일반 식사에서 받아들이기 때문에 수은 노출을 완전히 제거하는 것은 불가능하다. 참치나 다른 큰 물고기가 포함된 식사는 20-40mcg을 더 추가시킬 수 있다. 건강한 사람들은 수은과 결합하여 수은을 무해하게 만드는 보호 단백질을 가지고 있다. 그러나 일부 개인들은 이 보호 시스템에 유전적인 약점을 가지고 있고 심지어 약간의 수은 노출에도 극도로 취약할 수 있다.

카드뮴[112]은 신장 세뇨관에 축적되어 영구적인 손상을 입히는 경향이 있기 때문에 특히 위험하다. 카드뮴 오염원으로는 조개류, 얕은 우물, 비료, 금속용접제, 납땜, 불꽃놀이, 화가의 페인트, 채굴 작업, 각종 공업공장 등이 있다. 카드뮴은 담배에 들어 있으며, 매일 1~2갑씩 담배를 피우면 혈액과 조직 수치가 두 배가 될 수 있다. 카드뮴 제거는 신장이 손상되지 않도록 주의해서 해야 하며, MT 단백질을 강화하는 치료가 신장을 통해 카드뮴을 우회 배출시키는 킬레이션요법보다 안전하다. 비소 과부하는 비교적 드물고 진단하기 어렵다. 증상으로는 상부 호흡기 질환, 식욕부진, 근육 약화, 점막 자극이 있다. 비소 중독에 대한 결정적인 검사 소견은 소변과 두피 모발 모두에서 높은 수치이다. 불행하게도 이러한 평가에 대한 참고 정상수치가 잘 정의되어 있지 못하고, 그 결과의 해석은 어느 정도의 추측을 수반한다. 비소 화합물의 생물학적 반감기는 10시간에서 30시간까지 짧다. 비소의 주요 오염원은 해산물과 오염된 식수 그리고 농약이다. 그것은 또한 가공된 목재, 놀이터 놀이기구, 가금류 사료 등에서도 발견된다. 칼슘과 글루타티온 단백질 수치를 높이는 영양요법은 비소의 배출을 촉진할 수 있다. 이러한 치료법은 비소가 신체에서 빨리 빠져나가고 치료를 시작하기 전에 안전한 수준에 있기 때문에 단일 환경 노출에서는 거의 유용하지 않다. 그러나 높은 비소 환경에서 살고 있거나 일하는 우울증 환자들은 비소 독성으로부터 보호해 주는 기능을 가진 영양 보충제의 도움을 받을 수 있다.

주류 의학과 우울증 생체형

뇌과학의 눈부신 발전에도 불구하고, 주류 의학에서는 임상 우울증을 여러 장애들의 집합이라기 보다는 단일 독립체로 간주하고 있다. 기분부전장애, 산후 우울증, 계절성 정서장애 그리고 다른 종류들의 우울증 등은 낮은 세로토닌 신경전달 역동학이라는 중심 테마 안에 존재하는 변이형태들로 여겨지고 있다. 결과적으로 우울증으로 진단된 대부분의 사람들은 치료 초기에 세로토닌 활성을 증가시키기 위한 목적으로 SSRI 약물로 치료를 받게 된다. SSRI 항우울제는 저메틸화 또는 피롤 생체형의 우울증 환자에게는 유익할 수 있지만, 엽산 결핍 우울증 환자에게는 해를 끼칠 수 있으며 다른 생체형에는 효과적이지 않을 수 있다. 의사가 SSRI 항우울제에 적합한 환자를 식별하기 위해 저렴한 혈액검사를 시행할 경우 치료 결과가 크게 개선될 수 있다. 각각의 우울증 생체형과 관련된 영양 불균형을 진단하고 치료한다면 추가적인 효과를 얻을 수 있을 것이다. 영양요법은 SSRI 약물 부작용의 감소나 방지효과를 포함하여 SSRI 치료 결과를 개선할 가능성이 있다. 많은 경우에 영양요법만으로도 효과가 입증될 수 있다.

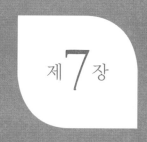

제 **7** 장

자폐증

●─많은 사람들이 "어떻게 유전 장애가 유행병이 될 수 있습니까?"라고 묻는다. 사실 순전히 유전적인 유행병은 있을 수 없다. 유전적 DNA 돌연변이는 보통 수세기 동안 발달해야 한다. 인간의 자발적 DNA 이상은 오십만 개의 세포 분열마다 약 1회 발생하며, 다음 세대로 옮겨지는 사람은 거의 없다.

●─자폐증 진단을 받은 5명 중 약 4명이 남성이다. 1960년까지 대부분의 경우는 출생 시에 명확한 증상을 가지고 태어났다. 그 후 수십 년 동안 퇴행성 자폐증의 비율이 점차 증가하여 현재 약 80%를 차지한다. 퇴행성 자폐증의 유병률이 증가하는 이유는 여전히 논의 중이다. 전형적인 퇴행 사례에서 아이들은 16-24개월이 될 때까지 정상적으로 발달하다가 기능이 급격히 감소한다.

●─전문가들은 초기 비디오테이프를 연구하여 미묘한 자폐증 경향을 감지할 수 있지만, 며칠 내에 종종 발생하는 극심한 악화는 설명이 필요하다. 예방 접종, 질병 또는 알려진 독성 노출과 관련이 없는 경우를 포함하여 매우 빠른 퇴행을 보고한 수백 명의 부모를 만났다.

소개

1939년 윈스턴 처칠은 러시아를 "수수께끼 안에 수수께끼에 싸인 수수께끼"라고 언급했다. 오늘날 이 단어들은 자폐증을 설명하는 데 사용될 수 있다. 정신과 의사 레오 캐너(Leo Kanner)[113-114]에 의해 1943년에 처음으로 보고된 자폐 스펙트럼 장애는 급속하게 증가하여 미국의 경우 출생아 10,000명 중 3명에서 약 100명 중 1명으로 증가했다.[115] 1940년에서 1980년대의 일반적인 교사는 평생 교직에 근무하는 내내 한두 경우의 사례들만 겪었다. 그러나 오늘날 대부분의 교사는 매달 자신의 학군에서 새로운 자폐증 사례를 발견하게 된다. 수십 년 동안 자폐증이 증가하는 것은 진단 효율성의 증가로 인한 것이다. 그러나 이것은 자폐증이 의료 분야에 널리 알려진 1990년 이후 계속되는 급격한 증가를 설명할 수는 없다.

유전학, 후생유전학 및 환경

이란성 쌍둥이의 일치 비율이 10% 미만인 것과는 대조적으로 일란성 쌍둥이에서는 약 60-90%가 일치하는 것을 보면 자폐증에는 부인할 수 없는 유전적 요소가 있다.[116] 하지만 일치도가 100% 미만이므로 매우 중요한 환경 요소도 존재한다. 나는 한때 거친 행동과 심한인지 지연을 가진 성인 자폐증 환자를 연구한 후 그의 일란성 쌍둥이를 만났는데, 그는 매력적이고 매우 성공한 전문직 종사자였다. 그들은 동일한 외형과 혈액/소변 화학을 보였지만, 기능 수준의 차이는 엄청났다. 어머니는 두 아들이 처음 18개월 동안은 정상적으로 발달했고, 이후에 한 쌍둥이는 심각한 자폐증 증상이 발생한 반면 다른 쌍둥이는 계속 잘 자랐다고 말했다. 그녀는 아들의 차이점을 설명하지 못했다. 또 다른 사례는 3세의 일란성 쌍둥이였는데 그들은 매우 유사한 자폐 증상과 생화학적 특징을 보여주었다. 몇 년의 생화학요법 후, 한 쌍둥이는 완전한 회복을 달성했으며 일반 교실에서도 탁월한 능력을 보였다. 그의 쌍둥이 형제는 일부 개선되었지만 여전히 자폐 스펙트럼 상에 있었다. 그들의 치료와 식이요법은 수년간 동일했기 때문에 한 쌍둥이는 살충제 또는 독성 금속 노출과 같은 더 심각한 환경적 손상을 경험한 것으로 보인다.

많은 사람들이 "어떻게 유전 장애가 유행병이 될 수 있습니까?"라고 묻는다. 사실 순전히 유전적인 유행병은 있을 수 없다. 유전적 DNA 돌연변이는 보통 수세기 동안 발달해야 한다. 인간의 자발적 DNA 이상은 500,000개의 세포 분열마다 약 1회 발생하며, 다음 세대로 옮겨지는 사람은 거의 없다. 제4장에서 설명했듯이 임신 첫 달 동안의 태아 발달은 어떤 유전자가 발현되고 침묵되는지를 결정하는 후생학적 과정을 방해할 수 있는 환경적 손상에 민감하다. 이러한 후생학적 이상은 일반적으로 일생동안 지속되며, 경우에 따라 미래 세대에게 전달될 수 있다. 어쨌든 증가된 자폐증 비율은 지난 70년 동안 환경의 변화로 인한 것이다. 예방 접종 증가, 백신에 의한 독성 금속 노출(백신을 통해 가능), 물 공급의 변화, 자궁 환경의 손상, 산업 식품 가공 및 가족 역동의 변화를 포함하여 20개 이상의 이론이 제안되었다. 자폐증 연구자들과 임상의들 사이에 환경 유발 요인에 관한 합의는 거의 없지만, 한 가지는 매우 분명하다. 자폐증을 유발하는 일반적인 조합은 3세 이전의 유전적 소인과 심각한 환경적 손상이다.

자폐증 발병

자폐증 진단을 받은 5명 중 약 4명이 남성이다. 1960년까지 대부분의 경우는 출생 시에 명확한 증상을 가지고 태어났다. 그 후 수십년 동안 퇴행성 자폐증의 비율이 점차 증가하여 현재 약 80%를 차지한다.[117] 퇴행성 자폐증의 유병률이 증가하는 이유는 여전히 논의 중이다. 전형적인 퇴행 사례에서 아이들은 16-24개월이 될 때까지 정상적으로 발달하다가 기능이 급격히 감소한다.

　나는 자녀가 2세가 될 때까지 정상적으로 발달했다고 보고한 수백 명의 부모들을 만났다. 전형적인 경우, 며칠 또는 몇 주에 걸쳐 예기치 않은 퇴행이 발생할 당시 아이들은 건강이 좋고 행복했으며 말하기를 막 시작하고 있었다. 대부분의 가족들은 언어능력 상실, 시선 분산, 이상하고 반복적인 움직임, 부모와 형제자매에 대한 무관심, 소화기계 증상, 감정탈진(emotional meltdown)을 보고했다. 대개 아동 발달 센터에서 평가를 받고 난 다음 소아과 의사를 방문하였다. 많은 가족들은 자폐 스펙트럼 장애를 진단받고, 이 상태가 치료 불가능하며 평생 장애가 남을 것이라고 들었을 때, 그들이 느꼈던 공포를 울먹이면서 얘기했다. 이 시나리오는 오늘날에도 여전히 흔하며, 많은 어린이들이 적절하고 개별화된 치료를 통해 회복—자폐증 진단을 벗어나고 또래 친구들과 구별할 수 없게 되는 것—될 수 있음에도 불구하고 많은 가족들이 그들의 자녀를 보호시설로 보내라는 조언을 듣게 된다.

자폐증의 암흑시대─1945년부터 1975년까지

정신의학 종사자들은 지난 세기 동안 사회에 큰 혜택을 제공해 왔다. 그러나 자폐증에 관한 주류 정신의학의 이론은 약 30년 동안 잘못되어 과학적 진보를 이루지 못하고 치료적 접근에도 실패했다. 레오 캐너의 첫 출판물은 자폐증이 부적절한 육아로 인한 심각한 발달 장애라고 묘사했다.[113] 그는 11개 사례의 병력을 요약하고, 모든 부모가 걱정하지 않고 공감력이 부족하다고 보고했다. 캐너는 이 어린이들이 초기 몇 년 동안 정서적으로 결핍되었고 그로 인해 사회화와 의사소통에 지속적인 결함이 발생했다고 결론 내렸다. 유명한 조기 치료는 "무능"한 부모로부터 아이들을 분리시키고 보호시설 환경에서 그들에게 애정과 격려를 주는 것을 포함했다. 이처럼 의도는 좋았지만 비효율적인 접근방식은 수십 년 동안 지속되었다. 1967년 시카고 대학의 유명한 자폐증 전문가인 브루노 베텔하임(Bruno Bettelheim)이 "텅빈 요새: 영아 자폐증과 자아의 탄생(The Empty Fortress: Infantile Autism and the Birth of the Self)"이라는 제목의 책[118]을 출판하였고, 이 책은 자폐증 치료자들에게 수십 년 간 영향을 미쳤다. 베텔하임은 자폐증은 아이가 결코 태어나지 않길 바란 "냉장고 어머니(refrigerator mother)"*와 약한 아버지 또는 아버지의 부재 때문이라고 주장했다.

---

*역자 주: 냉장고 어머니이론은 온정이 부족한 차갑고 냉정한 어머니로 인해 자폐증이 발생된다는 1950년대의 이론으로 현대에 들어서 폐기된 이론이다.

　자폐증과 관련된 나의 첫 경험은 1960년대에 외동아들이 자폐증으로 진단된 나의 연구 동료와 관련이 있었다. 우리가 친한 친구가 되었을 때, 그는 자신과 아내가 아들이 자폐증이 있음을 알게 되면서 시작된 임상적 우울증 치료를 받고 있었는데, 전문가들로부터 그들이 부모로서 실패했고 아들의 장애를 유발한 원인이라는 설명을 듣고 난 후 우울증이 급격히 악화되었다고 털어놓았다. 이 시기에 셀 수 없을 정도로 많은 부모들이 비난의 손가락이 그들을 향할 때 큰 고통을 겪었다. 세상은 이제 "냉장고 어머니"와 무심한 아버지의 개념이 완전히 잘못되어 큰 해를 끼쳤다는 것을 알고 있다. 사실은 이와 정반대이다. 자폐증으로 진단된 어린이의 부모 중 대부분은 놀랍도록 다정하고 자녀를 돕는 데 헌신적이다.

　여전히 지속되고 있는 잘못된 믿음은 자폐증을 치료할 수 없고 환 아들의 미래가 어둡다는 것이다. 최근 생의학과 행동치료의 발전으로 전 세계에서 수천 건의 회복 사례가 보고되었다. 이 보고서의 대부분은 4세 이전의 개입과 관련이 있었지만 어느 나이에나 상당한 진전이 있을 수 있다. 한 번은 코네티컷에 있는 한 어머니로부터 전화를 받았는데, 17살짜리 딸이 2개월의 생화학요법 후에 말하기 시작했다고 이야기했다! (인체에 자연적인 화학 물질을 사용하는 생화학요법은 생의학 치료의 일부분이다.) 의학은 때때로 새로운 효과적인 치료법을 채택하는 것이 더디며, 설득력 있는 과학적 증거—정치력에 영향을 받는 자금과 연구 성과—가 부족한 것이 종종 문제의 일부분이 된다. 의학계와 과학계가 자폐증이 치료 가능하다는 점을 인정하고, 피해 아동의 부모들은 진단 후 즉시 적극적인 그러나 안전한 치료를 모색해야 할 때가 오기를 기대한다.

증상과 특성

"당신이 자폐아 1명을 만났다면, 당신은 자폐아 1명을 만난 것뿐이다"라는 옛말이 있다. 어린이마다 증상과 특성에 큰 차이가 있다는 뜻이다. 어떤 아이들은 과잉 행동을 하고 다른 아이들은 무기력하다. 많은 수가 완전히 말을 하지 않는 반면, 다른 아이들은 의미 있는 말을 한다. 약 30%는 비정상적인 뇌파와 발작 경향이 있다. 일부는 폭발적인 행동을 하며 일부는 매우 침착하다. 이러한 개별적인 차이에도 불구하고 일반적으로 4가지 주요 영역에 나타나는 전형적인 증상과 특징이 있다.[73]

◆ **사회화**: 여기에는 타인에 대한 관심 부족, 껴안고 붙잡는 것에 대한 저항, 자신의 세계로 퇴행하려는 두드러진 경향을 포함하는 매우 열악한 사회적 기술이 포함된다.

◆ **언어**: 여기에는 언어 부재(absence of speech) 또는 주요 언어 지연, 대화를 시작하거나 지속하는 능력의 결여, 다른 사람들의 소리를 반복하는 경향(반향어), 비정상적인 어조 또는 음성 리듬 및 매우 제한된 어휘 표현이 포함된다.

◆ **행동**: 이 범주는 구르기, 돌기, 손 흔들기와 같은 반복적인 움직임, (자신만의) 행동 루틴 또는 의식, 거의 또는 전혀 눈을 마주치지 않음, 회전하는 장난감이나 비전형적인 방법으로 장난감의 부품을 사용하는 것(예: 자동차 바퀴를 회전시키는 것을

계속 반복함)과 같은 특정 물체에 대한 강박적인 관심, 전환 불능, 접촉이나 빛과 소리에 대한 민감함, 거리로 뛰어드는 것과 같은 충동적인 행동을 포함한다.

◆ 인지: 여기에는 새로운 지식이나 기술의 습득이 느린 것과 일상생활에 지식을 적용하는 것의 부족함을 포함한다.

또한 자폐증으로 진단된 어린이는 면역기능 저하, 심한 변비, 음식 알레르기, 장내 효모 과증식 그리고 독성 금속에 대한 민감성 증가 등 심각한 신체 문제들을 많이 가지고 있다. 이것들은 산화 스트레스, 면역 조절 장애 및 해독 장애를 포함한 광범위한 생리적 문제에 속한다.

감별진단

자폐 스펙트럼 장애는 다음의 3가지 주요 유형으로 구성된다. (1) 고전적 또는 캐너의 자폐증(Kanner's autism), (2) 달리 명시되지 않은 전반적인 발달장애(pervasive developmental disorder-not otherwise specified, PDD-NOS), 그리고 (3) 아스퍼거 장애(일명 아스퍼거 증후군). 73세 그룹 간에 심각도에는 큰 차이가 있다. 아스퍼거 증후군은 종종 고기능 자폐증으로 불리며 일반적으로 정상 혹은 정상 이상의 지능과 능숙한 언어와 관련이 있다. 그러나 아스퍼거 환자들은 매우 열악한 사회화, 시선 분산, 비전형적인 행동 및 강박적 또는 의식적 흥미를 나타낸다. 많은 사람들이 수학, 암기 또는 음악 분야에서 특별한 능력을 가지고 있다. 영화 레인 맨

(Rain Man)에서 더스틴 호프만의 캐릭터는 아스퍼거 증후군의 홀륭한 예를 보여준다.

고전적 또는 캐너의 자폐증은 자폐 스펙트럼에서 가장 심각한 장애이며, 환자는 대개 3세까지 위의 증상과 특징을 대부분 나타낸다. 효과적인 치료가 없다면, 이 개인들은 평생 동안 좌절과 불행뿐만 아니라 인지, 사회화 및 언어의 심각한 결함을 경험하게 될 것이다. 다행히도 발전된 생화학요법은 일반적으로 완전한 회복에 대한 많은 보고와 함께 흥미로운 부분적 진전을 이끌어낸다. 이러한 새로운 요법의 효과를 정확하게 측정하기 위해서는 통제된 과학적 연구가 절실히 필요하다. 이러한 연구는 자폐증에서 위약 효과를 보이는 매우 높은 비율(약 40%) 때문에 방해받는다. 아마도 여러 가지 (알려진 것과 알려지지 않은) 요인들에 매우 민감한 어린이들의 환경을 통제할 수 없기 때문일 수 있다. 많은 경우에 위약 효과는 실체 없는 개선이 아니라 치료와 관련이 없지만 실제로 개선되는 것을 포함한다. 또한 위약을 사용하는 통제 그룹에 자녀가 포함될 경우 가족을 모집하기가 어렵다.

PDD-NOS로 진단된 소아는 고전적 자폐증과 아스퍼거 증후군 사이에서 중증의 증상을 나타낸다. 고전적 자폐증과 PDD-NOS의 구별이 항상 명확한 것은 아니며, 많은 어린이들이 별도의 전문가의 평가 후 2가지 진단을 받는다. 2001년 대규모 화학 데이터베이스 연구에 따르면 자폐 스펙트럼의 모든 구성원에 대해 매우 무질서한 혈액 및 소변 화학이 보고되었으며, 고전적인 자폐증, PDD-NOS 및 아스퍼거의 차이는 감지되지 않았다.[119] 이 발견은 자폐 스펙트럼의 모든 구성원이 동일한 유전적 소인을 가질 수 있지만 환경적 손상의 유형이나 심각도, 시기가 다를 수 있음을 시사한다. 예를 들어 환경적 손상 전에 더 높은 수준의 뇌 발달을 달성한 어린이는 더 높은 기능을 수행할 수 있을 것으로 기대된다.

자폐적 퇴행 사건

전문가들은 초기 비디오테이프를 연구하여 미묘한 자폐증 경향을 감지할 수 있지만, 며칠 내에 종종 발생하는 극심한 악화는 설명이 필요하다. 예방 접종, 질병 또는 알려진 독성 노출과 관련이 없는 경우를 포함하여 매우 빠른 퇴행을 보고한 수백 명의 부모를 만났다. 언어의 상실, 이상한 반복적인 움직임, 시선 분산, 특정 음식에 대한 갑작스러운 과민증, 극단적인 성격 변화 등 퇴행의 전반적인 특성은 충격적일 수 있다. 뇌 안에서 그리고 아마도 몸 전체에 중요한 사건이 일어난 것이 분명해 보인다.

윌슨병[73] 및 조현병은 상대적인 정상 시기 이후에 인지기능의 급속한 악화를 수반하는 다른 의학적 상태이다. 중요한 차이점은 자폐증은 뇌 발달의 중요한 초기 단계에 발생한다는 것이다. 윌슨병의 평균 연령은 17세이다.

이 장애에서는 간과 다른 기관에서 구리를 제거하는 능력이 손상되어 신체적, 정신적 기능이 크게 저하된다. 윌슨병, 조현병, 자폐증은 모두 산화 과부하를 수반한다는 점에서 유사하며, 보호 단백질 MT와 GSH가 극심하게 감소한다. 윌슨병의 경우, 산화 스트레스의 점진적인 악화는 MT 및 GSH 항산화 기능이 압도될 때까지 진행될 수 있으며, 그 결과 (a) 간에서 담즙의 담즙 수송이 갑자기 손상되고 (b) 증상이 극적으로 악화된다.

조현병의 발병은 대개 16세 이후에 심한 감정적 또는 신체적 스트레스 기간 동안 발생하며, 이는 산화 과부하를 증가시키고 정신파탄 사건을 유발할 수 있다. 이러한 유사점들은 윌슨병과 조현병의 퇴행에 대한 연구가 자폐 스펙트럼 장애의 기원에 대한 귀중한 단서를 제공할 수 있음을 시사한다.

자폐적 퇴행이 이처럼 빠르게 나타나는 것도 많은 호기심을 불러일으키지만, 자폐적 상태의 영속성은 더욱 신비롭다. 초기 생화학요법이 없으면 자폐증은 종종 평생 장애로 이어진다. 6세 이후에는 산화 스트레스, 독성 과부하, 식품 민감성, 효모 과부하, 금속 대사 불균형, 면역기능 약화를 효과적으로 극복하는 치료법이 상당한 개선을 제공할 수 있지만 인지, 사회, 언어의 장애 등 핵심적인 자폐 상태 중 한 가지 또는 몇 가지는 어느 정도 남아 있게 된다. 나는 수백 건의 자폐증 회복 사례를 목격했지만 거의 4세 이전에 적극적인 개입이 필요했다. 이것은 (a) 자폐증의 중심적인 문제는 잘못된 초기 뇌 발달이며, (b) 뇌 성숙의 중요한 단계가 끝나기 전에 치료가 시작되지 않는 한 완전히 회복될 가능성은 거의 없다는 것을 강력하게 시사한다. 자폐증의 연구자와 임상가들은 많은 점에서 의견이 다르지만 조기 개입이 필수적이라는 것에는 만장일치로 동의한다. 의료기관, 정부기관, 보험회사는 진단 후 즉시 아이들이 이를 이용할 수 있도록 힘을 모아야 한다. 조기 개입이 가장 최적의 경로이지만, 어린 시절 이후에라도 생의학 치료가 잘 시작된 경우에는 성인기에 시작되는 언어화와 같은 회복과 주요 개선이 있었다. 자폐증이 있는 모든 사람들은 그들의 삶의 질을 향상시키기 위해 최선을 다하는 노력을 할 자격이 있다.

뇌 구조에 관한 발견

이 질병을 둘러싸고 있는 많은 수수께끼들은 자폐증 연구자들에 의해 해결되기 시작하고 있다. 그중에서도 특히 더 중요한 발견은 뇌 구조와 조직화의 차이와 관련이 있다. 독일 연구자들[120]은 편도-방추체계(amygdala-fusiform system)의 해부학적 이상을 발견했는데, 이것은 이들 뇌 영역들 사이의 연결성이 불량함을 시사한다. 하버드[121-122] 및 다른 곳의 연구자들은 자폐성 뇌의 원시 영역이 미성숙하여 뇌세포와 시냅스 연결의 발달을 완료하지 못했다고 보고했다. 이런 지식들은 뇌 발달의 완료를 목표로 하는 치료법이 우선순위가 높을 수 있음을 보여준다. 카사노바(Casanova)[123-124]는 자폐성 뇌의 피질의 이상, 특히 미니칼럼 세포 배열이 좁아지는 것을 보고했다. 맥기니스(Mcginnis)와 동료들[125]은 자폐성 뇌에서 손상된 지방이 실처럼 축적되어 있는 것을 보고했고, 이런 변화는 산화적 손상을 가리킨다. 쿠르체네(Courchesne)[126]는 자폐증을 앓고 있는 많은 어린이들이 생후 첫 해에 뇌의 크기가 빠르게 가속되는 것을 경험한다는 것을 발견했다. 자폐증의 약 25%가 초기 발달 중에 비정상적으로 머리가 커진다. 이러한 모든 발견은 초기 수년간 발생하는 뇌 이상이 평생 지속될 수 있기 때문에 조기 개입이 매우 중요하다는 것을 시사한다. 뇌세포와 시냅스의 가소성은 영아기와 유아기에서 가장 크며, 이 기간 동안 흥미로운 발전이 가능하다.

우리 모두는 미숙한 수십억 개의 짧고 밀도가 높은 뇌세포로 인생을 시작한다. 두뇌 발달에는 4가지 기본 단계가 포함된다.

1. 다른 세포의 성장을 위한 공간을 만들기 위해 일부 뇌세포 가지치기(pruning)
2. 뉴런, 축삭돌기, 수상돌기 및 기타 세포 구성성분의 성장
3. 뇌세포가 완전히 성숙되면 성장 억제
4. 시냅스 연결의 발달

연구자들은 자폐증이 있는 개인의 소뇌(cerebellum), 송과선(pineal gland), 해마(hippocampus) 및 편도체(amygdala)에서 짧고 발달되지 않은 뇌세포가 과다한 것을 보고했다. 이 두뇌 미성숙은 주로 혈액뇌장벽으로부터 보호가 거의 또는 전혀 없는 영역에 있으며, 이는 화학적 손상 또는 과도한 산화 스트레스가 뇌 발달을 방해할 수 있음을 시사한다. 또한 이 아이들은 수상돌기(dendrite)의 부족과 시냅스 연결의 결핍을 보인다. 전형적인 인간의 뇌세포 수는 미국의 나무 수와 거의 같다. 수상돌기의 수는 그 나무의 잎사귀 수에 비유된다. 자폐증에서는 발달된 뇌세포의 수가 감소하고 세포의 가지가 더 적다. 결과적으로 학습, 언어 및 사회화에 필요한 시냅스 연결을 개발하는 능력이 줄어든다.

자폐증에서 가장 두드러지게 미성숙한 뇌 영역은 소뇌인데, 소뇌는 부드럽고 통제된 움직임을 담당한다. 자폐증 환자의 대다수

는 아마도 소뇌의 손상으로 인해 이상하고 반복적인 동작을 하게 된다. 영향을 받는 또 다른 뇌 영역은 사람이 사회적 기술을 개발할 수 있도록 하는 편도체다. 사회화의 결손은 자폐증의 특징이며, 미성숙한 편도체는 문제의 일부일 수 있다. 해마는 언어 개발에 있어 베르니케 영역 및 브로카 영역과 협력한다. 무언증과 언어 지연은 자폐증에서 일반적이며, 제대로 기능하지 않는 해마가 원인이 될 수 있다.

다행히도 미성숙한 뇌세포를 발달시키고 새로운 시냅스를 개발할 수 있는 능력은 평생 동안 계속된다. 이 기능은 많은 마비된 뇌졸중 환자를 회복할 수 있게 해주며 자폐 아동에게도 희망을 준다. 새로운 뇌세포와 시냅스가 발달하는 속도는 약 4세까지 매우 빠르고, 그 이후에는 점차적으로 속도가 감소한다. 이것은 파리를 방문한 4살짜리 학생들은 6주 이내에 유창한 프랑스어를 구사하는 반면, 10대는 프랑스어를 유창하게 하려면 1년 이상 필요하며, 노년기에는 프랑스어 구사 능력을 획득하지 못하는 이유를 설명해준다. 자폐아를 진료하는 임상의는 조기 개입이 결정적으로 필요하다는 것을 알고 있다. 내 경험에 의하면, 8세 환아를 6개월 간 치료하는 것보다 2세 환아를 1달 치료하는 것이 더 나은 경과를 보인다. 의사와 부모는 자폐증 진단이 이루어지면 즉각적인 조치가 필수적임을 알아야한다.

자폐증을 가진 개인의 두뇌는 또한 뇌의 발달을 억제하고 과민성, 언어 지연, 수면장애, 인지 지연 그리고 증가된 머리 크기를 포함하여 증상의 무수한 원인이 될 수 있는 심각한 염증[127]에 시달리는 것으로 보인다. 많은 어린이들이 경험하는 갑작스러운 퇴행은 뇌 염증을 유발하는 사건으로 인해 발생할 수 있다.

자폐증의 빈번한 건강 문제

뇌의 구조적 이상뿐만 아니라, 자폐증으로 진단받은 대부분의 아이들은 그들에게 상당한 고통을 가져다주고 양육을 매우 어렵게 만드는 신체적 문제[128]를 경험한다. 많은 아이들이 흡수 불량, 음식 민감성, 식도염, 위산 역류, 단백질의 불완전한 소화, 효모 과증식, 변비, 기생충 과부하 그리고 무능한 장내방어벽을 포함한 심각한 위장관 문제로 고통을 받는다. 다른 일반적인 문제로는 면역기능 저하, 발작, 수면 방해, 화학성분 민감성, 식욕부진, 촉감과 소리에 대한 민감성 그리고 야뇨증(무의식적 배뇨)이 있다. 높은 불안, 뚜렷한 통증, 좌절 및 감정탈진에 대한 수많은 보고가 있다. 양육자와 교사는 도전적인 행동을 순전히 행동 탓으로 삼기 전에 통증과 다른 증상을 유발하는 근본적인 생리학적 상태를 먼저 살펴보는 것이 좋다.

많은 부모들이 예방 접종 직후 아이의 자폐증이 시작되었다고 보고하는데, 이것은 오늘날 뜨거운 논쟁거리이다. 대부분의 주류 의학 전문가들은 둘 사이의 관련성을 인정하지 않지만 환아들이 특정 백신에 대해 유전적 또는 후천적 과민성을 가지고 있었거나 백신의 구성성분을 해독하는 능력이 손상되었을 가능성이 있는 것은 확실한 것으로 보인다. 또 다른 논란의 여지가 있고 널리 퍼져 있는 믿음은 자폐증이 수은 및 기타 독성 금속에 노출되어 발생한다는 것이다. 1999년 FDA는 아동 예방 접종에서 수은 함유 방부제인 티메로살[Thimerosal; 수은을 함유하고 있는 유기화합물(유기수은화합물)−역자 주]을 줄이거나 제거할 것을 권고했다. 수은에 대한 노출이 완전히 제거되지는 않았지만, 이로 인해 미국에서 수은 노출은 크게 줄어들었다. FDA의 방침에도 불구하고, 이후에 자폐증의 비율은 계속 증가하고 있으며,[115] 이는 수은이 자폐증을 일으키는 원인의 유일한 용의자가 아님을 시사한다. 그러나 수은은 매우 유독한 물질이며 백신에서 티메로살을 제거하는 것은 현명한 공중 보건 조치였다.

다수의 자폐증 증상이 임상시험에서 치료 효과를 측정하는 것을 어렵게 만들어왔다. 자폐증 어린이는 환경에 매우 민감하며, 가족들은 알아차릴 수 없을 지도 모르는 상태의 변화 때문에 지속적으로 일부 증상의 호전과 악화가 일어난다. 결과적으로 거의 모든 치료법에서의 수많은 개선 보고로 이어질 수 있다. 그 결과 여러 가지 비효과적인 치료법이 인기를 얻었으며, 반면 잠재적으로 효과적인 치료법은 주목을 받지 못했다. 자폐증 연구에서 대조군의 개선 비율은 일반적으로 40% 이상이며, 이는 새로운 치료법의 정확한 평가에 심각한 장애물이 된다. 또 다른 연구 문제는 대부분의 자폐증 어린이들은 잠재되어 있는 상태를 바꿀 수 있는 공격적인 치료 이력을 가지고 있다는 것이다. 이로 인해 일부 연구자들은 한 번도 치료를 받지 않은 자폐증 어린이로 제한하였다. 마지막으로 중재가 시행되는 순서 때문에 한 어린이에게 효과가 있는 치료법이 주어진 시간 내에 다른 어린이에게는 효과가 없을 수도 있다.

예를 들어 교육 전략은 생화학적 혹은 다른 식이요법이 시작된 후에 더 잘 효과를 발휘한다.

음식 민감성

몇 년 동안, 우리는 혈액에서 카소모르핀(casomorphin)과 글루테오모르핀(gluteomorphin) 수준을 측정하여 글루텐과 카제인 불내성을 테스트했다. 이러한 비정상적인 단백질은 소화관에서 특정 유제품 및 곡물 단백질이 불완전하게 분해되어 발생한다. 이러한 변이 단백질이 장 및 뇌 장벽을 쉽게 통과하여 수많은 행동과 인지 문제를 유발할 수 있다는 상당한 증거가 있다. 이러한 음식 민감성으로 진단된 어린이는 일반적으로 엄격한 글루텐프리/카제인프리 (glueten-free/casein-free, GF/CF) 식이를 하게 된다. 500명의 자폐증 환자를 대상으로 한 연구에 따르면 특수식이요법을 채택한 가족의 85%가 큰 효과를 보고한 것으로 나타났다.

수백 명의 부모가 자녀들에게서 매우 신속하고 눈에 띄는 개선이 있었다는 것을 알려 주었다. 15%의 비응답자에 대한 연구에 따르면 약 절반은 크론병 또는 다른 염증성 장 질환의 가족력이 있는 것으로 나타났다. 이 경험을 통해 나는 모든 자폐 스펙트럼 아동은 특수한 실험실 검사 유무와 관계없이 GF/CF 식이를 시도해 볼 만하다고 확신한다.

비정상적인 생화학

자폐증이 있는 어린이는 일반 인구에 존재하지 않는 독특한 화학적 불균형을 나타낸다. 1999년까지 자폐아를 위한 혈액 및 소변에 대한 50,000가지의 화학적 혈액 및 소변 분석 데이터베이스를 수집했으며, 뉴저지의 체리 힐(Cherry Hill)에 있는 싱크탱크(think thank)에서 발견한 결과를 발표하기 위해서 자폐증 연구소의 버나드 림랜드 박사의 초대를 받았다. 자폐증 연구자와 임상의들로 구성된 청중들에게는 내 발견이 새로운 것은 아니었다.

- 아연 결핍
- 구리 과부하
- B6 결핍
- 증가된 독성 금속

그러나 이들은 자폐증 환자의 90% 이상이 저메틸화되었음을 나타내는 데이터에는 놀라움을 보였다. 질 제임스(S. Jill James),[69] 리차드 데스(Richard Deth),[70] 그리고 다른 사람들에 의한 후속 연구는 저메틸화가 자폐증의 독특한 특징이라는 것을 보여주었다. 2009년까지 전 세계의 자폐증 연구자들이 풍부한 생화학 정보를 수집했다. 표 7-1에는 자폐 스펙트럼 장애의 전형적인 생화학적 특징이 나와 있다.

표 7-2는 자폐증 환자에서 신체/뇌화학의 정상화를 목표로 하는 대중적인 의학적 치료법을 보여준다. 이러한 치료 접근방식에 대해 수백 건의 상당한 개선이 보고되었으며, 각각 열성적인 지지자들을 양산했다. 그러나 모든 경우에서 치료는 신중한 이중 맹검,

---

표 7-1. 자폐스텍트럼장애의 생화학적 특징 (일부목록)

- 낮은 수준의 글루타티온
- 저메틸화
- 높은 수은, 납 및 기타 독소
- 구리 과부하 및 불충분한 세룰로플라스민(ceruloplasmin)
- 아연 결핍
- 비타민 A 결핍
- 소변 피롤 상승
- 저하된 MT 단백질 수준
- 높은 카르복시에틸피롤(carboxyethylpyrrole)
- 낮은 수준의 마그네슘
- 셀레늄과 시스테인의 결핍

위약 대조군 연구로 효능을 입증할 수 있을 때까지 입증되지 않은 것으로 간주되어야 한다. 현재 이러한 접근법 중 어느 것도 주류 의학에 의해 채택되지는 않았다.

산화 스트레스

수천 명의 자폐증 환자에 대한 광범위한 혈액 및 소변 화학을 평가하는 동안 99% 이상이 과도한 산화 스트레스의 소견을 보인다.[119] 이 상태에 대한 화학적 생체표지자(biomarker)는 만연한 아연 결핍, 상승된 피롤, 낮은 구리/아연 SOD,[129] 구리 과부하, 저 세룰로플라스민, 저메틸화, 낮은 수준의 글루타티온과 셀레늄 및 MT 단백질, 높은 수준의 수은과 납 및 기타 독성 금속 등을 포함한다. 최근의 연구는 이 분야에 대한 관심을 높이고 있으며, 많은 전문가들은 산화 스트레스가 자폐증의 병인의 중심이라고 믿고 있다.

표 7-2에 나와 있는 널리 사용되는 생화학요법을 조사한 결과 거의 모든 것이 항산화 효과를 나타낸다. 예를 들어 자폐증 환자에게 가장 일반적으로 처방되는 약물은 리스페달이며, 이 약은 항산화 특성이 있다. 저메틸화를 극복하기 위한 요법은 보다 강력한 수

표 7-2. 자폐스펙트럼에서 대중적인 생의학 치료 (일부목록)[126]

- 메틸B12 및 기타 메틸화요법
- 결핍된 비타민/무기질을 보충하는 것
- 경피 글루타티온
- 카제인프리, 글루테인프리 식이
- 킬레이트화 (독성 금속의 제거)
- MT 증진요법
- N-아세틸시스테인 및 알파리포산(alpha lipoic acid)
- 효모(yeast) 과증식에 대처하는 치료
- 항균제, 항진균제
- 구리제거 프로토콜(decoppering protocols)
- 아미노산 보충제
- 소화효소
- 호르몬 치료
- 세크레틴(Secretin)
- 고압요법(hyperbaric therapy)

준의 천연 항산화제인 글루타티온, MT 단백질 및 시스테인을 사용한다. GF/CF 식이는 염증을 감소시켜 항산화제 요구량을 낮춰준다.

많은 존경을 받는 연구원과 임상의들은 수은 중독이 자폐증의 주요 문제라고 믿으며 이 독소를 신체에서 제거하는 킬레이트화 화학 물질을 사용한다.

킬레이트화는 심각한 납 또는 수은 중독의 경우 주류 의학에서 사용하는 표준 의료 절차이다. 우리는 우울한 환자에서 여러 차례의 독성 금속 중독 사례를 확인하였으며, 병원 내 킬레이트 치료 4~5일 후에 빠르고 영구적인 회복에 매우 깊은 인상을 받았다. 그러나 자폐증이 있는 어린이의 킬레이트화는 일반적으로 환자들마다 매우 다른 결과를 보여준다.

1990년대 후반, 우리는 킬레이트화를 활용한 ASD 소아가 포함된 수백의 가족들을 대상으로 설문조사를 실시했다. 대부분의 경우, 치료 초기 단계에서 자녀가 매우 흥미롭게 개선되었다고 보고했다. 대부분의 부모들은 2주에서 3주 후에 이러한 개선이 사라지고, 아이들이 치료 전 상태로 돌아갔다고 말했다. 많은 의사들은 더 많은 수은이 제거되어야 한다고 결론을 내렸고, 5-10일의 킬레이트화 절차가 반복되었다. 나는 이러한 과정을 1년 이상 동안 20회 이상 반복한 여러 가족들에서도 같은 결과를 관찰했다. 약 17일 후 뚜렷한 개선은 사라졌다는 것이다. 처음 몇 킬레이트화 후에 대부분의 초과 수은은 제거되었을 것이 중요한데, 나는 이를 통해 킬레이트제(chelating agents)가 수은을 제거하는 것 보다는 강력한 항산화 효과로 주된 이점을 보인다는 결론을 내리게 되었다. 자폐증을 앓고 있는 수천 명의 소아들에 대한 나의 화학연구 결과는 수은 중독이 아닌 정상 수준의 수은을 가지고 있는 것으로 나타났다. 비정상적인 수은 노출이 없이, 약한 항산화능에서도 정상 상한치 수준의 독성 금속 수준을 보일 수 있다. 우리는 심각한 수은 중독을 앓고 있는 자폐아 몇 명을 만났으며, 이 문제를 해결하기 위해 수 주일 동안 경구 DMSA 킬레이션을 투여하였다.

항산화 보호의 약점은 특히 자폐증을 가진 개인을 수은에 민감하게 만들며, 어린 시절 예방접종에서 수은 방부제를 제거하라는 1999년 권고는 합당한 공중보건 조치였다. 수은은 발달하는 뇌에 치명적인 영향을 미칠 수 있다는 점을 주의해야 할 것이다. 모든 가족들은 조사되지 않은 우물물, 오염된 장난감, 납-기반 페인트를 포함하여 유독한 금속원으로부터 자녀를 보호하는데 주의를 기울여야 한다. 임신 중 독소에 노출되는 것을 피해야 할 수도 있다. 결론은 과도한 산화 스트레스를 제거하는 것이 효과적인 자폐 치료 프로그램의 요구사항이라는 것이다.

발작

자폐 스펙트럼 장애로 진단된 소아의 약 1/3은 발작 또는 비정상적 뇌파(electroencephalograms, EEG)의 병력을 갖는다. 발작 경향이 있는 환자를 제외한 503명의 ASD 아동에 대한 신중한 연구에 따르면, 구리와 아연 불균형이 약 99%에 달하는 것으로 나타났다. 발작 경향이 있는 대상자들을 포함하는 ASD 집단에 대한 여러 연구들에 따르면, 상당수의 ASD 소아는 이러한 불균형을 나타내지 않는 것으로 나타났다. 이는 ASD와 발작의 조합이 다른 ASD 소아와 분명히 다른 표현형을 나타내는 것일 수 있음을 보여준다.

가족들이 할 수 있는 것은 무엇인가?

소아가 ASD 진단을 받으면, 대부분의 가족들은 이 장애에 대한 집중적인 공부를 시작하고, 이윽고 조기 개입이 필수적이라는 것을 알게 된다. 문제는 수많은 치료법들이 존재하며, 모든 치료법들을 사용하는 것은 불가능하다는 것이다. 첫 결정은 치료를 주류 의학에서의 권고사항으로 제한할지 여부이다. 수천 명의 ASD 환자들과 만난 후, 나는 대부분의 가족들에게 자폐증을 치료할 수 없다는 말을 들었고, 가장 흔한 권고사항은 응용행동분석(applied behavior analysis, ABA), 리스페달 그리고/또는 보호시설 입소였다. ABA를 활용한 대부분의 가족들은 이 시스템이 그들의 자녀에게 도움이 된다고 했지만, 그 이득은 느리고, 비싸고, 상당히 제한적이었다. 리스페달은 많은 정신과 의사가 자폐 스펙트럼 소아와 성인에게 처방하는 약으로, 본래는 조현병 치료를 위해 개발된 비정형 항정신병 약물이다. 리스페달과 관련된 높은 위험에 대해서는 이 장의 뒷부분에서 설명한다. 의사가 진보된 생화학요법을 사용하여 회복이 가능하다고 알고 있다면, 왜 의사들이 시설 입소를 제안하는지 의문이다. ABA는 비용을 지불할 수 있는 가족들이나 학교 시스템을 통해 얻을 수 있는 소아들에게 훌륭한 권고사항이며, 생화학요법과 함께 사용될 때 특히 효과적이다.

행동치료

정신치료와 상담은 자폐증에 대해 그 신뢰성을 잃었으나, ABA는 계속적으로 인기를 얻고 있으며, 효과적이고, 여러 ABA 프로토콜이 광범위하게 사용된다.[130-134] 일반적으로 ABA는 수개월 또는 수년 동안, 자폐증이 있는 소아와 직접적인 상호 작용을 한다. 이 프로토콜은 부적절한 행동을 제거하고, 긍정적인 행동을 개발하여 말하기, 사회화, 학습을 개선시키는데 목적이 있다. 일반적으로 도움이 없는 상황에서 ABA는 매우 비싸고 인내심이 필요하다. 하지만 연구 결과들에 따르면 ABA의 이점은 지속적으로 나타났으며,[135-136] 오늘날 대부분의 주류 자폐증 전문가들은 ABA를 권고한다. 긍정적인 행동과 특성을 심어주는 것 외에도, ABA는 새로운 뇌세포와 시냅스 연결의 발달을 자극하여 기능을 영구적으로 향상시킬 수 있다.

교육/행동 중재와 함께 효과가 좋은 생의학적 중재의 좋은 사례는 위장관계 개선 영역에 있다. 많은 소아들이 변비, 식도 염증, 역류와 같은 위장관계 문제로 고통을 받고 있기 때문에 파괴적인 행동을 보인다. 행동 계획만으로는 충분하지 않다. 치료 식이와 항염증제 등으로 기저 위장관계 문제가 다루어질 때, 아이들은 통증을 더 적게 느끼고 교실에서의 학습에 더 적합한 행동을 보인다. 하지만 배변을 시도하며 발생하는 통증을 기억하기 때문에 적절한 화장실 습관을 다시 찾기 위해서 ABA 행동 전략을 구현해야 할 수도 있다. 장을 회복시키는 것은 다음과 같은 중요한 목표를 달성할 수 있게 해준다.

- 소화되지 않은 단백질이 뇌에 도달하여 비정상적인 행동을 일으키는 것을 방지한다.
- 원하는 영양소가 뇌에 도달하여 학습과 같은 작업에서 영양을 공급한다.
- 음식이 소화되게 하여, 유해한 세균총(예 clostridia)의 유해한 과증식이 확산되지 않게 되고, 독성 부산물 방출로 인해 뇌로 전달되어 유해한 행동 영향을 미치는 것을 막는다.
- 장의 추가적인 염증을 예방하며, 장 염증이 뇌로 이동하여 면역 활성화를 유발하는 전염증성 면역 메신저가 증가하는 일련의 사건 시작을 예방한다.

매년 새로운 치료법들이 도입되면서, 나에게 다양한 생의학 치료법을 선택할 수 있다. 나는 그것을 3가지 전반적인 범주로 임의로 분리한다.

전반적 건강과 웰니스

여러 가지 면에서 자폐증이 있는 소아는 상당히 몸이 좋지 않고, 흡수 장애, 음식 민감성, 효모 과잉성장, 기생충, 변비, 야뇨증, 면역기능 저하 등을 극복하는 치료로 크게 이득을 얻을 수 있다. 이러한 치료는 종종 증상을 신속하게 감소시킴으로써 소아와 가족 모두에게 삶을 보다 관리가능하고 편안하게 만들어 줄 수 있다. 하지만 이러한 치료법은 학습, 언어, 사회화의 중심인 뇌 발달의 이상을 직접적으로 다루진 않는다.

뇌 염증

뇌 염증이 과민성, 변덕스러운 행동, 뇌기능 저하를 유발할 수 있는 자폐증의 공통적인 특성이라는 것이 점점 더 중요해지고 있다.[137] 뇌 염증을 감소시키는 치료는 증상의 현저하고 빠른 개선을 이끌어 낼 수 있다.

이러한 이점은 현재 발달 상태에 있는 뇌에서 보다 효율적인 기능을 얻게 함으로 인해 주로 발생한다. 위에서 기술한 바와 같이 많은 ASD 환아들은 식이에서 카제인과 글루텐 단백질을 완전히 분해할 수 없어, 뇌에 들어가 염증을 유발할 수 있는 카소모르핀과 글루테오모르핀 응집체를 생성한다.[138] GF/CF 식이를 채택한 수많은 가족들이 자폐증 증상이 급격히 감소했다고 보고했다. 뇌 발달은 수년에 걸쳐 이루어지는 점진적인 과정이기 때문에 행동, 야뇨증, 말하기, 사회화의 갑작스런 개선은 뇌 염증의 감소로 인한 것일 수 있다.

구리 과부하는 염증과 관련된 자폐증의 두드러진 특징이며, 구리제거요법(decoppering therapies)은 자폐증 증상을 감소시키는 것으로 보고되었다. 이들은 증상을 개선시키는 요법들의 사례이지만, 뇌 성숙을 직접적으로 향상시키지는 않는다. 흔한 규칙은 어떤 자폐증요법이라도 갑작스런 개선을 야기하는 것은 뇌의 염증을 감소시키지만, 인지기능, 말하기, 사회화의 발달에 필요한 새로운 뇌세포, 수상돌기, 시냅스 연결의 발달을 위한 최고의 기술은 아닐 수 있다는 것이다.

산화 스트레스와 손상

최근 연구들에 따르면 심한 산화 스트레스는 자폐증의 특징이며, 적절한 뇌기능을 달성하는데 가장 중요한 장벽이 될 수 있다. 과도한 산화 스트레스와 관련된 증상은 자폐 스펙트럼 장애의 전형적인 증상을 반영한다. 환자에 대해 알고 있는 모든 것이 심각한 산화 스트레스의 존재 때문이라면, 다음과 같은 결과가 예상된다.

◆ 온전하지 못한 장 및 혈액뇌장벽

◆ 약화된 면역기능

◆ 단백질을 분해하는 소화효소의 수준 감소

◆ 효모의 과부하 경향

◆ 글루타티온, 시스테인, MT 보호 단백질의 감소된 수준

◆ 구리 과부하, 아연과 셀레늄의 부족

◆ 일탄소 회로(one-carbon cycle)의 장애로 인한 저메틸화

◆ 염증을 극복할 능력의 감소

◆ 수은, 납, 기타 독성 금속에 대한 과민성

이러한 각각의 문제는 자폐 임상의에게 매우 익숙하며, 산화 스트레스는 자폐의 뚜렷한 특징이라는 것을 보여준다. 더욱이 자폐증이 있는 개인들에게 이득을 주는 대부분의 치료들(리스페달 포함)은 강한 항산화 특성을 가지고 있다.

자궁에서 증가된 산화 스트레스는 유전자 발현의 후생유전학적 각인의 변화를 야기하고, 뇌 발달을 변경시키며, 면역기능에 필

요한 림프 및 흉선 조직의 발달을 약화시킬 수 있다. 유아기에 지속적인 산화 스트레스는 학습, 기억, 기타 인지기능에 필요한 뇌세포 미니칼럼의 발달을 변화시킬 수 있고, 뇌 성숙을 억제할 수 있으며, 인접한 뇌 영역의 연결성을 손상시킬 수 있고, 독성 금속에 대한 취약성을 증가시킬 수 있으며, 뇌 신경전달물질 수준을 변화시킬 수 있다. 게다가 증가된 산화 스트레스는 뇌세포의 신경퇴행성 파괴와 관련이 있다. 자폐증은 특히 사춘기 이후 뇌세포와 IQ의 점진적 소실과 함께 나타나는 느린 신경퇴행으로 보인다.

수년 동안 나는 DSM-IV-TR에 설명되어 있는 것처럼 정신지체가 자폐증에서 흔히 발생한다는 주류 의학의 신념에 의아해했다. 수천 명의 가족들을 만난 뒤, 나와 내 동료들에 있어서 자폐증이 있는 어린 개개인들은 비록 그들의 행동이 이상하고, 말하기와 사회화의 결점이 있었지만, 매우 생기가 있고 밝았다. 대조적으로 우리가 만난 성인 자폐증 환자의 대부분은 심각한 정신지체와 관련된 가슴 아픈 사례들이었다.

일반적으로 높은 지능을 유지하는 아스퍼거증후군 성인 환자는 예외이다. 이러한 관찰은 고전적인 자폐증이 점진적으로 뇌세포의 퇴화 경향과 IQ의 상실 경향을 포함한다는 것을 암시한다. 맥기니스(McGinnis)와 동료들에 의한 연구에서는 자폐증이 있는 소아의 뇌조직에서 산화적 손상을 발견했다.[125] 좋은 소식은 평생동안 계속한다면 저렴한 항산화요법이 이러한 경향성을 극복할 수 있게 해준다는 것이다. 다음을 포함하여 여러 항산화요법이 존재한다.

- 글루타티온, 셀레늄, 알파리포산, 아연, 비타민 C와 E 보충제
- 메틸화 치료
- 킬레이트화
- MT 증진요법 (부록 C를 보시오)

항산화요법과 ABA의 조합은 특히 유망한 것으로 보인다.

리스페달과 뇌 위축: 자폐증 가족들에 대한 경고[140]

리스페달은 조현병 치료를 위해 개발된 비정형 항정신병약으로 주류 의사들이 자폐아에게 처방하는 경우가 많다. 맥크라켄(McCracken) 등에 의해 발표된 연구에 따르면 이 약물은 자폐증의 과민성과 감정탈진을 효과적으로 줄일 수 있다.[141] 하지만 리스페달의 안전성은 소아에서 확립된 적이 없으며, 초기 뇌 발달에 미치는 영향은 잘 알려져 있지 않다. 최근 MRI 연구에 따르면, 비정형 항정신병약은 뇌 피질의 부피를 감소시킨다는 강력한 근거가 있어, 이러한 우려가 높아졌다.

첫 번째 경고는 짧은 꼬리 원숭이에서 비정형 약물을 투여한 후 피질 회백질 양과 신경아교세포(glial cell)의 수가 감소한다는 보고서로부터 나왔다.[142-144] 이 결과는 조현병의 사후 연구 결과와도 매우 유사했기 때문에 특히 중요했다.[145] 가장 결정적이고 문제를 야기한 연구는 2011년에 호 벵춘(Beng-Choon Ho)과 동료들에 의해 발표된 연구로 아이오와대학교의 정신과에서 실시되었다.[88]

아이오와 연구자들은 5-14년에 걸쳐 고해상도 MRI 스캔을 반

복한 211명의 조현병 환자를 연구했다. 그들은 원숭이 연구에서 관찰된 것과 비슷한 뇌 위축을 발견했으며, 뇌 부피의 소실이 비정형 약물 치료의 복용량 및 지속기간과 직접적으로 관련되어 있음을 발견했다.

조현병 환자의 치료에서 비정형 약물들이 선택되어 왔기 때문에 이러한 결과는 정신의학계에서 큰 우려를 불러일으켰다. 권위 있는 일반정신의학회지(Archives of General Psychiatry)의 2011년 2월 논설[146]에서는 비정형 약물의 사용이 갖는 위험/이득 비율이 예전에 믿어지던 것에 비해 훨씬 크며, 정신과 전문의들에게 조현병 환자의 관리에 있어서 "필요한 최소한의 용량을 처방할 것"이라고 밝혔다. 이 논설은 또한 비약리학적 접근의 증가된 사용 그리고 대안적 약물의 추구를 권고했다.

이러한 혼란스러운 결과는 리스페달이 자폐증이 있는 소아에서 뇌 위축을 일으킨다는 것을 증명하지 못한다. 하지만 소아에서 리스페달의 사용 위험은 특히 뇌 발달과정을 아직 완료하지 않은 경우에 매우 현실적으로 보인다. 자폐증 환자에 대한 리스페달의 이득은 매우 실제적이지만, 이는 행동 개선에만 국한된다. 이러한 이득은 받아들일 수 없는 대가를 필요로 할 수 있다. 비정형 약물 치료 후 뇌 위축의 새로운 발견은 자폐증에서 리스페달의 사용을 정당화하는 것을 매우 어렵게 만든다.

마지막 전장―뇌

건강 증진, 독소 제거, 염증 감소, 산화 스트레스 극복을 위한 치료가 필수적이지만, 치료 진척을 위한 가장 큰 잠재력은 자폐증 뇌를 직접 표적으로 하는 치료에 있다. 이러한 치료계획은 흔히 2가지 범주로 나눌 수 있다.

◆ 미성숙한 뇌세포의 발달 개선
◆ 새로운 수상돌기, 수용체, 시냅스 연결의 형성을 촉진하는 요법

뇌-지향적 치료법들은 인지기능, 말하기, 사회화에서 결정적인 발전을 도모하는 가장 좋은 방법일 수 있지만, 상대적으로 적은 관심을 받았다.

2000년에 나는 자폐 스펙트럼 전반에서 상승된 구리와 저하된 아연을 보인다는 것을 발견했으며, 이는 이러한 금속들을 조절하는 MT 단백질의 낮은 활성을 시사한다. ASD에서 세룰로플라즈민 (구리-결합 단백질)의 만연한 결핍은 이러한 구리 상승이 염증에 기인한 게 아닐 수 있다는 것을 나타낸다. MT 단백질은 뉴런 가지치기, 성장, 성장 억제를 포함하여, 초기 뇌세포 발달의 모든 단계에 밀접하게 관여한다. 낮은 MT 활성이 뇌 미숙에 관여한다는 의심은 MT 수준이 자폐증에서 미숙한 것으로 알려진 뇌 영역(예: 편도체, 해마, 송과선, 소뇌)에서 가장 높다는 사실에 의해 뒷받침되었다. ASD 환자와 대조군에 대한 임상시험에서 자폐증이 있는 개인에서는 낮은 MT 수준이 관찰되었다. 이러한 지식에 힘입어, MT 단백질의 유전자 발현 및 조절을 향상시키는 것으로 알려진 아미

노산, 무기질, 비타민을 사용하는 MT 증진요법을 개발했다.[147] 우리의 환자 집단에서 이 요법은 공개 임상시험(open-label study)에서 효능의 개선을 보였다.

에이미 홈즈(Amy Holmes) 박사는 MT 증진요법에 대한 독립적인 연구를 시행했으며, 그 우수한 결과도 보고했다. 하지만, 이 치료법의 사용은 자폐 스펙트럼 환자에서 증가된 MT에 대한 많은 잘못된 보고들을 만들어 내는 부적절한 상업적 실험실 실험의 확산으로 인해 방해를 받았다. MT 증진요법의 가능한 한계는 자폐증이 있는 사람의 뇌세포에서 감소된 수상돌기와 수용체 수를 직접적으로 다루지 않는다는 것이다. 뇌 성숙을 자극하기 위한 새롭고 효과적인 치료법의 개발이 매우 중요하다. 최근 발견에서는 효과적인 시냅스 및 미니칼럼을 형성하기 위해 축삭 성장을 가이드하는 세마포린(semaphorin) 단백질의 역할이다. 뇌 가소성의 증진을 위한 요법으로 이어질 수 있는 다른 유망한 연구 분야로는 파르브알부민(parvalbumin), GABA성 신호전달(GABAergic signaling), 릴린(Reelin, 뉴런의 이동과 위치결정 과정을 조절하는 단백질)이 있다. 이러한 과정을 더 잘 이해하면 자폐증의 정신기능을 향상시키는 효과적인 치료법으로 이어질 수 있다.

과거로부터의 단서―탈리도마이드(Thalidomide) 아기

약 50년 전, 많은 임산부들이 사용한 항-오심 약물인 탈리도마이드로 인해 신체적으로 변형된 아기들은 세상을 충격에 빠뜨렸다. 심각한 신체적 이상과 함께, 놀랍게도 많은 아이들이 고전적인 자폐증을 보였다. 연구자들은 어머니가 임신 20-24일 사이에 탈리도마이드를 복용한 경우에만 그들의 자녀에서 자폐증이 존재했다는 흥미로운 사실을 발견했다.[148] 이 약물은 임신의 여러 단계에서 수천 명의 산모들이 복용했기 때문에 이 특정한 기간은 자폐증 민감성이 높아지는 기간이었음을 알 수 있다. 연구자들은 이 독성 화학물질이 배아 발달의 단계에서 일어나는 주요 사건인 신경관(neural tube)의 폐쇄를 방해한다는 이론을 냈다.

임신 20-24일차에 또 다른 주요한 사건은 다수의 유전자에 대한 발현속도를 결정하는 많은 후생유전학적 북마크를 확립한다는 것이다. 이 마크는 일반적으로 영구적이며 그 아이의 생애동안 지속될 것이다. 이 기간 동안 독성 화학 물질에 노출되면 신체건강 및 정신기능에 영구적인 이상이 발생할 수 있다. 불행한 사실은 자폐증에 대한 이러한 성향이 대부분의 임신부가 그들이 임신했다는 사실을 알아채기 전에 각인된다는 것이다. 자폐증에 대한 가장 중요한 보호조치는 임신에 대한 자각 이전에 취하는 조치일 수 있다.

소수의 자연 생화학적 요인들은 후생유전학 과정에서 지배적이며, 메틸화와 아세틸화가 특히 중요성을 가지고 있다. 자폐아의 95% 이상이 저메틸화되어 있으며, 이것은 자폐증 상태의 중심이 될 수 있다. 자폐증의 영향을 받는 수천 명의 가족을 만난 후, 자폐증에 대한 과학적 연구에 참여하고 평생 자녀를 돕는데 헌신하는 유능한 부모의 비율에 충격을 받았다. 메틸 상태에 대해 30,000명 이상을 평가한 후, 자폐아의 대부분에서 부모들은 높은 성취, 강박관념, 세부사항에 대한 관심, 계절성 알레르기를 포함하여 저메틸화 증상을 보였다. 두 부모 모두 동일한 메틸화 불균형을 가지면 후생유전학적 이상이 발생할 가능성이 훨씬 더 높았다.

이전에 TEI로 확인된 이 과정에 의해 특정 유전자의 발현 경향이 미래 세대에게 이어질 수 있다는 근거가 많이 존재한다.[149] 초기 연구에서 100개 이상의 세대에 걸쳐 이어지는 후생유전학적 상태가 확인되었으며, 실제로 더 많은 것이 있을 것이라 예상된다. 동물연구에서도 TEI의 강력한 근거를 제공했으며, 인간에서도 TEI의 초기 징후가 존재한다. TEI는 자폐증 전염병의 주요 요인일 수 있다. 임신 20-24일 동안 독성 사건은 자폐증 소인을 미래 세대에 전달할 수 있으며, 영향을 받지 않은 여성에서는 자폐증 발생이 더 적다. 이런 방식으로, ASD 소아를 낳을 위험에 처한 부모 집단은 DNA의 변화 없이도 시간이 지남에 따라 크게 증가할 수 있다.

모든 것을 하나로 모으기: 자폐증의 후생유전학 모델

자폐증에 관한 많은 수수께끼가 해결되었으며, 이 파괴적인 장애는 점차 뚜렷해지고 있다. 중요한 첫 단계는 자폐증이 유전자 프로그래밍(후생유전학) 장애라는 것을 인식하는 것이라고 믿는다. 자폐증의 후생유전학적 성질의 근거는 다음과 같다:

◆ 후생유전학 장애에서 가장 결정적인 요소인 비정상적 메틸화
◆ 심각한 산화 과부하, 이는 정상에서 벗어난 유전자 마크를 생성할 수 있는 상태임
◆ 유독성 금속이나 기타 환경 사건에 대한 취약성

- 상대적으로 안정된 기간 후 갑자기 발병하는 많은 사례
- 발생 후 자폐증의 지속성, 이는 삶을 변화시키는 사건이 발생했음을 나타냄
- 유전적 요소가 강한 상태인 자폐증에서 고전적 유전학 법칙의 위반

저메틸화, 산화 과부하, 후생유전학의 조합은 자폐증의 버뮤다 삼각지를 나타낸다. 이 3가지 요인의 불행한 수렴이 대부분의 자폐증 원인으로 생각된다. 본질적으로 자폐증은 압도적인 산화 스트레스를 생성하는 환경 사건을 경험하는 저메틸화 사람들에서 발생하는 유전자 프로그래밍 장애라고 할 수 있다.

과학의 역사에서는 잘 이해되지 않는 현상의 메커니즘을 설명하려는 이론의 개발로 인해 진보가 종종 가속화되어 왔다. 이러한 정신에서 나는 연구 발전과 다른 사람들의 헌신적 노력에 주로 근거하여, 자폐증의 월시 모델(Walsh Model)을 제시한다.

1. 자폐증에 대한 소인은 여러 유전자의 과발현, 산화 스트레스에 대한 보호 약화, 환경 사건에 대한 취약성 증가를 유발하는 자궁 내 저메틸화에서 발생한다.
2. 임신부터 3세 사이에 때때로 환경 사건은 산화 스트레스가 산화 보호를 압도하는 역치에 도달한다. 이것은 DNA와 히스톤 마크가 변경되는 후생유전학적 사건을 유발하여, 자폐증을 유발한다. 미래의 세포분열 동안 비정상적인 마크가 유지되므로,

이 상태는 사라지지 않고 평생 장애가 발생할 수 있다.

3. 환경적 사건의 시기와 중증도에 따라 자궁 내 또는 출생 후 자폐증이 발생할 수 있다.

4. 변화된 마크는 비정상적인 뇌 발달, 심각한 뇌 염증과 산화 스트레스의 경향, 뚜렷한 생화학적 불균형을 초래한다.

5. 많은 유전자들이 부정적인 영향을 받아서 면역력의 약화, 음식 민감성, 발작 경향, 독소에 대한 민감성 증가, 행동 통제력 저하와 같은 수많은 신체적 문제를 일으킨다.

자폐증의 여파와 치료 기회

자폐증은 많은 세포 분열에서 생존하는 뚜렷한 유전자 마크를 포함하기 때문에 상태가 평생 지속될 수 있다. 자폐증의 중증도는 산화 스트레스의 정도나 변이 유전자 마크의 수와 유형보다도 뇌의 상대적 발달 경과에 달려 있다. 이러한 통찰력을 바탕으로 다음 3가지 접근방식이 인지, 언어 및 행동의 주요 개선을 달성할 수 있는 가장 큰 가능성이 있다고 생각한다.

1. **항산화요법**: 자폐증의 많은 증상은 산화 스트레스 증가와 직접 관련이 있다. 효과적인 항산화요법으로 얻을 수 있는 이점의 예는 다음과 같다.

   ◆ 뇌 염증의 감소는 과민성을 감소시키고 언어, 인지 그리고 사회화의 발달을 촉진시킨다.

- 향상된 글루타티온과 MT 수치는 NMDA 수용체에서 글루 탐산염 활성을 증가시켜 기억력을 향상시킬 수 있다.

- 산화 자유 라디칼 수의 감소는 면역 반응, 단백질 소화를 강화하고, 효모과부하의 경향을 제거한다.

- 산화 과부하를 제거함으로써 장 및 혈관–뇌 장벽의 여과 작용을 향상시킬 수 있다.

- MT 단백질의 활성 증가는 새로운 뇌세포 및 시냅스 연결 의 발달을 촉진할 수 있다.

- 산화성 과부하의 제거는 뇌세포 사멸 및 인지 장애로부터 보호할 것이다.

자폐증 시대에 살고 있는 개인으로서 진행성이며 심각한 인지 악화를 예방하기 위해서는 의학적 감독 하에 지속적이고 강력한 항산화요법을 적절하게 시행해야 한다는 것은 아무리 강조해도 지 나치지 않다. 이것은 상당히 일상적이고 저렴한 보충으로 달성할 수 있다.

2. **염색질 메틸/아세틸 수준의 정상화:** 저메틸화는 자폐증의 독특 한 특징으로 유전자 발현의 동역학을 변화시킨다. CpG 섬과 히스톤 꼬리에서 메틸 수준을 높이는 것을 목표로 하는 후생유 전치료법은 큰 가능성을 가지고 있다. 많은 경우에 이것은 이 들 위치에서 아세틸기의 제거 및 메틸로의 치환을 필요로 한 다. 메틸/아세틸 경쟁을 제어하는 지배적인 요소는 효소의 4가

지 족(families), 즉 아세틸라제, 디아세틸라제, 메틸라제 및 디메틸라제이다. 표준 메틸화 프로토콜은 이러한 효소에 대한 특정 영양소의 영향으로 인해 부적절할 수 있다. 예를 들어 엽산 보충제는 히스톤의 효소적 탈메틸화에서의 엽산의 강력한 역할로 인해 염색질 메틸화를 줄일 수 있다. CpG 섬과 히스톤 꼬리에서 메틸/아세틸 수준을 정상화하기 위한 영양요법의 개발은 매우 유망한 연구 영역이다.

3. **변이된 유전자 마크의 전환:** 암 연구자들은 많은 유형의 암에 책임이 있다고 생각되는 비정상적인 유전자 마크의 전환을 목표로 후생유전학 치료를 적극적으로 조사하고 있다. 자폐증이 실제로 후생적 장애인 경우, 이 접근법은 결국 효과적인 자폐증 예방으로 이어질 수 있다. 예를 들어 유아의 초기 게놈 검사는 자폐증 소인이 있는지 여부를 판단할 수 있으며, 향후의 연구에서 자연생화학요법으로 마크를 정상화하기 위한 임상적 방법을 찾아낼 것이다. 이 연구 라인은 이 파괴적인 장애에 대한 궁극적인 해결책을 제시할 수 있으며 국가적 우선순위가 높아야 한다.

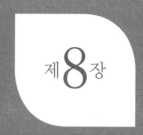

제 8 장

행동장애와
주의력 결핍/과잉행동장애

●—불안과 우울증을 일으키는 수백만 명의 어린이와 성인들이 있다. 이 사람들 중 일부는 그들의 정신적 문제가 발생하기 전부터 이미 총을 가지고 있었다. 일부는 총을 가지고 있는 사람과 한 집에 같이 살고 있다.

●—사람의 삶에 미치는 영향은 화학적 불균형과 환경 요인의 심각성에 달려 있다. 예를 들어 공격적인 행동이나 ADHD가 가벼운 경향이 있는 어린이는 좋은 식이와 심각한 외상성 사건의 부재, 양육 가족이 주어지는 경우 정상적으로 발달할 수 있다.

●—20세기의 전반기 동안, 어린 시절의 사회적, 정서적 환경은 사람의 기질, 성격, 정신 건강의 형성에 지배적인 것으로 간주되었다. 그 이후로 뇌화학의 유전적 차이는 우울증, 조현병 및 기타 장애의 주요 요인으로 확인되었다. 이제는 인간의 형성에 자연과 양육이 함께 영향을 미친다는 것이 분명해졌다. 범죄자를 만드는 조합은 불균형한 뇌화학과 나쁜 환경이다.

소개

미국 역사에서 비행, 범죄, 폭력의 사회적 문제는 꾸준히 악화되고 있다. 미국인 대부분은 매우 합당한 이유로 밤에 조심스럽게 문을 잠근다. 미국은 1인당 살인, 폭행, 강간 및 기타 폭력 범죄에 있어 선진국 중 선두를 달리고 있다. 매년 법 집행 및 형사 사법시스템에 수십억 달러를 소비하며 세계에서 가장 많은 교도소 인구를 보유하고 있다. 미국 성인 31명당 약 1명이 교도소 수감, 가석방 또는 보호 관찰에 처해 있다. 교육과 건강관리에 필요한 자금이 교도소 건설 프로젝트로 전환된다. 이러한 공공의 큰 희생에도 불구하고, 이 영역에서의 진보는 빙하가 움직이는 속도—세기당 몇 인치—만큼이나 더디게 일어나는 것으로 보인다. 이 주제에 대한 미국의 성적표는 노력에 대해서는 A인 반면, 성취에 대해서는 F라고 할 수 있다.

기본적인 문제는 2가지이다. 첫째로 우리는 왜 일부 아이들은 폭력 범죄자가 되고 다른 아이들은 그러지 않는지에 대한 이유를 이해하지 못하고 있다. 둘째 일단 법을 어기기 시작한 사람들을 변화시키거나 재활시키는 방법을 모른다. 한 세기 이상 빈곤, 아동 학대, 나쁜 육아 및 가정 파괴와 같은 삶의 결함에 의해 폭력 범죄자들이 생겨났다는 믿음으로 인해 진전이 막혀 있었다. 하지만 현실은 끔찍한 행동을 하는 대부분의 아이들이 화학적 불균형을 가지고 태어났기 때문에 이러한 행동을 하게 된 것이다. 결함이 있는 생활환경은 이 상태를 악화시킬 수 있지만 근본 원인은 일반적으로 나쁜 뇌화학이다. 범죄와 폭력을 줄이는 가장 좋은 방법은 반사회적 경향이 있는 어린이를 식별하고 삶이 파멸되기 전에 효과적인 치료를 제공하는 것이다. 이러한 국가적 역량을 갖추기 전까지는 행동장애가 있는 어린이는 계속 범죄자로 성장할 것이며 미국의 끔찍한 범죄와 폭력은 지속될 것이다. 수세기 동안, 정신의학에서는 자연(nature)과 양육(nurture)의 상대적 중요성을 논의하고 있다. 20세기의 전반기 동안, 어린 시절의 사회적, 정서적 환경은 사람의 기질, 성격, 정신 건강의 형성에 지배적인 것으로 간주되었다. 그 이후로 뇌화학의 유전적 차이는 우울증, 조현병 및 기타 장애의 주요 요인으로 확인되었다. 이제는 인간의 형성에 자연과 양육이 함께 영향을 미친다는 것이 분명해졌다. 범죄자를 만드는 조합은 불균형한 뇌화학과 나쁜 환경이다.

감옥에서 얻은 교훈

1970년대 초, 나는 일리노이주 졸리엣(Joliet) 근처에 있는 보안이 가장 강력한 감옥의 스테이트빌(Stateville) 교정 센터에서 자원봉사 프로그램을 편성했다. 그 후 20년 동안 우리 그룹은 폭력 범죄를 저지른 수백 명의 사람들과 밀접한 관계를 맺었다. 처음에 우리는 레크리에이션 프로그램을 개발하고, 잔인하거나 심각하게 질환을 앓고 있는 재소자들을 도왔다. 우리는 감옥이 대부분의 가석방자가 범죄의 삶으로 돌아가는 회전문이라는 것을 배웠다. 많은 사람들은 변화를 원하지 않는 직업 범죄자 또는 갱단 멤버들이었다. 나머지 사람들은 진심으로 법을 준수하려고 하지만 일반적으로 결국 실패했다. 우리는 많은 가석방자들이 가족과 잠재적 고용주들에게 외면 받는다는 것을 알게 되었다. 이 사람들은 돈을 빨리 벌수 있는 불법적인 방법을 알고 있기 때문에 이들이 굶주리고 노숙자가 되는 것은 사회에 위험하다. 1974년, 범죄 예방을 목표로 과거의 범죄자들이 사회에 통합될 수 있도록 전과자 프로그램을 조직했다. 이 활동으로 수십 가구의 범죄자 가족들과 밀접한 관계를 맺게 되었다. 이것은 행동장애의 원인에 관한 교육의 시작이었다.

전과자들 중 상당수가 붕괴된 가정과 궁핍한 지역 출신이었다. 그러나 놀랍게도 상당수는 법을 준수하는 생산적인 시민이 된 형제자매들과 함께 좋은 환경에서 자랐다. 몇몇 부모들은 그들의 다루기 힘든 자녀들이 출생 때부터 달랐고 사랑과 양육에 대한 그들의 시도에 저항했다고 말했다. 그들이 자녀에 대해 말하기, 말하기를 배우자마자 거짓말하기 시작했고, 3살이 되자 폭력적으로 되었으며, 가정의 반려동물을 고문했고, 4살이 되자 적대적이고 반항적이었다. 범죄자로 자라난 많은 아이들은 유치원을 가기도 전에 상담과 정신치료를 받았으며, 6세 때 정신과 약물 치료, 9세 때 입원, 12세 때 수감되었다. 가족들은 행동 수정, 상담과 마찬가지로, 신체적 처벌이 완전히 효과가 없었다고 했다. 나는 그들의 아이가 귀신에 홀렸다고 믿고 엑소시즘을 시도한 절망적인 두 가족을 만났다. 나는 꽤 많은 범죄자의 부모들이 마음의 상처가 있다는 것을 알게 되었다.

자원봉사자의 약 50%가 아르곤(Argonne) 국립연구소의 동료였으며, 우리는 범죄자들이 불리한 삶의 경험에 의해 만들어졌다는 일반적인 믿음에 의문을 갖기 시작했다. 이때 우울증과 조현병은 뇌화학 장애와 관련된 유전적 요소를 갖는 것으로 알려져 있었다. 우리는 화학 분석을 위해 죄수와 전과자로부터 혈액, 소변 및 조직 샘플을 수집하기 시작했다. 우리의 초기 테스트에는 사형수 출신 난민들을 포함한 극도의 폭행 전과를 가진 사람들이 포함되었다. 거의 12개월 동안, 우리의 결과에서는 범죄자와 폭력적이지 않은 대조군 간에 생화학적 차이가 관찰되지 않았으므로 결정적이지 못했다. 우리의 첫 번째 성공은 1974년에 폭력 그룹의 독특한 미량 금속 불균형에 대한 발견이었다. 이 발견에 힘입어 시카고 지역의 수백 명의 죄수, 전과자 및 폭력적인 어린이의 금속 수준을 연구했다. 행동장애가 있는 사람의 혈액, 소변 및 모발에서 구리, 아연, 납, 카드뮴, 크롬, 망간, 칼슘, 마그네슘, 나트륨, 칼륨, 리튬 및 코발트의 비정상적인 수치가 일관되게 발견되었다. 아르곤 경영진의 승인을 받아 폭력적인 사람과 바른 행동을 하는 대조군의 미량 금속 농도를 비교하기 위한 공식 실험을 조직했다. 아르곤의 전염병학자인 로버트 런디(Robert Lundy) 박사는 두 그룹의 환경적 차이를 최소화하기 위한 형제 연구를 권장했다. 아르곤의 켄 젠센(Ken Jensen)은 유효한 금속 분석을 보장하기 위해 분석 화학 기술을 개발했다. 그런 다음 8개월 동안 폭력적인 아들과 행동이 바른 형제가 한 집에 있는 가정을 찾아보았다.

형제 실험

우리의 테스트그룹은 같은 가정에 살면서 같은 학교에 다니는 24쌍의 형제들로 구성되었다. 각 쌍은 비행과 공격적인 폭행을 저지른 적이 있는 어린이와 행동이 바르고 학업 성적이 좋은 형제로 구성되었다. 다시 말해 우리는 악마 같은 아이와 평범한 미국 소년이 같은 가정에서 살고 있는 24개의 가정을 발견한 것이다. 연령 범위는 두 그룹 모두에서 8세에서 18세였고 중간값은 15세였다. 샘플은 암호화되고 테스트 실험실과 연구원에게는 맹검되었다.

맹검을 해제한 이후, 우리는 대부분의 잘 행동하는 대조군에서는 검사 대상인 미량 금속이 정상 수준으로 측정되었음을 알게 되었다. 대조적으로 대부분의 폭력적인 대상자들은 특히 구리, 아연, 납 및 카드뮴과 관련하여 비정상적인 수준을 나타냈다. 일반적으로 폭력적인 아이들은 대조군보다 높은 납과 카드뮴 수준을 보였다. 그러나 이 폭력 그룹은 구리/아연 비율이 높은 어린이와 구리/아연 비율이 낮은 어린이로 균등하게 분할되었다. 바른 행동을 하는 아이들 중에서는 누구도 구리/아연 불균형을 보이지 않았다. 우리는 부모 설문지를 사용하여 두 폭력 그룹 사이에 유의한 행동 차이가 있는지 확인했다. 설문조사 결과는 흥미롭고 도발적이었다. 높은 구리/아연 비율을 보인 아이들의 대다수 부모들은 아주 바른 행동을 보이는 기간에 폭력적인 삽화가 끼어드는 "지킬-하이드" 행동을 보고했다. 대부분은 감정탈진 후 진정한 양심의 가책을 느꼈다고 보고했다. 낮은 구리/아연 비율의 아이들은 매우 다른 양상을 보여줬다. 대부분은 적대적이고 반항적이며 폭력적이고, 동물에 대해 잔인한 것으로 묘사되었고, 일부 아이들은 불장난에 빠져 있음을 보고했다. 후자의 그룹이 명확하게 반사회적 인격 장애의 정신과적 정의에 맞아떨어졌다.[73] 대조적으로 높은 구리/아연 그룹은 간헐적 폭발성 장애와 관련된 증상을 가지고 있었다. 이 실험은 행동장애가 있는 남성들에게 미량 금속의 이상 징후가 있다는 것을 분명히 보여주었다. 이러한 발견의 한계는 2가지 다른 행동 생체형이 예상되거나 가설을 세우지 못했다는 것이었다. 동료들과 나는 더 많은 대상자와 폭력 집단을 대상으로 구리/아연 불균형에 대한 가설을 검증할 또 다른 실험이 필요하다고 결정했다.

현장 검증

두 번째 공식 실험은 1976년에 시작되었다. 시카고지역의 극도로 폭력적인 남성 96명과 비폭력적인 남성 대조군 96명이 포함되었다. 두 그룹은 연령, 인종 및 사회 경제적 지위가 일치했다. 각 그룹에서 3분의 1은 아프리카계 미국인, 3분의 1은 히스패닉, 3분의 1은 유럽계 출신이었다. 실험 대상자는 교도소 주민, 전과자, 초범 그리고 심한 폭력을 휘두른 적이 있는 청소년으로 구성되었다. 폭력적인 대상자의 절반이 수감되어 있었고, 나머지 50%는 사회에서 생활하고 있었다. 이것은 데이터를 흐리게 할 수 있는 식습관과 높은 스트레스 등이 감옥 환경의 인위적 구조에 의해 통제된다는 것을 의미한다.

　형제 연구에서와 같이 샘플은 테스트 실험실과 연구원에 대해 맹검되었다. 맹검을 깨자 폭력적인 대상자들 중 35명은 구리/아연 비율이 높았고 57명은 구리/아연 비율이 낮았으며, 나머지 4명은 구리와 아연이 정상이었다. 3명의 비폭력 대조군은 비정상적인 구리/아연 비율을 보였고 93명은 그렇지 않았다. 그 결과 형제 실험

의 결과가 확증되었다. 우리는 현재 비정상적인 구리 및 아연 수준
이 폭력적인 행동과 관련이 있다는 확실한 증거를 가지고 있다.

형제 연구 및 현장 검증 결과는 미국범죄협회 연례회의에서 발
표되었으며 사이언스 뉴스(Science News) 잡지의 표지 기사에 실
렸다. 폭력연구재단(Violence Research Foundation)은 캘리포니아
교도소와 교도소 주민의 암호화된 샘플이 비폭력 대조군 샘플과
혼합된 두 연구에 자금을 지원했다. 두 경우 모두 생화학 검사만으
로도 90% 이상의 정확도로 범죄자를 식별하는 데 성공했다. 그러
나 2가지 중요한 질문에 여전히 답을 내릴 수 없다.

+ 범죄와 관련된 다른 생화학 불균형은 무엇인가?
+ 불균형 치료가 행동을 개선하고 범죄율을 낮출 수 있는가?

칼 파이퍼와의 협업

저명한 칼 파이퍼 박사는 우리 연구에 관심을 가지게 되었고, 1976
년부터 뉴저지 프린스턴에 있는 그의 센터에서 폭력 범죄자를 시
험하기로 동의했다. 그의 첫 번째 대상은 소시오패스라고 여겨지
는 5명의 전과자로 구리/아연 비율이 낮았다. 파이퍼는 개개인들
이 상승된 혈중 히스타민, 상승된 요(尿) 중 피롤, 아연 결핍, 정
상 하한치 수준의 혈청 구리, 낮은 혈중 스퍼민(spermine; 세포 대
사에 관여하는 천연 생화학 물질)의 흥미로운 조합을 가지고 있음
을 발견했다. 파이퍼는 그 후로 12년 동안 행동장애가 있는 500명
이상의 사람들을 평가하는 데 도움을 주었다. 파이퍼는 생화학 검

사 및 화학 불균형 진단을 기반으로 하여 화학 정상화를 목표로 아미노산, 미네랄 및 비타민을 처방하였다. 우리는 곧 대부분의 성인 범죄자들은 치료에 순응하지 않는 경향이 있었으며 장기적인 개선을 달성하지 못했다는 것을 알게 되었다. 그러나 이 치료법은 폭력적인 아동의 부모로부터 지속적으로 큰 혜택이 있는 것으로 보고받았다 100명의 어린이에 대한 초기 공개 임상시험 결과 연구에서 가족의 3분의 2가 폭력적인 에피소드와 재산 파괴가 중단되거나 덜 빈번해졌다고 보고했다.

파이퍼 박사가 행동장애로 치료한 어린이의 약 50%도 학습장애 또는 ADHD 진단을 받았으며 많은 가족이 치료 후 학습에서 주요 개선을 보고했다 1986년에 우리는 ADHD로 진단된 품행이 바른 아이들의 치료를 시작했고 비슷하게 성공했다. 이러한 긍정적인 결과로 인해 행동 또는 학습장애가 있는 환자를 전문으로 하는 일리노이주의 비영리 클리닉인 파이퍼치료센터(Pfeiffer Treatment Center)가 1989년에 설립되었다.

행동장애 및 ADHD의 생화학

지난 35년 동안 행동장애가 있는 10,000명의 환자와 ADHD에 걸린 5,600명의 환자를 대상으로 한 150만 개의 화학 분석 데이터베이스를 수집했다. 데이터는 두 그룹의 화학적 이상, 특히 금속 대사, 메틸화, 피롤, 독성 금속, 포도당 및 흡수 장애의 발생률이 높은 것을 나타냈다. 이러한 불균형은 모두 뇌기능에 영향을 미치는 것으로 알려져 있다. 제3장에서 설명했듯이 구리는 도파민을 노르에피네프린으로 전환시키는 데 중요한 요소이다. GABA의 효율적인 조절을 위해서는 아연이 필요하다. 비타민 B6는 여러 신경전달물질의 합성에 보조 인자이고 메티오닌과 엽산은 시냅스 활성에 강력한 영향을 미친다. 독성 과부하는 뇌기능을 손상시킬 수 있다. 우리의 데이터베이스는 영양소 불균형이 행동장애와 ADHD의 독특한 특징임을 잘 보여준다.

우리의 행동 데이터베이스에 있는 10,000명 중 94%에서 상당한 화학적 불균형이 발견되었다. 나머지 6%는 출생 시 심각한 두부 손상, 뇌전증 또는 산소 결핍의 병력이 있었다. ADHD 집단에 대한 화학적 불균형의 발생률은 약 86%였다.

두 그룹에서 남성은 여성에 비해 3배 더 많았다. 광범위한 데이터베이스는 화학 물질의 이상과 특정 행동장애와 ADHD 사이에 강한 상관관계를 밝혔다:

♦ **간헐적 폭발장애:** 우리의 생화학 데이터베이스에는 통제할 수 없는 분노 폭발을 제외하고는 일반적으로 잘 행동하고 협조적인 1,500명 이상의 어린이 데이터가 있다. 일부 부모들은 이 행동을 분화하는 화산이나 달리는 열차라고 불렀다. 대부분의 경우 에피소드는 15-30분 안에 끝나고 아이는 후회를 하며 용서를 구한다. 그러나 분노가 폭발할 시 종종 물리적 공격과 재산의 파괴를 야기했다. 간헐적 폭발장애는 소아의 약 90%는 혈액에서 매우 높은 구리/아연 비율을 보이며, 종종 상승된 소변 피롤 소견과 일치한다. 대부분의 가족은 영양요법 첫 주 동안

다소 개선된 행동을 보고하며, 완전한 효과를 위해서는 약 60일이 필요하다. 복약 중인 정신과 약물은 처음 2~3개월의 영양요법 동안 유지되며, 약 80%의 가족이 폭발의 재발 없이 약물을 중단하는 데 성공했다고 보고한다.

◆ **적대적 반항장애(ODD)**: 많은 부모들은 자녀가 2세 이후부터 모든 권위에 반대하는 강한 의지를 가지고 있다고 설명했다. 일반적으로 그들은 지나치게 완고하고 반항적이며 타인을 조종하려 하고 성인과 논쟁하는 것으로 묘사되었다. 몇몇 가족은 단순히 "아니"라는 말을 하면 제3차 세계 대전이 시작될 수 있다고 말했다. ODD 아이들은 항상 명령 내리는 것을 고집하기 때문에 친구를 사귀는데 어려움이 있다. 학업 성적은 종종 그들이 교사를 좋아하는지 아닌지에 따라 매우 불규칙하다. ODD 어린이의 약 절반은 신체적 폭행의 이력을 가지고 있는 반면, 다른 어린이들은 언어적 폭발로 제한된다. ODD의 전형적인 화학적 특징은 저메틸화인데, 이는 SAMe/SAH 비율, 히스타민, 절대 호염기구 등에 대한 혈액검사를 사용하여 확인할 수 있다. 이 불균형은 도파민과 세로토닌 신경전달물질의 낮은 활성과 관련이 있다. ODD를 위한 정신과 약물은 일반적으로 이러한 신경전달물질의 활성을 증가시키기 위한 자극제(리탈린 등) 또는 항우울제를 포함한다. 동료들과 나는 엽산과 콜린을 피하면서 메티오닌과 SAMe를 함유하고 있는 보충제를 포함한 ODD를 위한 영양요법 접근법을 개발했다. 이 영양소 프로토콜에는 2가지 목표가 있다.

- 뇌의 세로토닌 및 도파민 수치 증가
- 시냅스에서 수송체 형성 억제

성공적으로 치료받은 환자의 높은 비율은 나쁜 행동의 재발 없이 정신과 약물을 중단할 수 있었다. 성공에 큰 장애물은 저메틸화된 환자가 어떤 치료에도 순응하지 않는 타고난 경향이었다.

- **품행장애:** 품행장애는 18세 미만 소년의 약 9%와 소녀의 2%에 있는 행동 및 정서적 장애이다. 품행장애가 있는 어린이는 공격적으로 행동하고 부적절하게 분노를 표현한다. 그들은 사람과 동물에 대한 폭력, 재산 파괴, 거짓말, 도둑질, 무단결석, 가출 등의 다양한 반사회적 및 파괴적인 행동에 관여한다. 초기에는 어린 시절, 많은 수는 불량배가 되어 싸움에 관여되는 것을 즐길 수 있다. 그들은 마약과 술을 남용하고 어린 나이에 성관계를 갖는 경향이 있다. 과민성, 성마름 및 낮은 자존감은 품행장애를 가진 어린이의 일반적인 성격 특성이며, 많은 수가 적대적이고 반항적이기도 하다. 품행장애의 고전적인 화학적 특징은 심각한 피롤 장애와 저메틸화의 조합이다.

- **반사회적 성격장애:** 이 상태의 사람들은 때때로 소시오패스 또는 사이코패스라고 한다. 조기 경고 신호는 야뇨증, 동물 학대 그리고 방화(화재에 매료됨)를 포함한다. 대부분의 경우, 그들은 4세에 적대적이고 반항적이며 10세에 품행장애를 나타낸다. 많은 사람들이 범죄와 폭력의 삶을 지속한다. 18년 동안 교도

소 자원봉사를 하면서 이 진단을 받은 200명 이상의 사람들과 밀접한 관계를 맺고 다음과 같은 일반적인 특성을 관찰했다.

- 극도의 나르시시즘 – 다른 사람에 대한 관심과 배려가 일체 없음
- 매력적인 성격과 훌륭한 언어 기술
- 성욕과다
- 쉽게 분노함, 특히 알코올 섭취 후
- 높은 통증 역치
- 법률 및 사회적 규범 무시
- 불법 약물의 두려움 없는 사용
- 그들이 겁쟁이라고 믿는 평범한 사람들에 대한 과소평가
- 초래될 결과에 관계없이 충동적인 행동

반사회적 성격장애의 화학적 특징은 저메틸화, 피롤 장애, 독성 금속 증가, 심각한 아연 결핍 및 정상 하한치 구리 수준의 이상한 조합이다. 이러한 불균형을 해결하기 위한 영양요법은 일반적으로 반사회적 성격장애 어린이들의 큰 개선을 보이는데, 적극적으로 알코올이나 불법 약물을 남용하는 청소년 또는 성인들에서는 약간의 지속 가능한 이점만 있다. 이 상태는 치료할 수 있지만 조기 개입이 필수적이다.

◆ **비폭력 행동장애**: 우리의 화학 데이터베이스에는 신체적 폭력

이 없는 심각한 행동장애를 가진 1,000명 이상의 사람들이 포함되어 있다. 대부분의 경우 거짓말, 도둑질 및 기만적인 경향과 함께 열악한 학업 및 업무 수행과 관련이 있었다. 성과 연구에 따르면 이러한 사람들은 영양요법에 잘 반응한다. 화학 연구에 따르면 비폭력 행동장애가 있는 대부분의 환자는 다음 생화학 분류 중 하나에 해당한다.

- 대부분의 비타민, 미네랄과 아미노산의 낮은 수준을 보이는 영양 흡수가 불량한 사람
- 심각한 포도당 조절 이상이 있는 사람
- ODD를 가진 비폭력, 저메틸화된 사람

ADHD의 생화학

ADHD는 여러 가지 다른 학습 장애를 포괄하는 용어이다. 5,600명의 ADHD 사례에 대한 우리의 화학 데이터베이스에 따르면 이 사람들의 75%가 심각한 행동장애의 병력이 있는 것으로 나타났다. ADHD[73]에는 3가지 주요 하위 유형이 있으며 각각 다른 화학적 특징이 있다.

1. **주의력 결핍 우세형:** 이들은 지능이 보통이거나 높을 수도 있지만 주목하고 집중하는 능력이 좋지 않다. 그들은 종종 우주생도(마약 중독자처럼 멍한 사람을 비유하는 표현-역자 주)로 묘사된다. 학교에서는 조용히 앉아 있지만 과목에 관심이 거의

없고 공상하기 쉽다. 이 어린이들 중 다수는 훌륭한 행동 통제
와 사회화를 보이만 학업 성취는 매우 열악하다. 이들의 절반
이상에서는 엽산, 비타민 B12, 아연 및 콜린이 결핍되어 있으
며 이러한 영양소를 보충한 후 집중력이 향상된다. 특히 지능
이 높은 어린이들에게는 극심한 지루함이 주의력 결핍의 또 다
른 원인이 될 수 있으며, 이러한 어린이들에게는 지적인 도전
의식을 북돋아 주어야 한다.

2. **과잉행동—충동성 우세형:** 이들은 지속적으로 움직이는 경향이
   있고, 주의가 산만하며 주의력이 짧은 편이다. 결과적으로 그
   들은 지능 수준에 관계없이 학업적인 달성을 이루지 못한다.
   이 그룹의 전형적인 화학적 특징은 구리 과부하 및 아연 결핍
   과 관련된 금속 대사 장애이다. 제3장에 설명된 바와 같이, 이
   금속 불균형은 낮은 도파민과 높은 노르에피네프린 및 아드레
   날린 활성과 관련이 있다. 리탈린, 애더럴(Adderall) 및 기타 자
   극제는 효과적으로 도파민 활성을 향상시키고 학업을 향상시
   킬 수 있다. 그러나 구리 및 아연 수준의 균형을 맞추기 위한
   영양요법은 종종 식욕 억제, 성장 지연, 틱 장애 및 성격 변화
   등 자극제와 관련된 불쾌한 부작용[107] 없이 동일한 결과를 달성
   할 수 있다. 리탈린과 코카인은 DAT 수송 단백질의 작용을 손
   상시킴으로써 도파민 재흡수를 억제한다는 동일한 메커니즘을
   공유한다는 것이 흥미롭다. 코카인은 도파민 활성의 급격한 상
   승으로 갑자기 급격히 높아지며 중독성이 강하다. 하지만 리탈

린을 경구 복용하면 도파민 활성이 훨씬 느려지기 때문에 일반
적으로 중독성이 없다.

3. **주의력 결핍/과잉행동-충동성 복합형:** ADHD의 가장 큰 하위
   유형은 일반적으로 하위 유형 1 및 2보다 더 심각한 학업 미달
   을 포함한다. 이 집단은 둘 이상의 화학적 불균형을 가진 사람
   을 포함하며 실험실 검사는 성공적인 진단 및 치료에 필수적이
   다. 약 68%는 혈액과 조직에서 구리/아연 비율이 심각하게 상
   승한 것으로 나타났으며, 이 미량 금속의 정상화는 과잉 행동
   을 크게 줄이고 집중력을 향상시킬 수 있다. 이 분류의 다른 사
   람들은 메틸화 장애, 독성 과부하, 피롤 장애 또는 기타 불균형
   을 가질 수 있으며 정확한 진단을 위해서는 혈액 및 소변검사
   가 필요하다.

종적 연구는 사람의 생화학적 경향이 평생 지속된다는 것을 보
여주었고, 이는 생화학적 경향이 유전적이거나 후생적이라는 것을
암시한다. 대부분의 경우, 특정 불균형의 증상들은 유아기부터 매
우 뚜렷하다. 사람의 삶에 미치는 영향은 화학적 불균형과 환경 요
인의 심각성에 달려 있다. 예를 들어 공격적인 행동이나 ADHD가
가벼운 경향이 있는 어린이는 좋은 식이와 심각한 외상성 사건의
부재, 양육 가족이 주어지는 경우 정상적으로 발달할 수 있다. 그
러나 우리가 연쇄 살인범에서 관찰한 것처럼 심각한 화학적 불균
형으로 태어난 아이는 뇌화학이 교정되지 않으면 범죄자가 될 가

능성이 높다. 상담과 좋은 환경의 제공은 경증에서 중등도의 행동 장애 또는 ADHD 환자에 효과적일 수 있지만, 제3장에서도 언급했듯이 심각한 화학 불균형은 사라지지 않으며 치료는 뇌화학 교정에 중점을 두어야한다. 마찬가지로 우울증에 대한 경미한 유전적 경향성은 좋은 환경과 상담으로 극복될 수 있는 반면, 심한 경향성은 공격적인 생화학적 개입이 필요할 수 있다. 이 모든 환자는 개별 영양요법에 적합한 후보이다.

수십 년 동안 비정상적인 행동의 근본 원인으로 환경적 요인이 받아들여져 왔다. 우리의 연구에 따르면 불균형 뇌화학도 마찬가지로 중요하다. 많은 사람에게 나쁜 행동을 유발하는 조합은 생화학적 소인+결함이 있는 환경이다.

영양요법 결과

가끔 의사들이 새로운 치료의 효과를 결정하기 어려운 경우가 있는데, 특히 드물게 재방문하는 의료행위에서는 더욱 그러하다. 5-10%의 환자는 크게 호전되었다는 감사 편지를 보낼 수도 있다. 그러나 중요한 질문은 '다른 90-95%는 어떻게 됐을까'이다. 대부분의 치료법은 상당한 위약 효과를 수반하며, 비효율적인 치료는 언제나 이 치료법으로 인해 효과가 발생되었다고 하는 진지한 보고서를 만들려고 한다. 효과적인 해결책은 여러 번 방문한 다수의 환자와 접촉하고 전반적인 결과를 알아냄으로써 때때로 무작위 추출 검사를 하는 것이다.

1976년부터 나는 행동장애와 ADHD 환자들을 위한 영양요법

표 8-1. 초기 행동 발견: 1978-1988

- 약 65%의 가정은 행동이 개선되었다고 보고했으며, 어린 아이들에게서 더 나은 결과를 보였다.
- 14세 미만 어린이의 약 80%가 행동 개선을 보였으며, 절반 이상이 신체적 폭력을 완전히 중단했다.
- 14세 이후에는 점차 효과가 저하되는 것이 관찰되었다.
- 상습적인 폭행 전과가 있는 중증의 경우 높은 효과가 보고되었다.
- 반항장애로 진단된 대부분의 사람들은 저메틸화 상태였다.
- 품행장애 진단을 받은 대부분의 사람들은 소변 피롤이 증가되어 있었다.
- ADHD 아동의 2/3가 혈액에서 구리/아연 비율이 상승된 것으로 나타났다.
- 많은 가정들이 치료 순응 문제를 보고했고, 10% 이상이 치료를 시작하지 못했다.
- 공복 상태에서 영양소를 섭취한 경우 약 15%에서 가끔 메스꺼움이나 복통을 호소했다.

의 효과를 측정하기 위해 12개 이상의 결과 연구를 수행했다. 초기 연구에는 연속적으로 영양요법을 받은 수백 명의 환자가 참여했으며, 치료 성공률, 부작용, 준수 문제 등에 대한 정보를 제공해 주었다. 초기에 얻은 교훈 중 일부는 표 8-1에 요약되어 있다. 중요한 발견은 이 치료법이 14세 이후에는 효과가 꾸준히 감소하지만, 어린 아이들에게는 매우 효과적으로 보인다는 것이다. 코카인이나 다른 불법적인 물질을 남용하는 대부분의 환자들은 감지할 수 없는 호전을 보였다. 과도한 알코올 섭취 역시 호전이 없는 것과 관련이 있었다. 성인들이 더 나쁜 결과를 보이는 것에 대한 또 다른 해석은 수년간 나쁜 행동이 뿌리 깊은 부정적인 자아상을 조장했을지도 모른다는 것이다. 1985년이 되자 우리의 관심사는 성인 범죄자에서 행동장애가 있는 어린이로 바뀌었다.

모든 초기 결과 연구는 캡슐의 개수와 맛에 관련된 상당한 치료순응 문제를 보였다. 2003년에는 캡슐을 2-3배 줄이기 위해 조제약을 개발했다. 게다가 우리는 아주 적은 양의 바닐린과 다른 중성 물질들이 불쾌한 맛을 가릴 수 있고 치료 순응 비율을 높일 수 있다는 것을 알게 되었다.

초기 결과 연구에서는 또한 각 환자에게 치료 접근방식을 이해하고 치료 순응 문제를 극복하도록 해주는 간호사를 배정하는 일차 간호시스템을 도입했을 때 치료 성공률이 향상되었다는 것을 보여주었다.

2004년 성과 연구

2004년에는 행동장애 환자 207명을 대상으로 우리 영양요법시스템의 효과를 측정하는 공개성과 연구[150]를 발표하였다. 임상 절차에는 병력, 90가지 생화학적 항목의 검사실 검사, 신체검사가 포함되었다. 확인된 각 불균형에 대해는 표준화된 프로토콜이 적용되었다. 신체적 폭행과 파괴적인 에피소드의 빈도는 치료 전후로 측정되었으며, 추적 기간은 4~8개월이었다.

207명의 실험 대상자들은 각각 행동장애, 반항 장애, 반사회적 인격 장애 또는 ADHD 등의 사전 진단을 받았다. 실험 대상자는 남성 149명, 여성 58명으로 구성됐으며 대부분 극심한 폭행 전력이 있었다. 영양요법을 받기 전에 95% 이상이 행동수정, 갈등해결, 상담 또는 정신치료를 받은 적이 있으며, 85%는 리탈린, 항우울제, 또는 기타 정신과 약물에 대한 복용 이력이 있었다.

　　모든 경우에 있어서 심각한 행동 문제는 계속해서 분명하게 있었다. 가장 일반적인 화학적 불균형과 처방된 치료법은 아래에 설명되어 있다.

구리/아연 비율 상승: 실험 대상자의 총 75.4%가 상승된 혈청 구리와 감소된 혈장 아연 소견을 보였다. 이러한 불균형과 관련된 행동장애로는 삽화적 분노 장애(episodic rage disorder), 주의력 결핍 장애, 과잉 행동 등이 포함된다. 치료에는 아연, 글루타티온, 셀레늄, 시스테인을 이용한 MT 증진요법과 함께 피리독신(pyridoxine), 아스코르브산(ascorbic acid), 비타민 E 등의 증강영양소가 포함되었다.

과메틸화: 행동장애 대상자의 약 29.5%는 과메틸화, 메틸/엽산 비율 상승, 도파민 및 노르에피네프린 수치 상승 등의 생체표지자인 혈중 히스타민 감소를 보였다. 이러한 불균형은 불안, 편집증, 우울증과 관련이 있으며 엽산, 비타민 B3, B12와 증강영양소를 사용하여 치료하였다.

저메틸화: 총 37.7%의 환자가 저메틸화의 생체표지자인 혈중 히스타민 상승과 메틸/엽산 비율 저하를 보였다. 이러한 불균형은 우울

증, 계절 알레르기, 강박적인 성향, 높은 성욕, 낮은 수준의 세로 토닌과 관련이 있다. 치료에는 메티오닌, 칼슘, 마그네슘, 비타민 B6, C, D의 보충제가 포함되었다.

피롤 장애: 이러한 불균형은 32.9%의 환자가 보였다. 상승된 피롤 은 피롤 화학적 대사의 선천적인 오류와 관련이 있지만, 또한 포르피린증이나 중금속, 독성 화학 물질 그리고 산화 스트레스를 증가시키는 다른 조건들에 노출되어도 발생될 수 있다. 이러한 불균형은 피리독신과 아연의 심각한 결핍을 초래하고 스트레스 조절의 어려움이나 폭발적 분노와 관련이 있다. 이 질환에 대한 치료는 피리독신, 피리독살-5-인산염, 아연, 비타민 C와 E 등의 보충제가 포함되었다.

중금속 과부하: 행동장애 대상자의 17.9%가 납, 카드뮴 또는 기타 독성 금속의 상승된 수치를 보였다. 독성 금속 과부하는 행동장애 및 학업 부진과 관련이 있다. 치료에는 독성 금속의 배설을 촉진하기 위해 칼슘, 아연, 망간, 피리독신, 셀레늄, 기타 항산화제 등의 보충제가 포함되었다.

포도당 조절 장애: 대상자 중 30.4%는 혈당치가 비정상적으로 낮은 경향을 보였다. 이러한 불균형은 행동장애의 원인이라기보다는 악화되는 요소로 보인다. 치료에는 식이 조절과 함께 크롬 피콜리네이트(chromium picolinate)와 망간 보충제가 포함되었다.

흡수 장애: 총 15.5%가 전반적으로 낮은 수준의 아미노산, 비타민, 미네랄과 관련된 흡수 장애 증후군을 보였다. 이 화학적 불균형은 안절부절 못함, 충동성 그리고 학습부진과 관련이 있다. 치료법은 흡수 장애의 유형[예: 위산이 낮은 경우, 위 기능 부전, 효모의 과잉 성장 또는 솔가장자리 장애]에 따라 다양하였다. 그 치료법에는 위산 수치, 소화 효소, 비오틴, 프로바이오틱스 조절을 위한 영양소 사용이 포함되었다.

치료 유효성 결과: 치료 순응은 행동장애의 치료 성공에 대한 주요한 장애물이다. 예를 들어 반항 장애가 있는 십대 청소년에게 매일 여러 개의 캡슐을 삼키게 하는 일 등 특정일을 시키는 것은 매우 어렵다. 207명의 대상자에 대한 추적 관찰 당시 총 76%가 치료 준수 상태를 유지하였다. 치료에 순응하지 않은 대상자의 약 50%는 치료를 시작한 적조차 없다고 가족들이 보고하였다. 그래서 치료 준수 그룹에서 달성한 행동 개선은 그림 8-1과 그림 8-2에 요

그림 8-1. 치료 순응적인 폭행 행동 대상자의 치료 결과

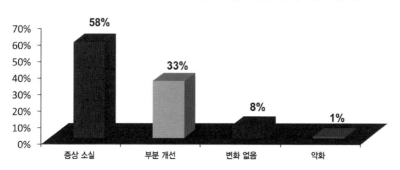

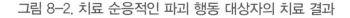

그림 8-2. 치료 순응적인 파괴 행동 대상자의 치료 결과

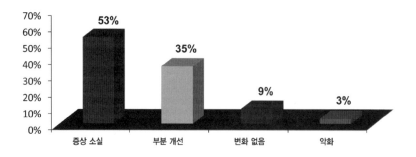

약되어 있다.

전체 가족의 91%가 폭행 발생이 줄었다고 응답했으며, 58%는 폭행이 완전히 사라졌다고 응답했다. 재물의 파괴 행동과 관련해서도 유사한 결과를 얻었다. (그림 8-2) 이러한 결과는 개별화된 영양요법이 행동을 개선하는 데 효과적이었음을 보여준다. 통계적 유의성(p< 0.001)은 폭행 빈도 감소와 파괴적 사건 모두에 대해 발견되었는데, 이는 행동 개선이 영양요법과 관련이 없을 가능성이 1,000분의 1도 되지 않는 다는 것을 나타낸다. 치료 효과는 14세 미만 아동의 경우 가장 높았다. 이처럼 어린 연령대에서 이러한 결과를 보이는 것은 어린 연령대에서 심각한 약물/알코올 남용 발생률이 감소되고, 뿌리 깊은 부정적 자기상(self-image)이 적었기 때문일 수 있다.

도심지 학교 프로젝트

무료 의학 검진과 영양요법이 극빈층이 거주하는 미국 시카고 근교 K-8학교에 다니는 33명의 위험군 아이들에게 제공되었다. 나이는 5세에서 14세 사이였고, 대부분 ADHD와 행동장애로 사전 진단되었다. 그리고 참여 학생들은 학교 특별교육 담당자에 의해 선정되었고, 그들은 학생들의 학업과 행동상태를 치료 전후로 평가하였다. 진료 프로토콜은 의사의 병력청취, 신체검진과 자세한 실험실 검사가 포함되었다. 의학적 과정은 간소화되었고, 총 비용은 한 아이당 300달러로 줄었다. 도심지 부모들은 그들의 문제 아이를 돕는데 헌신적이었고, 단지 3명만이 치료 순응에 실패하였다. 이 2년짜리 프로그램은 국립휴양재단(National Recreation Foundation)에서 자금 지원을 받았다.

ADHD 학생: 14명의 ADHD 아이들이 아이오와 기본 기능검사(Iowa Test of Basic Skills)에 근거한 테스트와 교사의 리포트로 치료 전과 후로 평가되었다. 총 71%가 특별 교육 담당자를 통해 교육받은 후 학업성취에 의미 있는 개선을 보였다. 일부는 아주 경이적으로 향상되었다. 9살 여자 아이는 6개월 치료를 받은 후에 아이오와 검사(Iowa test) 읽기 점수가 백분위 13번째에서 71번째로 향상되었다. 그녀의 수학점수는 백분위 36번째에서 51번째로 향상되었고, 담당자와 부모는 그녀가 껍데기를 깨고 나왔다고 묘사했다. 또 다른 예로 7살의 소녀는 더 차분해지고 집중력이 좋아져서 아이오와 검사 읽기와 수학에서 현저한 향상을 보였다. 4명의 ADHD 학생은 학업 향상을 보여주지 못했다.

행동장애 학생: 특별 교육 담당자는 심각한 행동문제를 가지고 있는 16명의 학생 중 13명이 호전되었다고 보고했다. 폭력행동이 완전히 멈춘 여러 건의 사례가 보고되었다. 한 13세 학생은 행동조절장애로 인해 여러 번 정학을 당했었는데, 차분해지고 분노표출이 완전하게 중지되었다. 또한 그는 리탈린을 중지하고도 좋은 행동을 유지할 수 있었다. 동료 학생들을 심하게 발로 차고 때리는 6살 아이가 폭력적 행동을 완전히 멈추었다. 몇몇 부모들은 그들의 아이가 감옥에 갈까봐 걱정했는데 지금은 아이들이 호전되어서 감동받았다고 했다. 대체적으로 도심지 아이들이 부유한 외곽이나 시골에 사는 아이들보다 행동 개선이 더 잘 되었다. 수십 년 동안 도심지 극빈층지역은 범죄우발지역으로 알려져 왔다. 이 프로젝트의 결과는 위험지역인 도심지 아이들에 제공된 개별 영양요법이 범죄를 예방하는 효과적 전략이 될 수 있다는 것을 시사한다.

영양요법 기간

학업 향상에 필요한 시간은 일반적으로 행동 향상에 필요한 시간
보다 길다. 화학적 불균형을 교정한다고 해서 아이의 뇌에 새로운
지식을 주입하는 것은 아니지만, 학습 속도를 크게 높일 수 있다.
두 경우 모두 진전이 이뤄지는 시간은 치료되어지는 개별적 불균
형에 따라 달라진다. 가장 빠른 진전은 며칠간의 치료로도 더 안정
될 수 있는 피롤 환자들에게서 이뤄진다. 해결하기에 가장 느린 불
균형은 저메틸화인데, 일반적으로 개선이 관찰되기까지는 30-60
일이 필요하다. 다음 3가지 요소가 진전을 지연시킬 수 있다.

◆   A형 혈액형
◆   흡수 장애
◆   저혈당증

　　일부 불행한 환자들은 3가지 요소를 모두 갖추고 있으며 성공
할 때까지 6개월의 치료를 받아야 한다. ADHD 아동을 위한 영양
요법은 보통 완전한 효과를 얻기까지 3개월이 필요하다. ADHD
성인들은 더 느리게 반응하며, 호전이 시작되기까지 6개월 이상이
필요한 경우가 많다.

　　행동장애 환자들은 보통 2주 이내에 영양요법에 반응하며, 2개
월 후에 완전한 효과를 얻게 된다. 우리의 결과 연구는 행동장애가
있는 아이들이 모든 환자 집단 중에서 가장 빠른 개선과 최고 유효
율을 달성한다는 것을 일관되게 보여주었다.

학교 총기난사 예방을 위한 제안

미국에서는 1990년 이후 50건 이상의 주요 학교 총기 사건이 있었다. 만약 효과적인 조치가 취해지지 않는다면, 앞으로 몇 년 안에 더 많은 무고한 어린이들이 죽게 될 것이다. 코네티컷주 뉴타운에서 아동 20명과 성인 6명이 집단 학살을 당한 사건을 계기로 가장 자주 제시되는 2가지 해결책은 (a) 총기를 제거하는 것과 (b) 정신적으로 장애가 있는 사람에게는 총을 멀리 두는 것이다. 의도는 좋았지만, 이 두 해결책 모두 효과를 거두려면 수년이 걸릴 것이다.

- **총기 규제:** 미국에는 3억 개 이상의 총기가 있고 전체 가구의 3분의 1 이상이 집에 총기를 가지고 있다. 비록 국회의원들이 총기에 대한 접근을 제한하는 것에 동의하더라도, 미국에서 총기의 수를 효과적으로 줄이려면 많은 시간이 걸릴 것이다.
- **정신적으로 장애가 있는 사람에게 총을 가까이하지 못하게 함:** 미국에는 불안과 우울증을 일으키는 수백만 명의 어린이와 성인들이 있다. 이 사람들 중 일부는 그들의 정신적 문제가 발생하기 전부터 이미 총을 가지고 있었다. 일부는 총을 가지고 있는 사람과 한 집에 같이 살고 있다. 비록 상당한 비율의 우울증 환자들이 자살 충동을 느끼게 되지만, 극소수만이 학교를 방문해서 아이들을 살해할 동기를 가지고 있다. 이런 성향을 가진 희귀한 개인들을 식별하는 것은 불가능하다.

대부분의 학교 총기 난사범들은 우리가 연구한 수천 명의 행동장애 환자들과 비교했을 때 독특하고 특이한 이력을 보인다. 주요한 차이점은 10대까지 폭력적인 행동이 없었고, 많은 경우 학문적으로 우수했다. 전형적으로 학교 난사범들은 사춘기 이후 불안증과 우울증이 생겼고 SSRI로 치료받았다.

이러한 약물들은 수백만 명의 사람들을 도와왔지만 정신과 의사들은 수년 동안 드문 부작용으로 자살 사고와 어떤 경우에는 살인 성향을 수반한다는 것을 알고 있었다. 젊은 남성들이 특히 이러한 부작용의 위험에 처해 있다는 것을 보여주는 상당히 많은 출판된 문헌들이 있다.

우리가 연구한 학교 총기 난사범들 중 90% 이상이 SSRI 약물 치료를 받고 있었다. 우울증에 대한 주류 정신의학의 "선택 치료"는 아마도 상담치료와 함께 뇌의 세로토닌 활성을 증가시키는 것을 목표로 하는 SSRI의 사용이다. 그러나 제6장에서 설명한 바와 같이 우울증은 단일 상태가 아니라 상당히 다른 여러 가지 질환을 포괄하는 포괄적 용어이다. 그림 6-1은 SSRI 약물에 대한 불내성과 연관되어 있는 저엽산 표현형을 포함한 5가지 주요 생화학적 우울증 유형을 보여준다. 대부분의 학교 총기 난사범들은 저엽산형 우울증을 앓고 있었고 항우울제 치료에 대한 부작용을 경험했을 가능성이 있어 보인다. 이 사람들은 벤조디아제핀계 약물에 더 잘 반응하고, 또한 엽산 수치를 높이기 위한 영양요법의 혜택을 받을 수 있다. 항우울제 약물의 또 다른 위험은 갑작스럽게 치료에 순응하지 않는 것이다. 가해자가 SSRI 투약을 중단한 직후에 범죄가 발생한 학교 총기 사건이 여러 건 있었다.

권장 사항: 의사들은 젊은 남성들에게 SSRI 항우울제를 처방하기 전에 혈액검사를 해야 한다. 히스타민, 혈청 엽산 또는 SAMe/SAH 비율 등에 대한 저렴한 혈액검사로 SSRI 복용 후 자살이나 살인의 위험성을 가진 사람을 효율적으로 식별할 수 있다.

후생유전학과 범죄 예방

심각한 범죄의 대부분은 이전에 소시오패스(sociopaths)라고 불렸던, 반사회적 인격 장애 진단받은 사람들에 의해 자행된다. 이 그룹은 수많은 경력의 범죄자뿐만 아니라 거의 모든 연쇄 살인범과 연쇄 강간범을 포함한다. 다른 큰 사회적 해를 끼치는 사람들은 소아성애자(pedophiles)와 시체성애증(necrophilia) 같은 특정한 형태의 변태 성행위를 가진 사람들이다. 제4장에서 설명한 바와 같이, 우리의 광범위한 데이터베이스는 이러한 2가지 범죄 분류가 후생유전자 질환의 기준에 적합하다는 것을 보여준다. 이는 후생유전학 연구가 이러한 범죄행위와 관련된 유전자 발현 오류를 확인할 수 있는 잠재력을 가지고 있음을 시사한다. 이 경우 출생 직후 혈액검사로 어린이를 선별할 수 있으며, 후생유전학적 치료법을 개발해 이러한 심각한 행동장애를 없앨 수 있다. 이것은 범죄 예방을 위한 세계에서 가장 유망한 접근방식일 수 있으며 이 아이들과 가족들에게 큰 혜택을 제공할 것이다. 범죄행동을 연구하는 후생유전학 연구는 국가적으로 높은 우선순위가 되어야 한다.

수십 년 동안, 연구원들은 분노 장애, 범죄, 폭력 등에서 선천성/후천성[151]의 상대적인 영향에 대해 토론해 왔다. 행동장애를 가진 사람에서 생화학 불균형 발생률이 높고, 불균형 교정에 따라 주요 행동이 개선되는 것은 생화학적 수치가 인간의 행동에 강력한 영향을 미친다는 것을 강하게 시사한다. 비행과 범죄를 효과적으로 예방하기 위해서는 위험에 처한 아이들의 뇌화학적 정상화를 위한 조기 개입이 필요할 수 있다. 이 치료법을 범죄 예방 조치로서 평가하려면 다음 사항들이 필요하다:

◆ 치료 효능을 결정적으로 측정하기 위한 이중 맹검, 위약 대조군 연구
◆ 치료 후 4~8개월 동안 행동 개선이 지속되고 있는지 여부를 결정하기 위한 종적 연구

상대적으로 저렴한 영양요법은 범죄와 폭력을 줄이고, 인간의 고통을 줄이고, 연간 수십억 달러를 절약할 수 있다.

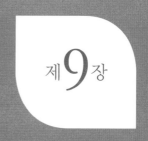

제9장

알츠하이머병

●—독일의 정신과 의사 알로이스 알츠하이머는 조기 인지기능 저하를 겪은 한 여성에 대해 부검을 실시했다. 그녀의 뇌는 피질의 약 1/3이 황폐화되었고 뇌세포 외 단백질이 뭉친 신경반과 서로 엉킨 신경섬유다발이 쌓여 있다는 것을 발견했다. 이와 유사한 발견은 다른 연구자들에 의해 일찍이 보고되었지만 알츠하이머는 병든 뇌에 대해 훨씬 더 자세하고 정확한 설명을 제공했다.

●—부적절한 영양 섭취는 노인 인구에서 흔한 문제며, 아연과 비타민 A, C, E의 낮은 수치는 산화 스트레스를 증가시킨다. 여러 연구들에서는 산화 스트레스가 AD의 발병에 중요한 역할을 한다는 것을 밝혀냈다.

●—기억력 향상과 안정적 인지기능을 확인하였다. 개선된 환자들 중 여러 명은 결국 그들이 악화되어 죽지 않았기 때문에 잘못 진단되었다는 말을 듣게 되었다. AD의 진단은 부검 전에 미리 진단되기 때문에 우리는 이 모든 환자들이 실제로 AD를 가지고 있는지 확신할 수 없다. 또한 반응이 없는 일부 환자들은 루이소체병이나 혈관성 치매, AD가 아닌 다른 병에 걸렸을 가능성도 있다.

소개

1905년 독일의 정신과 의사 알로이스 알츠하이머(Alois Alzheimer)는 조기 인지기능 저하를 겪은 한 여성에 대해 부검을 실시했다. 그녀의 뇌는 피질의 약 1/3이 황폐화되었고 뇌세포 외 단백질이 뭉친 신경반과 서로 엉킨 신경섬유다발이 쌓여 있다는 것을 발견했다. 이와 유사한 발견은 다른 연구자들에 의해 일찍이 보고되었지만 알츠하이머는 병든 뇌에 대해 훨씬 더 자세하고 정확한 설명을 제공했다.[152] 당시 알츠하이머는 조울증(현재는 양극성 장애)을 발견해 당대의 대표적인 정신과 의사가 된 에밀 크레펠린(Emil Kraepelin)의 연구실에서 일하고 있었다. 1910년 크레펠린은 이런 형태의 치매를 친구이자 동료인 알로이스 알츠하이머의 명예를 위해 알츠하이머병(Alzheimer's disease, AD)이라고 언급한 정신의학 핸드북[153]을 발간했다.

100년이 넘는 세월이 흘렀지만, AD는 아직도 잘 이해되지 않고 일반적으로 불치병으로 간주되고 있다. AD는 약 450만 명의 미국인에게 영향을 미치는 진행성이고 치명적인 뇌질환이다. 첫 번째 징후는 후각이 감소하고 짧은 기억을 유지할 수 없다는 것이다. 뇌세포의 지속적인 파괴가 진행되면서 기능이 급격히 떨어진다. 아리셉트(Aricept)와 다른 약물이 악화되고 있는 뇌를 4-12개월 동안은 좋아지게 할 수 있지만, 세포 파괴의 속도를 막지는 못한다. 진단과 사망 사이의 평균 시간은 약 7년이다. 많은 AD 환자들은 초기에 그들의 증상을 위장하려고 시도한다. 2007년에 우리는 나의 이름을 부르고 AD 상태를 드러내지 않으며 간단한 대화를 이어간 옛 친구를 평가했다. 그의 아내는 우리보다 몇 초 전에 그에게 내 이름을 상기시켜 주었었다. 하지만 테스트 결과 그는 해리 트루먼이 여전히 대통령이라고 생각하고 있었다. AD는 대부분의 노인들이 두려워하는 병이다. 인구의 약 1/3이 85세가 될 때쯤에는 AD의 어느 단계에 있다. 이후에는 특히 환자가 사랑하는 사람을 더 이상 알아보지 못하고 우울증, 불안감, 짜증, 신체적 건강 감퇴를 겪을 수 있기 때문에 더욱 어렵다.

알츠하이머병의 단계

1. **초기 위험 징후**: 많은 환자들이 진단되기 몇 년 전에 AD의 잠재적 증상을 보인다. 가장 흔한 징후는 정신적 기민함이 감소되는 것과 더불어 사건이나 활동에 대한 관심의 상실이다. 이 상태를 흔히 경도인지장애라고 한다.

2. **경도알츠하이머병**: AD의 공식적인 진단은 대개 최근의 기억들이 현저하게 손실되었을 때 이뤄지고, 반면에 오래된 기억들은 여전히 남아있다. 또 다른 진단 증상은 어휘력의 감소와 의사소통 능력의 상실이다. 널리 사용되고 있는 간이정신상태검사(MMSE)[154]는 진단을 확정하는데 도움이 된다. 100에서 3을 순차적으로 빼거나 오각형의 그림을 복사하는 것과 같은 간단한 작업을 수행하는 환자의 능력에 기반을 둔다. 더욱 결정적인 테스트는 컴퓨터화된 전산화 캠브리지 신경인지검사법(Cambridge Neuropsychological Test Automated Battery,

CANTAB)[155]이다. 이 질병 단계에서 대부분의 사람들은 여전히 삶을 즐기고 기본적인 일을 할 수 있지만 복잡한 생각이나 논리가 필요한 활동에 대해서는 감독을 필요로 한다.

3. **중등도 알츠하이머병**: 뉴런의 악화는 결국 뇌 전체로 퍼져나가며 환자는 일상생활에서 많은 일반적인 활동 수행 능력을 상실한다. 기억력은 계속 나빠지고, 환자는 더 이상 자신의 손주나 최근 친구들을 알아보지 못할 수도 있다. 읽기와 쓰기 능력은 점차 사라지고 짜증, 방황, 낙상, 신체적 공격 증세는 가족에게 매우 위협적일 수 있다. AD 환자 중 약 1/3에서는 망상과 요실금이 발생한다. 대부분의 가정들은 악화되는 증상에 더 이상 대처할 수 없을 때 사랑하는 사람을 장기요양시설로 옮길 수밖에 없다. 가족에게는 가슴 아픈 일이지만, 이 단계는 종종 환자를 괴롭히는 것 같지 않아 보인다.

4. **진행된 알츠하이머병**: 이 마지막 단계 동안, 환자는 완전히 간병인에 의존하게 된다. 병이 진행되는 동안 멍한 표정이 되고, 말하는 능력을 잃고, 방문자들을 응대하지 못하게 된다. 최종 단계에서는 침대에 누워 생활하게 되고, 소변을 완전히 못 가리고, 스스로 식사할 수 없게 된다. 주로 감염, 호흡기 질환 등으로 인해 사망하며 AD 자체로 사망하지는 않는다.[156]

유전학의 역할

AD의 원인은 아직 밝혀지지 않았지만 유전학이나 후생유전학이 중요한 역할을 하는 것은 분명하다. AD에는 2가지 유형이 있으며 둘 다 유전적 연관성을 가지고 있다. 가족형 AD[157]는 일반적으로 40세에서 55세 사이에 발병하며 약 5%의 환자에 해당한다. 이 질환은 프리세닐린 1, 프리세닐린 2 또는 아밀로이드 전구체 단백질(amyloid precursor protein, APP)을 생산하는 유전자 돌연변이 때문에 발생한다. 만발성 AD는 약 95%의 환자에 해당하며 보통 70세 이후에 발병한다. 1993년 듀크대학교[158]의 연구자들은 아포리포단백 E(Apoliprotein E, ApoE) 이상이 만발성 AD의 강력한 위험인자라고 보고했다. ApoE는 299개의 아미노산을 함유하고 있는 단백질로 E2, E3, E4의 3가지 동형 단백질로 존재할 수 있다. E3는 아미노산 체인의 시스테인이 아르기닌으로 대체된 것을 제외하고는 E2와 동일하다. E4에서는 두 개의 시스테인이 아르기닌으로 대체되었다. AD 발병 위험은 ApoE2에서 가장 낮고, ApoE3에서는 중간 정도이고, ApoE4에서 가장 높다. 양쪽 부모로부터 E4 대립유전자를 받아서 태어난 사람들은 E4 대립유전자가 없는 사람들과 비교할 때 75세까지 AD가 발병할 가능성이 10배에서 30배 더 높다. 그러나 두개의 E4 대립유전자를 가지고 태어난 많은 사람들은 기억력 손실이나 치매의 다른 증상 없이 원숙한 고령으로 살아간다. 게다가 AD 환자의 40%는 E4 유전자를 가지고 있지 않다. 유전자 검사는 사람의 ApoE 유형을 결정할 수 있지만 불치병이라는 인식 때문에 인기를 끌지 못하고 있다. 요컨대 ApoE4는 AD 위험인자이지만 그 사람이 꼭 그 병에 걸린다는 것은 아니다. 유익한 발견 덕분에 AD에 걸릴 가능성을 줄일 수 있게 해줄 몇 가지 위험 요소가 확인되었다.

위험 요소

다음의 요인들은 알츠하이머병을 겪을 가능성을 증가시킨다.

◆ **연령:** 1900년대 초반 기대수명은 45−50세에 불과했고 AD로 진행할 만큼 오래 사는 사람은 거의 없었다. 여러 해 동안 AD 와 고령의 관계는 눈에 띄지 않았다. 1960년에 영국 연구자들[159] 은 노망이 발생한 대부분의 노인 사례에서 뇌세포 내의 아밀 로이드 신경반과 신경섬유다발 등의 명확한 증거가 있는 것으 로 보아 실제 AD라는 것을 발견했다. 우리는 이제 AD 환자의 90% 이상이 70세 이후에 진단된다는 것을 안다. 이 질병의 발 병 가능성은 나이가 들수록 급격히 증가하며, 85세가 되면 약 1/3의 사람들이 이 질환의 일부 단계에 진입해 있다. 놀랍게도, AD의 위험이 90세 이후에 감소한다는 증거도 있다.

◆ **머리 부상:** 여러 연구들[160]은 머리 부상과 AD 사이의 강한 연관 성을 발견해왔다. 이 요인은 권투선수와 축구선수들을 포함해 서 여러 차례 머리에 타격을 받은 사람에게서 가장 뚜렷하다. 1993년 영국의학회[161]는 권투선수들의 AD 발병 위험이 증가했 고, 어떤 이들은 40세 이전에 이 장애를 갖게 된다는 근거를 보 고했다. 한 예로 한때 세계 헤비급 챔피언을 위해 싸웠던 제리

콰리(Jerry Quarry)를 포함해 모두 심각한 치매로 진행된 콰리 가문의 세 명의 권투선수들이 있었고, 그의 가족들은 AD 연구를 위한 기반을 마련해 줬다.

◆ **교육 수준**: 2008년에 워싱턴대학교의 과학자들[162]은 고등교육 수준을 가진 사람들이 나머지 사람들과 비교했을 때 낮은 AD 위험을 가지고 있다고 보고했다. 이것은 살아있는 사람들의 뇌에서 신경반의 양을 직접 측정한 양전자 방출 단층 촬영술(PET)에 근거했다. 이 자료는 초등학교를 졸업하지 않은 사람들이 대학 졸업생들보다 4배 더 AD에 걸릴 가능성이 높다는 것을 보여주었다. 최근의 연구[163]에 따르면 고등교육은 AD의 시작을 지연시키지만 AD가 일단 이 사람들에게 시작되면 질병이 더 빨리 진행된다고 한다.

◆ **정신 활동**: 3가지 연구[164]에 따르면 브리지 게임을 하거나, 퍼즐을 하거나, 새로운 언어를 배우는 것과 같은 정신적으로 자극적인 활동이 AD의 위험을 감소시키는 것으로 나타났다. 이것은 단지 소파에 앉아 너무 규칙적으로 TV만 보는 활동이 건강에 위험할 수 있다는 것을 암시한다.

◆ **물리적 활동**: 규칙적인 신체활동[165]에 참여하는 사람들은 AD 위험을 감소시키는 것으로 밝혀졌다. 하지만 이것은 신체운동의 직접적인 결과라기보다는 심혈관 건강이나 비만 감소에 의

한 것일 가능성이 있다.

◆ **혈관 요인**: AD에서 손상된 첫 번째 뇌 부위는 혈관에 매우 가깝다. 또한 다양한 심혈관 질환이 AD 위험을 증가시킨다는 증거[166]가 발표되었다. 뇌졸중, 고혈압, 저혈압, 심방세동, 동맥경화증, 상승된 혈청호모시스테인이 그 예다.

◆ **알코올 사용**: 흥미로운 발견은 적당한 양의 술을 마시는 사람들이 술을 전혀 마시지 않는 사람들보다 AD로부터 더 잘 보호된다는 것이다. 코펜하겐 심장 연구[167]에서는 적포도주가 특히 효과적인 것으로 밝혀졌다. 알코올 중독 경력이 없는 사람들에게는 매일 한두 잔의 적포도주가 권고되었다. 하지만 높은 알코올 소비량(적포도주 포함)은 AD의 가능성을 증가시킨다는 근거도 있다.

◆ **신체 질환**: 당뇨병이나 다른 자가면역 질환의 병력이 있는 사람들은 AD의 위험이 더 높은 것으로 보인다. 가장 강력한 데이터[168]는 제2형 당뇨병과 인슐린 저항성에 대한 것이다.

◆ **독성 금속**: 알루미늄, 수은 그리고 다른 독성 금속들이 AD와 연관되어 있다는 약간의 증거[169]가 있다. 특히 수은은 매우 논란이 많은 이슈가 되었다. 한편 수은 노출과 AD 위험 사이의 뚜렷한 연관성을 보여주는 출판된 자료가 있으며, 이로 인해

많은 사람들이 치과용 아말감을 제거하게 되었다. 또한 수은 노출은 산화 스트레스를 증가시키고 AD에서 이런 요인은 증가된다. 치과용 아말감은 수은의 상당한 증기압을 초래하며, 이러한 증기는 폐모세혈관에 의해 직접 흡수될 수 있다. 한편 다른 연구들은 아말감 충진 수와 AD의 상관관계가 없다고 보고했으며, 미국치과협회는 어떠한 관계도 적극적으로 부인했다. 많은 노인들에게 수은의 또 다른 오염원은 독감 예방주사이다.

◆ **영양 부족:** 부적절한 영양 섭취는 노인 인구에서 흔한 문제며, 아연과 비타민 A, C, E의 낮은 수치는 산화 스트레스를 증가시킨다. 여러 연구들[170]에서는 산화 스트레스가 AD의 발병에 중요한 역할을 한다는 것을 밝혀냈다. 또한 AD 위험인자[171]로 알려진 상승된 혈청 호모시스테인은 엽산과 비타민 B12의 결핍에서 비롯될 수 있다. 고품질의 식단은 AD에 대한 중요한 보호인자가 될 수 있다.

알츠하이머병이론

1. **콜린성이론:** 콜린성이론[172]은 1980년대와 1990년대 초에 두드러졌고 오늘날에도 AD 약물 처방의 기본으로 계속해서 이어지고 있다. 이 이론은 AD가 뇌의 아세틸콜린 활성의 고갈에서 시작된다고 말한다. 아세틸콜린은 기억 과정에 중요한 주요 신경전달물질로 AD 뇌에 심각하게 결핍되어 있다. 이는 아세틸콜린의 생산과 조절에 필요한 효소(choline acetyltransferase와

acetylcholine esterase)가 부족하기 때문으로 여겨져 왔다. 수년 동안 이러한 낮은 효소 수준은 위험한 상태의 뉴런에 물리적인 문제를 일으키고 세포 사멸 과정을 촉발시킨다고 믿어왔다. 그러나 결국 낮은 효소 수치는 AD의 초기 단계에서 존재하지 않고 나중에 나타난다는 것을 알게 되었다. 이것은 AD발병의 콜린성이론이 잘못되었고 아세틸콜린과 효소 수치가 낮다는 것이 병의 원인이 아니라 결과라는 강력한 근거[173]이다. 아리셉트와 다른 아세틸콜린 강화 약들은 죽어가는 환자에게 일시적으로나마 기억력 향상을 제공할 수 있기 때문에 여전히 널리 사용되고 있다. 중요한 점은 이러한 약들은 4-12개월 정도는 뇌 기능을 개선해 주지만 뇌의 무자비한 파괴를 막는 데는 거의 또는 전혀 도움이 되지 못한다는 것이다.

2. **아밀로이드 신경반 가설**: 다음으로 가장 큰 이론은 AD 두뇌에서 발견되는 신경반의 주 성분인 작은 단백질인 베타 아밀로이드($A\beta$)에 중점을 둔 아밀로이드 가설[174-175]이다. 연구자들은 $A\beta$가 세크레타제(secretase)라고 불리는 효소에 의해 APP를 작은 부분으로 나눌 때 생성된다는 것을 알게 되었다. APP가 $A\beta$ 파편으로 분해되게 하는 요인은 적극적으로 연구해야 할 대상이다. $A\beta$ 신경반은 스파게티 공처럼 뭉쳐져 뇌세포 밖에서 덩어리 형태가 되는 경향이 있다. 아밀로이드이론의 지지자들은 $A\beta$의 생산과 응집이 뇌세포 파괴 과정의 핵심 사건이라고 믿고 있다.

아밀로이드이론은 몇 가지 실험적인 치료 접근으로 이어졌다. 신경반을 제거하는 초기 전략은 AD 환자들을 Aβ 펩타이드로 면역시켜 뇌에서 Aβ를 제거할 수 있는 항체를 만드는 것을 포함한다. 초기 백신[176]은 생쥐에서는 신경반을 줄이고 정신적 기능을 향상시키는데 성공했다. 그러나 이 요법은 심각한 부작용으로 인해 인체실험에서는 실패했다. 2009년 한 연구에서는 80명의 환자 지원자에게 생쥐에서 Aβ 신경반을 제거하는 효능을 가진 다른 백신을 투여했다. 그 백신은 효과적으로 이 사람들의 신경반을 줄이거나 완전히 없앴다. 그러나 연구진은 Aβ 신경반 제거가 진행 중인 뇌세포 파괴와 질병 경과에 큰 영향을 미치지 않는다는 사실에 실망했다.[177] 이 결과는 Aβ 신경반이 AD의 원인이 아닌 결과일 수 있음을 시사한다. 두 번째 아밀로이드 관련 전략에는 APP를 조각으로 잘라 Aβ를 생성하는 세크레타제의 억제가 포함되었다. 여러 제약회사들은 AD의 예방을 목적으로 하는 세크레타제 억제제를 개발하고 있다.

3. **타우 가설**: 두 번째로 인기 있는 AD이론[178]은 보통 세포의 내부 골격을 구성하고 안정시키는 데 도움이 되는 단백질인 타우(tau)의 역할을 주된 원인으로 본다. 아주 작은 뇌의 축삭은 빨대 여러 개가 함께 묶여있는 구조를 닮은 미세소관(microtubules)로부터 구조적인 지지를 받는다. 미세소관은 또한 소낭(vesicle)과 효소의 세포 내 전달을 위한 통로역할을 한다. 타우와 다른 단백질들은 연약한 미세소관을 온전하게 하고

적절한 장소에 위치하도록 도움을 준다. 그러나 AD 환자의 경우 타우 단백질이 화학적으로 변성되고 뭉쳐져서 미세소관이 분해되고 엉키게 되어 기능을 못하게 된다. 최종 결과는 영양 수송이 상실되어 뇌세포가 죽게 되는 것이다. 그림 9-1은 AD 뇌세포에서 관찰된 신경반와 신경섬유다발을 나타낸다. 타우를 대상으로 한 치료법이 임상시험까지 이르진 못했지만, 타우를 이해하면 신경세포에 대한 AD의 파괴적인 작용에 대한 결정적인 원인이 밝혀지고 효과적인 치료법으로 이어질 것이라고 많은 전문가들은 확신하고 있다.

그림 9-1. 건강인의 뉴런과 알츠하이머병 환자의 뉴런

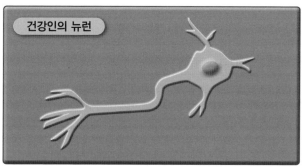

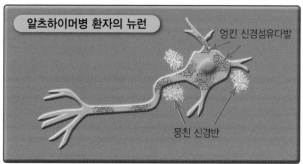

4. **염증이론**: 2004년 스크립스연구소(Scripps Research Institute)는 만성 염증이 AD의 발병의 핵심이라는 이론[179]을 제시했다. 이 이론은 염증이 AD의 발병 원인으로 의심되는 메커니즘을 유발하고 인지 감소를 유발한다는 것을 발견한 쥐를 대상으로 한 연구에 의해 뒷받침되었다. 염증에 대한 인체의 반응은 화학적 변화, 특히 단백질 변성을 수반한다. 스크립스이론은 아밀로이드 단백질이 염증 중에 변형되어 AD 뇌에서 발견되는 특징적인 신경반에 잘못 접혀서 축적된다라고 제안한다. 과학자들은 항염증 치료제가 실제로 AD 위험을 감소시키는지를 조사하기 위해 여러 가지 임상시험을 시작했다. 다른 연구 단체들은 이러한 약물의 보호 효과를 설명할 수 있는 분자 메커니즘을 규명하려고 노력하고 있다. 영장류를 대상으로 한 실험에서는 스크립스의 쥐를 대상으로 한 연구의 결과를 확인하는데 실패했다. 일부 전문가들은 항염증요법이 실제 AD 상태를 다루는 것보다 AD 예방에 더 많이 적용할 수 있을 거라고 주장한다.

5. **산화 스트레스이론**: AD 뇌에 과도한 산화 스트레스(free radicals)가 존재한다는 근거[180-181]는 상당히 많다. 산화자유라디칼(oxidative free radicals)은 박테리아를 죽이고 포도당을 연소시켜 에너지를 생산하는 등 신체에서 몇 가지 유용한 기능을 수행한다. 그러나 만성적인 활성산소 과잉은 뇌세포의 죽음을 초래할 수 있다. 활성산소의 공급원은 신체적 부상, 박테리아, 바이러스, 염증, 중금속, 핵방사선을 포함한다. 우리 몸은

활성산소가 뇌세포에 치명적인 농도에 도달하는 것을 막는 역할을 하는 항산화 분자의 공급 능력을 가지고 있다. 건강한 뇌는 (a) 독성물질의 유입을 줄이기 위해 잘 작동하는 혈액뇌장벽이 필요하고, (b) 존재하는 활성산소의 수에 대처하기 위해 뇌 내에 충분한 항산화제의 보호능력이 필요하다. 만일 자유라디칼이 전쟁에서 이기면 신경퇴행(뇌세포의 죽음)이 일어날 것이다. 비타민 E, 비타민 E 플러스 셀레늄, 코엔자임 Q10, 글루타티온, 리포산을 포함한 몇 가지 항산화요법이 정식 연구의 대상이 되어 왔다. 이러한 치료법들 중 일부는 AD 환자의 수명을 증가시킨다는 증거가[182] 있지만, 뇌세포의 진행 중인 죽음을 막을 수 있는 능력을 보여준 것은 없다.

6. 금속 대사이론: 많은 연구들이 미량 금속 불균형이 AD의 발병의 원인임을 보여주었다. 호주 의사 애슐리 부시(Ashley Bush, MD)와 동료[183]들은 구리 과부하가 뇌의 Aβ를 증가시킨다고 보고했다. 구리와 철은 인간의 뇌에 있는 활성산소의 주요 공급원이며, Aβ에서 구리 농도가 높아진 것이 발견되었다. MT와 구리/아연 SOD가 구리자유라디칼로부터 보호해 주지만, AD 뇌에서는 둘 다 고갈되어 있다. 이 이론은 구리가 과다하면 AD 뇌에서 Aβ의 자연적 제거를 막는 것을 암시한다. 흥미롭게도 2009년 두 번의 연구[184-185]는 AD에서 구리의 보호 역할을 보고하였다. 구리의 결핍이나 과잉은 뇌에 해로울 수 있고 구리 양에 대한 항상적인 조절이 필수적일 수 있다.

고급 광자 기반 측정법
(Advanced Photon Source Measurements)

2005년 나는 AD 환자의 뇌조직과 동일 연령의 대조군 뇌조직의 금속 농도를 측정하는 연구를 했다. 나의 공동연구자는 아르곤 국립연구소의 배리 라이(Barry Lai)와 스테판 보그트(Stefan Vogt), 루이지애나주립대학 보건과학센터의 월터 루키우(Walter Lukiw)였다. 뇌 조직들은 LSU 신경과학센터 브레인 티슈은행(Brain Tissue Bank)에서 매우 엄격한 조건에서 처리된 10 미크론 두께의 박편이었다. 화학적 분석은 아르곤의 고급 광자 기반으로 0.4 미크론 직경의 고휘도 광자 빔을 사용하여 진행되었다. 샘플은 래스터 스캔(raster-scanned) 방식으로 아연, 구리, 인, 유황, 염소, 철, 알루미늄, 칼슘에 대해 수만 개의 개별 측정값을 산출했다. AD 표본에서는 칼슘이 풍부한 큰 원형 영역과 대조군에서는 매우 작은 칼슘이 풍부한 영역이 관찰되었다. 두 경우 모두 칼슘이 풍부한 부위를 인접 조직과 비교했을 때 칼슘 농도가 15배 높았다.[186] 또 다른 흥미로운 발견은 AD 표본의 일부에 매우 높은 구리/아연 비율이 존재하지만 대조군에는 존재하지 않는다는 것이다.

메탈로티오네인 증진요법의 사례

두 개의 개별 부검 연구[187-188]에서 사망한 AD 환자들에서 MT 단백질이 심각하게 결핍되었다고 보고했다. MT 단백질은 뇌에 다음과 같은 몇 가지 보호기능을 가지고 있다.

◆ 유독한 금속이 혈액뇌장벽을 통과하지 못하도록 방지
◆ 구리 농도 조절
◆ 자유라디칼에 대한 강력한 항산화 작용

MT의 방어 특성은 충분한 양의 글루타티온과 셀레늄에 의존하고 있으며, 나는 이런 항산화제를 흔히 삼총사라고 부른다. MT의 유전자 발현은 아연에 의존하며, 대부분의 AD 환자들은 아연이 고갈되어 있다. MT 단백질은 셀레늄, 코엔자임 Q10, 비타민 C, E, 그리고 실험적인 AD 치료에 사용되어 온 다른 항산화제보다 훨씬 강력하다. 2007년에 나는 자폐증 치료를 위해 MT 증진 처방[147]으로 미국특허를 받았으며, AD의 치료에 동일한 조제법을 사용하기 위해 특허신청 중이다. 이 조제법은 MT의 유전자 발현과 기능을 강화시키는 것으로 알려진 22개의 생화학적 요소로 구성되어 있다. 치료는 2단계 과정이다. MT 증진요법에 따른 혈장 아연 농도의 정상화. AD 환자들이 캡슐을 복용하는 것을 잊어버리거나 같은 날 반복해서 복용하는 것을 잊어버릴 수 있기 때문에 믿을 만한 간병인이 치료 순응도를 위해 꼭 필요하다. 이 치료법은 100명 이상의 AD 환자에게 제공되었고, 호전을 보인 많은 보고가 있어왔다. 첫 번째 케이스는 2000년에 AD 진단을 받고 건강관리시설에 거주했던 미네소타 노인에 관한 것이다. 그녀는 더 이상 손자들을 기억하지 못했고 삶에 대한 그녀의 생기발랄함과 열정을 잃었다는 얘기를 들었다. 두 달간의 MT 증진요법 후, 가족들은 그녀가 부분적인 기억을 회복했고, 손주들을 알아보았다고 보고했다.

그들은 그녀의 짜증과 불안이 사라졌고 그녀는 쇼핑을 하고 싶어 했다고 덧붙였다. 그녀의 정신기능은 생애 마지막 7년 동안 상당히 안정되어 있었다.

이 사례에 고무되어, 우리는 증가하는 AD환자에게 MT 증진요법을 제공했다. 2007년에 연구원인 아디티 굴리바니(Aditi Gulibani)와 나는 MT 증진요법을 받은 최초의 AD 환자 60명의 경과를 검토했다. 우리는 약 70%의 가족들이 부분적인 기억력 회복에 이어 몇 년 동안 지속된 안정된 정신기능을 보고했다는 것을 알게 되었다. 존 크레이튼 박사(Dr. John Crayton)와 협력하여 수십 명의 환자를 치료 전후에 CANTAB 시스템 테스트를 실시하였으며, 대부분의 경우 이 데이터는 기억력 향상과 안정적 인지기능을 확인하였다. 개선된 환자들 중 여러 명은 결국 그들이 악화되어 죽지 않았기 때문에 잘못 진단되었다는 말을 듣게 되었다. AD의 진단은 부검 전에 미리 진단되기 때문에 우리는 이 모든 환자들이 실제로 AD를 가지고 있는지 확신할 수 없다. 또한 반응이 없는 일부 환자들은 루이소체병이나 혈관성 치매, AD가 아닌 다른 병에 걸렸을 가능성도 있다. 또한 맹검 대조군 연구가 없으므로 MT 증진 접근법이 입증되지 않은 것으로 간주되어야 한다. 그럼에도 불구하고, MT 증진 프로토콜로 치료된 처음 100명의 사람들로부터 나온 긍정적인 보고서는 이 접근법이 유망하고 추가적인 연구를 할 가치가 있다는 것을 시사한다.

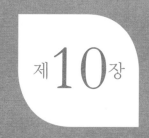

제 **10** 장

임상 과정

●─성공적인 영양요법은 환자에 대한 심층적인 지식을 필요로 하며, 광범위한 병력조사가 필수적이다. 생화학 검사들만으로는 정확한 진단을 위해 필요한 정보의 50%밖에 얻지 못한다. 각각의 생화학적 불균형은 신체적 특징과 행동적 특성의 독특한 집합과 연관되어 있으며, 검사 전에 생화학 검사 결과를 예측하는 것이 종종 가능하다.

●─가족과의 개방적인 의사소통이 최우선이다. 일반적인 문제로는 규정 준수 어려움, 일시적인 부작용, 정신 약물 치료 그리고 보다 건강에 좋은 치료 식단이 있다. 이러한 문제들 중 많은 것은 의사를 참여시키지 않고도 해결할 수 있다.

●─많은 실패를 거친 후, 나는 이제 코카인, 헤로인, 기타 불법 약물을 남용하는 환자들은 영양요법을 통한 치료 성공률이 제로라는 것을 알았다. 그러나 환자가 6주 이상 그 약물을 복용하지 않는다면 상당한 진전이 있을 수 있다. 마리화나는 예외인데, 약물 남용이 계속되는 경우에도 많은 치료 성공 사례가 있었다.

소개

고급 영양요법에는 다음과 같은 5단계 과정이 포함된다.

1. 병력과 증상의 검토
2. 혈액 및 소변검사
3. 화학적 불균형 진단
4. 치료 설계
5. 요양 치료

이러한 각각의 임상 단계는 치료 성공에 필수적이다. 이 치료 접근법은 복잡하며 경험이 풍부한 의료 전문가의 감독이 필요하다. 영양 과부하나 결핍은 뇌의 기능에 강력한 영향을 미칠 수 있고 부적절한 치료는 큰 해를 끼칠 수 있다. 다시 말하면 집에서 이런 치료를 시도하지 말라! 영양요법 경험이 있는 의사를 찾아라!

임상시스템의 진화

1989년 우리의 임상 프로토콜은 뉴저지주 스킬먼에 있는 프린스턴 브레인 바이오 센터의 칼 파이퍼 박사가 개발한 시스템을 본떠 개발되었다. 그 이후로 뇌과학과 생화학 분야의 발전은 수많은 새로운 치료법을 만들어냈다. 대부분의 경우 우리는 치료 효과를 측정하기 위해 임상 프로토콜에 적용하기 전에 성과 연구를 수행했다. 이런 활동은 많은 성공뿐만 아니라 여러 번의 실망도 가져왔다. 예를 들어 우리는 자신 있게 저히스타민 환자들에게 체내에서 히스타민으로 전환되는 아미노산인 히스티딘을 보충하기 시작했다. 불행히도 이것은 종종 극적인 악화를 초래했고, 히스티딘 보충제가 이러한 환자들에게 심각한 아연 결핍을 야기한다는 것을 발견하고는 이런 과정을 중단했다.

또 다른 실수로 우리는 망간이 결핍된 뚜렛 증후군 환자들에게 망간 보충제를 처방하기도 했다. 이로 인해 도파민 활성이 저하되고 증상이 악화되었다. 반면 성공적인 실험의 예로는 1991년 저메틸 우울증 환자들을 위해 SAMe를 사용한 경우가 있다. SAMe가 기존의 어떤 메틸화 접근법보다 더 빠른 개선을 만들어낸다는 것을 깨닫는 데는 오래 걸리지 않았다. 뇌생화학은 매우 복잡하며, 각각의 새로운 치료법이나 임상 절차는 검증되어야 한다. 이러한 평가 방법은 1990년 이후 보고된 결과에 의해 크게 발전하였고, 뇌생화학에 대한 추가적인 미스테리가 해결됨에 따라 미래에는 더 발전될 수 있을 것이다.

병력 및 증상 검토

성공적인 영양요법은 환자에 대한 심층적인 지식을 필요로 하며, 광범위한 병력조사가 필수적이다. 생화학 검사들만으로는 정확한 진단을 위해 필요한 정보의 50%밖에 얻지 못한다. 각각의 생화학적 불균형은 신체적 특징과 행동적 특성의 독특한 집합과 연관되어 있으며, 검사 전에 생화학 검사 결과를 예측하는 것이 종종 가능하다. 이상적인 상황은 증상과 특성이 혈액과 소변 화학 검사 결과와 딱 들어맞을 때이다. 표 10-1에는 진단에 도움이 될 수 있는

표 10-1. 병력 요인들	
임신기간 중 문제	출생 시 문제
조기 건강 문제	음식 민감성
발단 단계	성장 이력
계절성 알레르기	화학적 민감성
질병	부상
학습에서의 강점과 약점	학업 수준
가족 구성	직업
의학 진단 및 치료	약물 반응
면역기능	행동조절
강박장애 경향성	수면 문제
물질 남용 문제	통증 역치
질병의 가족력	사회화 문제
경쟁심	식사

병력 요인의 일부 목록이 기재되어 있다.

　같은 정신질환을 가진 가까운 친척이 있으면 좌절하는 환자도 있다. 그들은 사실상 유전적으로 보이기 때문에 그들의 상태가 불가피하고 치료할 수 없을지도 모른다고 추측한다. 지난 몇 년 동안 나는 정확히 그 반대가 사실이라는 것을 알게 되었다. 최고의 치료 후보자들은 같은 장애의 가족력을 가진 사람들이다. 유전되는 정신질환은 보통 비정상적인 뇌화학을 수반하며, 그 뇌화학은 조정될 수 있다. 난산이나 심각한 머리 부상을 경험한 환자들은 가망이 더 적다.

초기 임상 경험에서 우리는 우리의 서비스를 받는 폭력적인 아이들의 30% 이상이 입양되었다는 것을 알고 놀랐다. 그리고 이 아이들은 일반적으로 행동장애를 가진 다른 아이들보다 더 나은 치료 결과를 보였다. 우리는 많은 입양아들이 장애가 있는 친부모로부터 비정상적인 뇌화학을 물려받았지만, 문제가 발생했을 때 해결책을 찾는 자상하고 능력 있는 사람들에 의해 입양되었다고 믿는다. 전형적으로 입양아들은 끔찍한 생화학적 영향과 훌륭한 가정환경의 놀라운 조합을 가지고 있었다. 이들 가족의 대부분은 영양요법 후에 폭력적인 사건들이 완전히 없어졌다고 보고했다.

화학적 불균형의 숨길 수 없는 단서들

정신건강에 영향을 주는 주요한 영양 불균형들은 대체로 증상과 기질의 독특한 조합을 동반하게 된다. 특히 화학적 소견들로 결론을 내리기 어려울 때, 이러한 정보는 올바른 진단을 내리는데 중요하다. 이런 불균형과 관련된 일반 증후군들은 아래에 요약되어 있다. 이런 증상과 기질의 30% 이상이 있으면 불균형이 있는 것으로 간주된다.

아연결핍: 사춘기 동안 성장이 좋지 못했으나 16세 이후 의미 있는 성장이 있음, 손톱의 흰점, 잦은 감염, 햇빛화상 경향성, 매운 음식 선호, 안절부절 못함, 스트레스 조절 어려움, 분노, 상처가 잘 낫지 않음, 근육발달의 저하, 머리카락이 빨리 희

어짐, 생리기간이 비정상적이거나 없음, 피부 튼살(임신선)

구리 과부하: 과잉행동, 학업성취도 저하, 거친 천과 금속에 대한 피부 민감성, 에스트로겐 불내성, 감정 탈진, 귀의 이명, 식용염료 과민성, 높은 불안감, 수면장애, 구리를 함유한 영양보충제에 대한 부작용, 비정상적 월경 기간

저메틸화: 강박적 경향, 계절성 알레르기, 완고한 성격, 게임이나 스포츠에서 경쟁심, 의식적인 행동, 높은 리비도, 통증을 잘못 참음, 중독 경향, 팔/다리/가슴의 빈약한 체모, 완벽주의 경력, 만성 우울증, 많은 체액(눈물, 침), 공포증

과메틸화: 높은 불안감, 눈과 입의 건조함, 다모증, 비경쟁적임, 낮은 리비도, 수다스러움, 저학년 때 학습의욕 저하, 강박행동 없는 강박관념, 수면장애, 음식과 화학 물질에 대한 예민함, 에스트로겐 불내성, 계절성 알레르기가 없음, 산후 우울증, 항히스타민 불내성, SSRI 항우울제 와 메티오닌 및 SAMe에 대한 부작용

피롤 장애: 스트레스 관리능력 저하, 단기기억력 저하, 읽기 장애, 소음과 밝은 빛에 대한 민감성, 꿈에 대한 회상이 적거나 안 됨, 비장부위 통증, 성장 부진, 두려움 많음, 건조한 피

부, 학습부진, 아침을 거르는 경향, 잦은 감염, 극단적 감정 변화, 심각한 내적 긴장, 비정상적인 지방분포, 맵고 짠 음식에 대한 친화성, 높은 불안감, 사춘기 지연, 비정상 EEG

독성금속 과부하: 복부 불편감, 식욕 저하, 안절부절 못하고 화를 잘 냄, 성적 부진, 입안에서 금속 맛이 느껴짐, 입 냄새, 인격변화

위의 정보들은 진단하는 데 도움은 되지만 혈액 및 소변검사가 없는 경우에는 결론을 내리지 못하는 것으로 보아야 한다. 정확한 진단을 위해서는 잘 조사된 병력 및 신뢰할 수 있는 실험실 검사의 조합이 필수적이다.

실험실 검사

뇌화학에 장애가 있다는 유효한 증거를 제공할 수 있는 수많은 실험실 검사들이 있다. 하지만 만약 환자들이 가능한 모든 검사를 받는다면, 그들은 한 방울의 피도 남지 않게 될 것이고 아마 돈도 없어질 것이다. 분명히 실험실 검사에서 우선순위를 정할 필요가 있다. 내 접근방식은 대부분의 환자를 정확하게 진단할 수 있는 기본적인 테스트 포트폴리오를 구축하고, 복잡한 경우에는 추가 검사를 하는 것이다. 미국과 다른 나라들에는 이러한 테스트가 가능한 여러 실험실이 있다. 가능하면 높은 숙련도의 가능성을 극대화

하기 위해 미국실험실표준인증(Clinical Laboratory Improvement Amendments, CLIA)을 받은 실험실에 샘플을 제출해야 한다. 유용한 실험실 시험의 일부는 아래에 설명되어 있다:

◆ **전혈 히스타민:** 이것은 메틸화 상태를 평가하는 데 유용한 검사이다. 히스타민과 메틸 그룹은 몸 전체에 측정 가능한 수준으로 존재하며, 그들 사이에는 역관계가 존재한다. 히스타민은 메틸화에 의해 대사(파괴)되며, 이것은 히스타민 농도를 조절하는 주된 메커니즘이다. 상승된 혈액 히스타민은 저메틸화를 나타내며, 낮은 히스타민은 과메틸화의 증거다. 항히스타민제 치료는 혈액 히스타민을 인위적으로 낮출 수 있으므로 채혈 전에 며칠 동안 피해야 한다. SAMe/SAH 비율에 대한 실험실 측정은 더 결정적이지만 많은 상업적 실험실에서는 이를 이용할 수 없다.

◆ **혈장 아연:** 아연 상태 측정에는 약 10가지 방식이 있으며, 아연 전문가들에 의해 혈장 테스트는 신뢰할 수 있고 의미 있는 결과를 얻기 위한 최선의 방법이라고 계속 간주되어 왔다. 혈청과 혈장의 아연 농도는 거의 동일하지만, 혈청 샘플은 채혈하는 과정에서 오염 가능성이 더 높다. 어떤 의사들은 농축적혈구(packed cells)를 분석하는 것을 선호하는데, 이것은 혈액보다는 혈구 내의 아연 수치를 나타낸다. 혈장과 혈구의 검사는 때때로 진단에 유용한 추가 정보를 제공한다.

◆ **혈청 구리**: 이것은 세계 여러 곳에서 이용할 수 있는 일상적이고 매우 신뢰할 수 있는 검사다. 구리는 도파민의 신진대사와 노르에피네프린 합성에 대한 역할 때문에 정신건강에 특별한 의미를 갖는다. (제3장 참조) 상승된 혈청 구리는 이러한 중요한 신경전달물질의 시냅스 활성을 변화시킬 수 있다.

◆ **소변 피롤**: 이 화학 분석은 미국, 유럽, 호주의 실험실에서 이용 가능하며 인기를 얻고 있다. 이 테스트는 2가지 용도로 사용된다.

- 극도의 B6 및 아연결핍과 관련된 의학적 상태인 피롤 장애의 확인
- 개인의 산화 스트레스 평가

피롤 장애는 일반적으로 높은 불안감, 행동조절불량, 독서 장애, 면역기능 저하 그리고 다른 골치 아픈 증상들을 포함한다. 폭력적인 행동, 우울증, 조현병 그리고 다른 심각한 정신질환으로 진단된 사람들에서 매우 높은 피롤 수치가 관찰되었다. 상승된 피롤 수치는 또한 피롤 장애의 고전적인 증상과 특성을 가지고 있지 않은 사람들에서는 과도한 산화 스트레스로 인해 발생될 수 있다.

◆ **혈청 세룰로플라스민**: 건강한 개인에서는 혈청 구리의 약 80–

95%가 세룰로플라스민에 결합되어 있으며, 나머지 5-20%는 느슨하게 결합된 원자 또는 결합되지 않은 활성산소로 존재한다. 구리의 25% 이상이 세룰로플라스민에 결합되지 않은 환자들은 높은 산화 스트레스를 수반하는 금속 대사 장애에 걸리게 된다. 이런 상태는 자폐증, 산후 우울증, ADHD 그리고 특정한 형태의 정신질환에서 흔히 나타난다.

◆ **갑상선 검사:** 놀랍도록 많은 화학적 불균형 환자들이 갑상선 기능저하증도 보인다. 갑상선 수치를 정상화하는 것은 이러한 사람들의 치료 성공에 필수적이다. 드문 경우지만 갑상선 기능 저하증만으로도 임상 우울증이나 정신병을 일으킬 수 있다.

◆ **간 효소:** 상승된 간 효소의 존재는 이 장기가 상당한 스트레스를 받고 있다는 것을 암시하며, 그 상태를 악화시키지 않도록 영양요법을 수정해야 한다. 간 효소 상승은 정신과 약의 일반적인 부작용이다. 어쨌든 이러한 환자들은 고용량의 니아신아미드와 A, D, E와 같은 지용성 비타민을 피해야 한다.

신경전달물질을 생각하라!

대부분의 정신질환은 하나 이상의 뇌신경전달물질의 비정상적인 시냅스 활성을 수반하며 치료설계는 이러한 현실을 반영해야 한다. 예를 들어 저메틸화 환자는 일반적으로 저하된 세로토닌 활성을 갖고 있으며, 치료는 세로토닌 활성을 상승시키는 영양소를 공

급하고, 세로토닌 활성을 저하시키는 영양소는 피해야 한다. 표
10-2는 일부 주요 신경전달물질에 대한 특정 영양소의 영향을 보
여준다.

표 10-2. 신경전달물질 – 영양소 관계

	활성 증가	활성 감소
세로토닌	메티오닌, SAMe, 5-HTP, 트립토판, 이노시톨, 칼슘, 마그네슘, 비타민 B2, B6, D	엽산, DMAE, 콜린, 비타민 B5, 니아신아미드, 코엔자임 A
도파민	티로신, 페닐알라닌, 비타민 B1, B6, SAMe, 메티오닌	엽산, 비타민 B5, C, 콜린, DMAE, 니아신아미드, 망간, GABA, 코엔자임 A
노르에피네프린	티로신, 페닐알라닌, 구리, 비타민 B6, C	GABA, 엽산, DMAE, 니아신아미드, 마그네슘, 코엔자임 A, 아연, 비타민 B5, 콜린
NMDA	글루타민, 글루타티온, 글리신, D-사이클로세린, 사르코신, D-세린, 셀레늄	낮은 글리신 수준, 낮은 글루타티온 수준, 높은 산화 스트레스
GABA	피리독살-5-인산염, 아연	아스파르산

회복기 치료

특히 치료 첫 몇 달 동안은 가족과의 개방적인 의사소통이 최우선이다. 일반적인 문제로는 규정 준수 어려움, 일시적인 부작용, 정신 약물 치료 그리고 보다 건강에 좋은 치료 식단이 있다.

이러한 문제들 중 많은 것은 의사를 참여시키지 않고도 해결할 수 있다. 내가 가장 좋아하는 접근법은 환자마다 그러한 어려움에 대처할 수 있는 실질적인 제안을 제공할 수 있는 일차 진료 간호사를 두는 것이다. 복잡한 의학적 문제가 개입되면 간호사가 의사를 토의에 끌어들일 수 있다. 효과적인 사후관리를 위한 또 다른 요건은 의사와의 정기적인 검진이다. ADHD, 행동장애 또는 정신질환 환자는 3개월에서 6개월 후에 재검사하여 복용량을 미세 조정할 수 있어야 하며, 그 후 약 1년에 한 번 정도 후속 치료가 가능해야 한다. 내 경험에 따르면, 자폐증을 가진 아이들은 6살까지 매 6개월마다 검진을 받아야 된다.

치료 준수

잘못된 치료 준수는 치료 실패의 가장 빈번한 원인이다. 치료 준수를 용이하게 하기 위해 의사들은 복용해야 할 캡슐의 수와 투약 빈도를 최소화함으로써 가능한 한 간단하게 치료를 해야 한다. 영양요법에서는 환자가 처방된 영양소가 함유된 캡슐, 정제 또는 가루를 삼켜야 하는 것을 필요로 한다. 6세 이하의 대부분의 어린이들은 캡슐이나 정제에 어려움을 겪지만, 주스나 다른 수용 가능한 액체로 휘저은 가루는 삼킬 수 있다. 대부분의 아이들은 6

살 이후 캡슐과 알약을 삼킬 수 있지만, 예외도 많다. 조제 약국 (compounding pharmacy)은 보통 캡슐의 수를 2~3배 줄일 수 있는데, 이것은 순응도 문제가 있는 환자들에게 중요한 영향을 미칠 수 있다. 몇몇 주요 영양소는 매우 불쾌한 맛을 가지고 있으며, 많은 약국들은 불쾌한 맛을 가릴 수 있는 무해한 첨가제(바닐린 등)를 제공한다.

전형적으로 환자들은 어떤 영양소는 아침 식사와 함께 복용하고 다른 것들은 저녁 식사와 같이 복용하라고 요청받는다. 비타민 B6는 대부분 치료의 구성 요소로써, 만약 낮에 늦게 먹으면 수면을 어렵게 할 수 있다. 아침 영양소를 섭취하지 못하는 환자에게는 비타민 B6를 오후 3시 30분 이전에 복용할 것을 권한다. 아침에 아연을 복용하는(또는 음식 없이 복용하는) 환자의 약 25%는 구역질이나 복통을 호소한다. 이런 이유로 아연은 보통 저녁 식사와 함께 주어진다. 식사 시간에 섭취하면 특정 영양소에 대해 흡수 효율이 다소 떨어진다. 의사는 복용량을 조금씩 늘린다고 처방함으로써 이 효과를 조정할 수 있다.

피롤 장애를 가진 많은 사람들은 아침에 식욕이 거의 없다고 호소하고 아침 식사를 완전히 거른다. 이러한 환자들을 위해 우리는 아침 영양소를 첫 번째 실질적인 식사와 함께 섭취할 것을 권고한다.

환자의 50% 이상이 그들 병의 원인인 중요한 화학적 불균형을 보이고 있다. 이러한 경우 치료는 그러한 불균형에 집중해야 하며 상당한 진전을 이룰 때까지 다른 생화학적 요인이나 특별한 식단의 조정을 피해야 한다. 다중치료가 필요하고 식이성 카제인과 글루텐에 민감한 자폐증 환자는 예외로 한다.

일부 초창기 환자들은 주요 개선이 필요한 끔찍한 식단을 보고했다. 나는 지난 30일 동안 자동판매기에서 나온 토르티야 칩과 콜라로 구성된 자신의 식단을 보고한 한 양극성 장애 환자를 기억한다. 내 경험에 따르면 식생활 개입이 시작되기 전에 일차적인 불균형을 시정하면 더 나은 결과를 얻을 수 있다. 많은 환자들은 중대한 불균형을 바로잡기 전에 생활방식에 큰 변화를 줄 수 없다. 영양요법 의사는 치료가 진행될 때까지 이를 악물고 주요 식이 변화를 피해야 한다. ADHD 아이들은 예외적으로 처음부터 단 것을 제한하고 식용색소를 제한해야 한다.

또 다른 예외로는 치료의 초기 단계부터 특별한 식단이 필요한 ASD 진단을 받은 아이들이 있다.

적대적 반항 장애 환자들

ADHD나 행동장애로 진단을 받은 많은 어린이와 10대들은 의학적 개입에 거의 관심이 없거나 치료를 피하려고 한다. 효과적인 접근법은 그들이 원하는 치료 효과를 알아내기 위해 그들과 함께 상당한 시간을 보내는 것이다. 만약 아이가 평균 키보다 작다면, 대화는 아연 결핍이 성장을 방해할 수 있다는 사실에 초점을 맞출 수 있을 것이다. 스포츠와 관계된 아이들은 세계적인 운동선수들이 우리 영양요법으로 효과를 봤다는 것을 알고 의욕을 가질지도 모른다. 치료가 안색을 맑게 해준다는 것을 발견한 후, 우리는 반항적인 10대 소녀에게 여드름이 있으면 그 태도가 바뀔 수도 있기 때문에 기뻐하기도 한다. 폭력적인 아이들은 때때로 우리의 목표가 그들의 행동을 완전히 통제하는 것이라고 말할 때 협조한다. 만약 이 시간 이후, 그들이 삶이 더 나은지 그리고 계속해야 하는지를 결정할 수 있다면, 일부 적대적-반항 장애 환자들은 몇 달간의 치료 시도에 동의할 것이다. 거의 모든 경우에 적대적-반항 장애 아이들은 그들이 어떤 식으로든 이익을 얻을 수 있다고 믿지 않는다면 치료 규칙을 방해할 방법을 찾을 것이다.

정신병 환자와의 직접적인 상호 작용

많은 실무자들은 분노해 있거나 파괴적인 양상을 보이는 환자가 없을 때, 가족 구성원들로부터 환자의 병력 정보를 얻는 것을 선호한다. 하지만 2,000명의 조현병 환자의 병력을 수집하면서, 나는 환자를 직접적으로 면담하고, 가능한 한 그/그녀로부터 많은 정보들을 수집하려는 시도가 갖는 굉장한 가치를 알게 되었다. 많은 환자들이 편집증을 앓고 있으며, 실무자가 부모와 따로 대화하는 동안 시설 입소나 전두엽절제술을 계획한다고 상상한다. 환자를 모든 과정에 참여하도록 것이 가장 좋은데, 이를 통해 팀워크와 자신감을 생기게 하고, 치료 준수 가능성을 향상시킨다.

콘서타(Concerta),
애더럴 또는 리탈린을 복용하는 환자

많은 ADHD 및 행동장애 환자들은 초기 평가 동안 암페타민 약물로 지속적인 치료를 받고 있다고 보고한다. 연구 결과에 따르면, 영양요법 개시 후 첫 3-6개월 동안 그 약물 치료가 계속될 때 최상의 결과를 얻는 것으로 나타났다. 그 시간이 지나면, 우리는 정신과 의사에게 환자가 최적의 상태에 도달할 때까지 점차적으로 복용량을 줄이도록 요청할 것을 가족들에게 제안한다. 이 가족들 중 약 80%는 증상 재발이 없이 약물 치료를 중단할 수 있었다고 보고한다. 나머지 20%는 암페타민을 끊으면 일부 이득이 소실되었다고 보고했다. 이런 경우 약물 복용량은 줄일 수 있었으며 (대개 부작용도 적음), 2가지 치료법 모두를 계속할 것을 권장한다.

물질 남용

많은 실패를 거친 후, 나는 이제 코카인, 헤로인, 기타 불법 약물을 남용하는 환자들은 영양요법을 통한 치료 성공률이 제로라는 것을 알았다. 그러나 환자가 6주 이상 그 약물을 복용하지 않는다면 상당한 진전이 있을 수 있다. 마리화나는 예외인데, 약물 남용이 계속되는 경우에도 많은 치료 성공 사례가 있었다. 또한 새로운 연구[189]는 N-아세틸시스테인이 중독 환자에서 코카인 갈망을 줄이고, 치료를 도움이 될 수 있다는 것을 강력히 시사한다.

마찬가지로 영양요법 동안 술을 계속 마시는 알코올 중독 환자는 거의 개선되지 않는다. 거의 모든 환자가 알코올 섭취량을 과소평가하며, 일반적으로 보고하는 섭취량에 3배를 곱하는 것이 일반적이다. 영양요법 전에 최소 6주 동안 완전 금주해야 한다. 알코올 남용은 NMDA 수용체[190-191]에서 글루탐산염 활성을 감소시키는 것으로 알려져 있으며, NMDA 기능을 향상시키는 영양소는 치료의 중요한 부분이다. 이러한 영양소에는 비타민 B6, 아연, 사르코신, D-세린, O-사이클로세린이 포함된다.

영양요법 부작용

생화학적 진단이 정확하지 않은 경우, 부적절한 영양요법은 큰 위해를 야기할 수도 있다. 일부 경우에는 진단이 정확하더라도 특정 민감한 환자들에서 뚜렷한 이상반응이 나타날 수도 있다. 이상반응은 3가지 유형으로 나눌 수 있다: (a) 초기 치료 동안, 빠른 생화학적 변화로 인한 부작용, (b) 극도의 영양소 민감성과 관련된 증상, (c) 부정확한 진단 또는 과도한 영양소 용량과 관련된 부작용.

a. 과도기 부작용: 많은 환자들이 치료 전에 구리 또는 독성 금속의 과부하를 보인다. 이러한 과도한 물질들은 영양요법 초기 동안 혈류를 통해 몸에서 나간다. 그런데 신체로부터 유리되는 것이 너무 빠르면, 혈중 수치가 상승하여 불쾌한 부작용을 일으킬 수 있다. 다른 부작용으로는 과도한 히스타민이 조직에서 너무 빨리 방출되어 발생할 수 있다. 이러한 과도기 부작용의 모든 경우에서 해결책은 액셀러레이터에서 발을 떼고, 일시적으로 치료 용량을 줄이는 것이다.

b. 영양소 민감성: 영양소 민감성과 관련하여 큰 개인차가 있으며, 의사는 이처럼 드물게 발생할 수 있는 부작용에 주의

해야 한다. 일부 환자는 결핍된 영양소에 매우 민감하다. 예를 들어 자폐증을 앓고 있는 많은 어린이들은 시스테인, 글루타티온 그리고 기타 황-함유 영양소가 부족하지만, 일반적인 용량에도 극심한 부정적인 반응을 보인다. 인체 생화학은 복잡하며, 여러 사람들 사이에는 많은 유전적 변이가 있다. 때때로 영양요법으로 인한 예기치 않은 결과가 불가피하게 발생한다.

c. 잘못된 치료: 영양요법은 이러한 의학적 접근방식에 경험이 있는 의료 전문가에 의해 감독되어야 한다. 부적절한 치료의 사례로, 과도한 아연 복용을 들 수 있으며, 이는 철 저장량의 감소로 인한 빈혈을 야기할 수 있다. 저메틸화 환자에게 망간을 잘못 제공할 경우, 파킨슨병과 유사한 증상을 유발할 수 있다. 비타민 B6가 충분한 환자에게 비타민 B6을 복용하게 한 후, 일시적인 피부 신경병증과 악몽이 발생할 수 있다. 저메틸화 환자가 엽산을 잘못 복용하면 우울과 정신병적 증상이 악화될 수 있다. 과메틸화 환자가 메티오닌 또는 SAMe 메틸화제를 복용하면 불안과 우울증이 악화될 수 있다. 구리로 치료하면 구리 수준이 높은 여성에서 호르몬성 암의 위험이 높아질 수 있다. 따라서 경험이 없는 일반인이 개별화된 영양요법을 시도해서는 안 된다.

복용량-체중 관계

체구가 작은 어린이를 위한 최적의 영양소 용량은 동일한 화학적 불균형이 있는 체구가 큰 성인과 다르다. 체중 이외에도 인체의 면적/부피 비율은 영양학적 동등성에 영향을 미친다. 영양학자들은 체중이 다른 사람들에서 더 정확한 투약을 가능하게 하기 위해, 대사중량계수(metabolic weight factor, MWF)를 사용한다. MWF는 체중의 0.75승과 거의 같다. 본질적으로, 작은 사람은 큰 사람보다 높은 mg/kg 복용량이 필요하다. 예를 들어 26파운드 아동은 160파운드 성인에 비해 약 16%의 체중을 가지고 있지만, 영양학적 동등성을 위해서 약 25%의 복용량이 필요하다. 비슷하게, 320파운드의 사람과 비교하여 160파운드의 사람은 50% 이상의 복용량이 필요하다. 이 시스템은 초기 치료 복용량을 선택하는데 유용하다. 수개월의 치료 후 추적관찰 실험실 검사를 통해, 화학적 불균형 정도를 결정하고 투여량을 미세조정할 수 있다.

흡수 장애 환자에서의 복용량

환자의 약 10%는 식품과 영양 보충제의 흡수 효율이 낮은 흡수 장애 환자이다. 이 환자들에서 신체 화학을 정상화하기 위해서는 더 높은 복용량이 필요하다. 나의 일반적인 규칙은 경증, 중등도 또는 중증 흡수 장애가 있는 사람에서 각각 10%, 20% 또는 30%씩 복용량을 늘리는 것이다.

스트레스 상황에서의 복용

아연 결핍의 병력이 있는 환자는 장기적인 스트레스가 많은 기간에 재발하는 경향이 있다. 수년에 걸쳐 우리는 아연의 일시적인 증가가 치료 효과성을 유지하는데 매우 유용할 수 있다는 것을 알게 되었다. 예를 들어 나는 시어머니에게 방문하기 전에 아연 복용량을 늘리도록 했던 여성 환자를 기억한다.

영양요법 반응 시간

영양요법에 대한 반응은 정신과 약물의 반응에 비해 상대적으로 느리다. 또한 반응 시간은 화학적 불균형에 따라 크게 다르다. 순응도가 좋았다고 가정하였을 때의 주요 생화학적 불균형에 대한 전형적인 치료 반응 기간이 아래에 나와 있다.

◆ **피롤 장애:** 첫 주 동안 행동 조절과 진정 기능이 개선되며, 한 달 후에 완전한 효과를 보인다.

◆ **아연 결핍:** 처음 2주 동안은 거의 개선되지 않으며, 그 이후에는 점진적으로 개선되고, 60일 후에는 완전한 효과를 보인다.

◆ **구리 과부하:** 처음 10일 동안 경미하게 악화된다는 보고가 많았으며, 이후 3-4주 동안 뚜렷한 개선이 이루어지고, 3-4개월 후에는 완전한 효과를 보인다. (혈액형이 A형인 경우는 제외함. 이 경우에는 완전한 효과를 얻기 위해서는 6-12개월이 필

요할 수 있음.)

◆ **과메틸화:** 처음 2-3주 동안 불안이 증가한 후, 4-8주 동안 급
격히 개선되며, 3-4개월 후에는 완전한 효과를 보인다.

◆ **저메틸화:** 처음 3-4주 동안 개선이 거의 없거나 전혀 없으며,
2-6개월 동안 꾸준히 개선된다.

◆ **독성 금속 과부하:** 처음 10일 동안 경미하게 악화 된 후, 4-6개
월 동안 꾸준히 개선된다. 납의 제거에서는 특히 느리다. (체내
납의 장기간 반감기는 22년) 다른 금속 독소는 상대적으로 빨
리 제거될 수 있다.

종종 경과를 지연시키는 요인은 흡수 장애, A형 혈액형, 저혈
당증이 있다. 이 3가지 요소가 모두 있는 환자는 초기 경과가 수개
월 지연될 수 있으므로 인내가 필요하다. 또한 저메틸화 조현병과
양극성 장애 환자에서는 치료 반응이 일반적으로 많이 지체된다.
이 환자들의 경우, 개선은 보통 3-6주 후에 시작되며, 전체 효과를
얻기 위해서는 종종 12개월의 시간이 필요하다.

치료에 반응을 보이지 않는 환자들

모든 의료요법과 마찬가지로 영양요법 후 개선에 실패한 일부 환
자가 있다. 30,000명의 환자를 치료하면서, 유망한 생화학 결과를

보임에도 불구하고 개선이 거의 또는 전혀 되지 않은 수많은 사례를 경험했다.

이러한 치료에 반응을 보이지 않는 환자들에 대한 신중한 분석을 통해, 치료 실패의 가장 빈번한 10가지 이유를 확인했다:

1. **비순응:** 모든 치료 실패의 50% 이상이 치료에 대한 준수 불량으로 발생했다. 적대적인 소아와 10대의 약 10%가 준수를 거부했으며, 일부는 한 캡슐도 복용하지 않기도 했다. 많은 어린이들이 교묘한 속임수를 쓸 수 있으며, 부모가 모르게 준수를 피할 수 있다는 것을 발견했다. 젖은 캡슐로 가득 채워진 화분이 발견되었다는 보고가 많았다. 나는 이 좋은 시스템이 ADHD 또는 행동장애가 있는 어린이에게는 현명한 접근법이 아니라고 생각한다.

2. **성장 급등:** 일부 아연 결핍 환자는 치료 첫 몇 개월 동안 빠른 성장을 경험하고, 성장 급등이 끝날 때까지 개선되지 않았다. 세포가 분열할 때 아연을 사용하기 때문에 체내 아연이 소모되므로, 빠르게 성장하는 시기에는 표준적인 아연 복용량으로는 충분하지 않다.

3. **신체적 부상:** 성공적으로 치료받은 환자도 다리가 부러지거나 비슷한 부상을 입은 후에는 일시적인 재발을 경험할 수 있다. 초기 치료 중 부상이 발생하는 경우, 수주일 동안 증상이 악화

될 수 있다.

4. **질병**: 감염 및 기타 질병은 생화학적 변화를 일으켜 치료에 대한 반응을 지연시킬 수 있다.

5. **감정적 스트레스**: 트라우마를 겪는 동안에는 여러 화학적 불균형이 심해진다. 몇 개월 동안 영양요법을 잘 준수한 후에도 반응을 보이지 않은 ADHD 아동이 기억난다. 그의 어머니는 그가 따돌림으로 매일 공포를 겪고 있음을 발견했으며, 그 상황이 해결된 후 그의 학업은 훌륭하게 향상되었다.

6. **A형 혈액형**: 연구 결과에 따르면 A형 혈액형을 가진 사람은 영양요법에 매우 느리게 반응한다. 금속 대사 장애와 A형 혈액형이 모두 있는 경우에는 가족의 인내심이 필요하다.

7. **흡수 장애**: 음식을 체내에서 비효율적으로 처리하는 사람은 일반적으로 영양요법에 대한 반응이 느리다.

8. **출생 중 무산소증**: 출생 중 산소박탈 과거력이 있는 환자는 치료 실패 가능성이 증가한 것으로 나타났다.

9. **두부 손상**: 심각한 두부 손상 병력이 있는 사람은 치료 실패의 발생률이 증가한다.

10. **물질 남용:** 치료에 반응을 보이지 않는 많은 환자들이 치료 중에 술이나 불법 약물을 은밀히 남용하는 것으로 밝혀졌다. 심각한 물질 남용은 일반적으로 영양요법의 이점을 무효화한다.

영양요법에 반응하지 않는 사람에 비해, 뚜렷한 개선을 보이고 더 높은 삶의 질을 달성하는 사람이 더 많다. 이 책에 설명된 치료법은 비교적 안전하며 부작용으로부터 자유롭다. 생화학이 발전함에 따라 이 방법을 통해 치료 효과가 크게 향상 될 것으로 기대한다. 나는 우리가 새로운 분자를 뇌에 주입하는 것이 아니라, 뇌기능을 정상화하는 것을 목적으로 하는 정신건강의 새로운 깨달음의 시대에 다가가고 있다고 생각한다.

모든 사람은 달성 가능한 최고 수준의 건강, 안전, 기능, 행복을 얻을 수 있는 기회를 가질 자격이 있으며, 이 방법은 이 목표를 달성하는 가장 좋은 방법이다. 후생유전학의 진보는 많은 정신 및 발달장애에 대한 미래의 치료를 가능하게 할 것이며, 후생유전학 연구는 국가의 우선순위가 되어야 한다.

참고문헌

1. Larson RM. (2004). *Science in the Ancient World: An Encyclopedia.* ABC-CLIO: Santa Barbara, CA; 29-30.

2. Debus AG. (1970). Johann Hoachim Becher. In: Gillispie CC, ed. *Dictionary of Scientific Biography.* Vol. 1. Charles Scribner's Sons: New York.

3. Conant JB, ed. (1950). *The Overthrow of Phlogiston Theory: The Chemical Revolution of 1775–1789.* Harvard University Press: Cambridge, MA; 14.

4. Thompson JJ. (1904). On the structure of the atom: an investigation of the stability and periods of oscillation of a number of corpuscles arranged at equal intervals around the circumference of a circle; with application of the results to the theory of atomic structure. *Philos Magazine*, Series 6. 7(39):237-265.

5. Winkler KP, ed. (1996). *John Locke, An Essay Concerning Human Understanding.* Hackett Publishing Company: Indianapolis, IN; 33-36.

6. Aristotle (350 BC). *On the soul (de anima).* In: *Aristotle.* Vol. 8 (1936). Hett, WS, trans. Loeb Classical Library, William Heinemann: London; 1-203.

7. Freud S. (1940). An outline of psycho-analysis (the standard edition). In: Strachey J, ed. *Complete Psychological Works of Sigmund Freud.* WW Norton: New York.

8. Adler A. (1956). In: Ansbacher, HL and Ansbacher RR, eds. *The*

Individual Psychology of Alfred Adler. Harper Torchbooks: New York.

9. Kendler KS. (1983). Overview: a current perspective on twin studies of schizophrenia. *Am J Psychiatry.* 140:1413-1425.

10. Bertelsen A, Harvald B, Hauge M. (1977). A Danish twin study of manic-depressive disorders. *Br J Psychiatry.* 130:330-351.

11. Wender PH, Kety SS, Rosenthal D, Schulsinger F, Ortmann J, Lunde I. (1986). Psychiatric disorders in the biological and adoptive families of adopted individuals with affective disorders. *Arch Gen Psychiatry.* 43:923-929.

12. Snyder SH. (1986). *Drugs and the Brain.* Scientific American Books/WH Freeman: New York.

13. Purves D, Augustine GJ, Fitzpatrick D, et al. (2004). *Neuroscience.* 4th ed. Sinauer Associates, Inc.: Sunderland, MA.

14. Restak RM. (1984). *The Brain.* Bantam Books: New York.

15. Qian Y, Melikian HE, Rye DB, Levey AI, Blakely RD. (1995). Identification and characterization of antidepressant-sensitive serotonin transporter proteins using site-specific antibodies. *J Neurosci.* 15:1261-1274.

16. Torres GE, Gainetdinov RR, Caron MG. (2003). Plasma membrane monoamine transporters: structure, regulation and function. *Nat Rev Neurosci.* 4(1):13-25.

17. Wade NJ, Brozek J. (2001). *Purkinje's Vision–The Dawning of Neuroscience.* Lawrence Erlbaum Assoc.: London.

18. Golgi C. (1906). In: *Nobel Lectures, Physiology or Medicine 1901-1921.* (1967). Elsevier Publishing Company: Amsterdam.

19. Cajal R. (1906). In: *Nobel Lectures, Physiology or Medicine 1901-1921.* (1967). Elsevier Publishing Company: Amsterdam.

20. Sherrington CS. (1920). *The Integrative Action of the Nervous System.* New Haven Yale Press: New Haven, CT.

21. Raju TN. (1999). The Nobel chronicles. 1936: Henry Hallett Dale (1875-1968) and Otto Loewi (1873-1961). *Lancet.* 353(9150): 416.

22. Fields DR (2009). *The Other Brain.* Simon & Schuster: New York.

23. Rizzoli SO, Betz WJ (2005). Synaptic vesicle pools. *Nat Rev Neurosci.* 6(1):57-69.

24. Weihe E, Eiden LE. (2000). Chemical neuroanatomy of the vesicular amine transporters. *FASEB J.* 14(15):2435-2449.

25. Hoffer A. (2005). *Adventures in Psychiatry. The Scientific Memoirs of Dr. Abram Hoffer.* KOS Publishing: Toronto.

26. Wittenborn JR, Weber ESP, Brown M. (1973). Niacin in the long-term treatment of schizophrenia. *Arch Gen Psychiatry.* 28:308-315.

27. McGinnis W, Audhya T, Walsh WJ, et al. (2008). Discerning the mauve factor, part 1. *Altern Ther Health Med.* 14(2):40-50.

28. Pfeiffer CC. (1976). *Mental and Elemental Nutrients: A Physician's Guide to Nutrition and Health Care.* Keats Publishing: New Canaan, CT.

29. Pfeiffer CC, Mailloux BS, Forsythe BA. (1970). *The Schizophrenias: Ours to conquer.* Bio-Communications Press: Wichita, KS.

30. Walsh WJ, Glab LB, Haakenson ML. (2004). Reduced violent behavior following biochemical therapy. *Physiol Behav.* 82:835-839.

31. Owen CA. (1982). *Biochemical aspects of copper, occurrence, assay, and interrelationships.* Noyes Publications: Park Ridge,

NJ.

32. Linder MC. (1991). *Biochemistry of Copper.* Plenum Press: New York.

33. Morgan RF, O'Dell BL. (1977). Effect of copper deficiency on the concentrations of catecholamines and related enzyme activities in the rat brain. *J Neurochem.* 28:207-213.

34. Prohaska JR, Snith TL. (1982). Effect of dietary or genetic copper deficiency on brain catecholamines, trace metals, and enzymes in the rat brain. *J Nutr.* 112:1706-1717.

35. Combs GF. (2008). *The Vitamins: Fundamental Aspects in Nutrition and Health.* Elsevier: San Diego, CA.

36. Food and Nutrition Board, Institute of Medicine. (2001). *Dietary Reference Intakes: Vitamins.* The National Academies Press: Washington, DC.

37. Berger M, Gray JA, Roth BL. (2009). The expanded biology of serotonin. *Ann Rev Med.* 60:355-366.

38. Elsworth JD, Roth RH. (1997). Dopamine synthesis, uptake, metabolism, and receptors: relevance to gene therapy of Parkinson's disease. *Exp Neurol.* 144(1): 4-9.

39. Tapia R. (1975). Biochemical pharmacology of GABA in CNS. In: Iversen LL, Iversen SD, Snyder SH, eds. *Handbook of Psychopharmacology.* Vol 4. Plenum Press: New York; 1-58.

40. Sauberlich HE. (1999). *Laboratory Tests for the Assessment of Nutritional Status.* CRC Press: New York.

41. Prasad AS. (1993). *Biochemistry of Zinc.* Plenum Press: New York.

42. Walsh WJ, Rehman F. (1997). Methylation syndromes in mental illness. *Abstracts: Society for Neuroscience 27th Annual Meeting* (pt 2). New Orleans, LA, October 25-29.

43. Feighner JP. (1999). Mechanism of action of antidepressant medications. *J Clin Psychiatry.* 60(suppl 4):4-11.

44. Edelman E. (2009). *Natural Healing for Bipolar Disorder.* Borage Books: Eugene, OR.

45. Murray RK, Granner DK, Mayes PA, Rodwell VW. (1993). *Harper's Biochemistry.* 23rd ed. Appleton & Lange: Norwalk, CT; 49-59.

46. Berger SL, Kouzarides T, Schickhatter R, Shilatifard A. (2009). *An operational definition of epigenetics. Genes Dev.* 23(7):781-783.

47. Bird A. (2007). Perceptions of epigenetics. *Nature.* 447(7143):396-398.

48. Tsankova N, Renthal W, Kumar A, Nestler EJ. (2007). Epigenetic regulation in psychiatric disorders. *Nat Rev Neurosci.* 8(5):355-367.

49. Ng HH, Gurdon JB. (2008). Epigenetic inheritance of cell differentiation status. *Cell Cycle.* 7(9):1173-1177.

50. Luger K, Mader AW, Richmond RK, Sargent DF, Richmond TJ. (1997). Crystal structure of the nucleosome core particle at 2.8 A resolution. *Nature.* 389(6648):251-260.

51. Roth TL, Sodhi M, Kleinmer JE. (2009). Epigenetic mechanisms in schizophrenia. *Biochem Biophy Acta.* 1790(9):869-877.

52. Flight M. (2007). Epigenetics: methylation and schizophrenia. *Nat Rev Neurosci.* 8:910-994.

53. Suzuki MM, Bird AP. (2008). DNA methylation landscapes: provocative insights from epigenomics. *Nat Rev. Genet.* 9(6):465-476.

54. Kouzarides T. (2007). Chromatin modifications and their function. *Cell.* 128(4):693-705.

55. Miranda TB, Jones PA. (2007). DNA methylation: The nuts and bolts of repression. *J Cell Physiol.* 213(2):384-390.

56. Latchman DS. (1997). Transcription factors: an overview. *Int J Biochem. Cell Biol.* 29(12):1305-1312.

57. Nelson DL, Cox MM. (2000). *Lehninger Principles of Biochemistry.* 3rd ed. Worth Publishing: New York.

58. Avalos JL, Bever KM, Wolberger C. (2005). Mechanism of sirtuin inhibition by nicotinamide: altering the NAD+ cosubstrate specificity of a Sir2 enzyme. *Mol Cell.* 17(6):855-868.

59. Luka Z, Moss F, Loukachevitch LV, Bornhop DJ, Wagner C. (2011). Histone demethylase LSD1 is a folate-binding protein. *Biochemistry.* 50(21):4750-4756.

60. Jenuwein T, Allis CD. (2001). Translating the histone code. *Science.* 293(5532):1074-1080.

61. Preskorn SH, Ross R, Stanga CY. (2004). Selective serotonin reuptake inhibitors. In: *Antidepressants: Past, Present and Future.* Springer: Berlin; 241-262.

62. Sharma RP. (2005). Schizophrenia, epigenetics and ligand-activated nuclear reactions: a framework for chromatin therapeutics. *Schizophr Res.* 72(2-3):77-90.

63. Petronis A. (2004). The origin of schizophrenia: genetic thesis, epigenetic antithesis, and resolving synthesis. *Biol Psychiatry.* 55:965-970.

64. Bilstufi G, VanDette E, Matsui S, Smiraglia DJ. (2010). Mild folate deficiency induces genetic and epigenetic instability and phenotype changes in prostate cancer cells. *BMC Biol.* 8:6.

65. Maulik N, Maulik G, eds. (2011). *Nutrition, Epigenetic Mechanisms, and Human Disease.* CRC Press: Boca Raton, FL.

66. Pogribny IP, Tryndyak VP, Muskhelishvili L, Rusyn I, Ross

SA. (2007). Methyl deficiency, alterations in global histone modifications, and carcinogenesis. *J Nutr.* 137:216S-222S.

67. Litt MD, Simpson M, Recillas-Targa F, Prioleau MN, Felsenfeld G. (2001). Transitions in histone acetylation reveal boundaries of three separately regulated neighboring loci. *EMBO J.* 20(9):2224-2235.

68. Bredy TW, Sun Ye, Kobor MS. (2010). How the epigenome contributes to the development of psychiatric disorders. *Dev Psychobiol.* 52(4):331-342.

69. James SJ, Melnyk SB, Jernigan S, Janak L, Cutler P, Neubrander JM. (2004). Metabolic biomarkers of increased oxidative stress and impaired methylation capacity in children with autism. *Amer J Clin Nutr.* 80:1611-1117.

70. Deth RC. (2003). *Molecular Origins of Attention: The Dopamine-Folate Connection.* Kluwer Academic Publishers: Norwell, MA.

71. Walsh WJ. (2010). Oxidative stress, undermethylation, and epigenetics—The Bermuda triangle of autism. *The Autism File.* 35:30-35.

72. Walsh WJ. (July 23, 2010). Nutrient therapy for mental illness. *Irish Medical Times.* Available at www.imt.ie/opinion/guests/2010/07/nutrient-therapy-for-mental-illness.html.

73. American Psychiatric Association. (2000). *Diagnostic and statistical manual of mental disorders, Fourth Edition (Text Revision).* American Psychiatric Press: Washington, DC.

74. Jablonka E, Gal R. (2009). Transgenerational Epigenetic Inheritance: Prevalence, Mechanisms, and Implications for the Study of Heredity and Evolution. *Q Rev Biol.* 84(2):131-176.

75. Evans K, McGrath J, Milns R. (2003). Searching for schizophrenia in ancient Greek and Roman literature: a systematic review. *Acta*

Psychiatrica Scandinavica. 107(5):323-330.

76. Alexander FG, Selesnick ST. (1966). *The History of Psychiatry. An Evaluation of Psychiatric Thought and Practice from Prehistoric Times to the Present.* Harper and Row: New York.

77. Kruger S, Braunig P. (2000). Ewald Hecker, 1843-1900. *Am J Psychiatry.* 157:1220.

78. Meyer A. (1910). The nature and conception of dementia praecox. *J Abnorm Psychol.* 5(5):247-285.

79. Kraepelin E. (1907). *Text book of psychiatry.* 7th ed. Diefendorf AR, trans. Macmillan: London.

80. Kuhn R. (2004). Eugen Bleuler's concepts of psychopathology. *Hist Psychiatry.* 15(3):361-366.

81. Freud S, trans, Brill AA. (1938). *The Basic Writings by Sigmund Freud.* Random House: New York.

82. Adler A, trans, Brett C. (1992). *Understanding Human Nature.* Oneworld Publications Ltd.: London.

83. Jung CJ, trans, Adler G, Hull RFC. (1970). *The Collected Works of C. J. Jung.* Vol 1. Princeton University Press: Princeton, NJ.

84. Schildkraut JJ. (1965). The catecholamine hypothesis of affective disorders: a review of supporting evidence. *Amer J Psychiatry.* 122:609-622.

85. Slater E, Cowle V. (1971). *The Genetics of Mental Disorders.* Oxford University Press: London.

86. Mathews M, Muzina DJ. (2007). Atypical antipsychotics: new drugs, new challenges. *Cleve Clin J Med.* 74(8):597-606.

87. Lieberman JA, Stroup TS, McEvoy JP, et al. (2005). Effectiveness of antipsychotic drugs in patients with chronic schizophrenia. *NEJM.* 353(12):1209-1223.

88. Ho BC, Andersen NC, Ziebell S, Pierson R, Magnotta V. (2011). Long-term antipsychotic treatment and brain volumes: a longitudinal study of first-episode schizophrenia. *Arch Gen Psych.* 68:2.

89. Carlsson A. (2003). Half-century of neurotransmitter research: impact on neurology and psychiatry. In: Jörnvall H, ed. *Nobel Lectures in Physiology or Medicine 1996-2000.* World Scientific Publishing Co.: Singapore.

90. Carlsson A. (1987). The dopamine hypothesis of schizophrenia 20 years later. In: Häffler H, Gattaz WF, Janzarik W, eds. *Search for the Cause of Schizophrenia.* Springer-Verlag: Berlin Heidelberg; 223-235.

91. Olney JW, Newcomer JW, Farber BB. (1999). NMDA receptor hypofunction model of schizophrenia. *Journal of Psychiatric Research*, 33, 523-533.

92. Javitt DC, Zukin SR. (1991). Recent advances in the phencyclidine model of schizophrenia *Am J Psychiatry.* 148:1301-1308.

93. Lane HY, Chang YC, Liu YC, Chiu CC, Tsai GE. (2005). Sarcosine or D-serine add-on treatment for acute exacerbation of schizophrenia—a randomized, double-blind, placebo-controlled study. *Arch Gen Psychiatry.* 62:1196-1204.

94. Mahadik SP, Mukherjee S. (1996). Free radical pathology and antioxidant defense in schizophrenia: a review. *Schizophr Res.* 19:1-17.

95. Tosic M, Ott J, Barral S, et al. (2006). Schizophrenia and oxidative stress: glutamate cysteine ligase modifier as a susceptibility gene. *Am J Hum Genet.* 79(3):586-592.

96. Liebermann JA. (1999). Is schizophrenia a neurodegenerative disorder? A clinical and neurobiological perspective. *Biol Psychiatry.* 46(6):729-739.

97. Gottesman II, Shields J, Hanson DR. (1982). *Schizophrenia—The Epigenetic Puzzle.* Cambridge University Press. Cambridge, UK.

98. Petronis A, Paterson AD, Kennedy JL. (1999). Schizophrenia: An Epigenetic Puzzle? *Schizophr Bull.* 1999;25(4):639-655.

99. Freedman R, Adler LE, Leonard S. (1999). Alternative phenotypes for the complex genetics of schizophrenia. *Biol Psychiatry.* 45(5):551-558.

100. Petronis A, Gottesman II, Peixiang K, et al. (2003). Monozygotic twins exhibit numerous epigenetic differences: clues to twin discordance? *Schizophr Bull.* 29(1):169-178.

101. Kundakovic M, Chen Y, Costa E, Grayson DR. (2007). DNA methyltransferase inhibitors coordinately induce expression of the human reelin and GAD67 genes. *Mol Pharmacol.* 71:644-653.

102. Waltrip RW, Carrigan DR, Carpenter WT. (1990). Immunopathology and viral reactivation. A general theory of schizophrenia. *J Nerv Ment Dis.* 178(12):729-738.

103. Lane N. Born to the purple: the story of porphyria. (2002, December 16). *Sci Am.*

104. López-Muñoz F, Bhatara VS, Alamo C. (2004). Historical approach to reserpine discovery and its introduction in psychiatry. *Actas Esp Psiquiatr.* 32(6):387-395.

105. Schatzberg AF, Nemeroff CB. (2009). *Textbook of Psychopharmacology.* American Psychiatric Publishing, Inc.: Arlington VA.

106. Hirschfeld RM. (2000). History and evolution of the monoamine hypothesis of depression. *J Clin Psychiatry.* 61(suppl 6):4-6.

107. *Physician's Desk Reference 2010.* Thompson PDR: Montvale, NJ.

108. Fava M, Borus, JS, Alpert JE, Nierenberg AA, Rosenbaum JF, Bottiglieri T. (1997). Folate, vitamin B12, and homocysteine in

major depressive disorder. *Am J Psychiatry.* 154(3):426-428.

109. Larkin RW. (2007). *Comprehending Columbine.* Temple University Press: Philadelphia.

110. Brewer GJ. (2000). Recognition, diagnosis, and management of Wilson's disease. *Proc Soc Exp Biol Med.* 223(1)39-46.

111. Crayton JW, Walsh WJ. (2007). Elevated serum copper levels in women with a history of post-partum depression. *J Trace Elements Med Biol.* 21:17-21.

112. Klassen CD. (1996). *Casarett & Doull'sToxicology, the Basic Science of Poisons.* 5th ed. McGraw-Hill: New York.

113. Kanner L. (1943). Autistic disturbances of affective contact. *Nerv Child.* 2:217-250.

114. Kanner L, ed. (1973). *Childhood Psychosis: Initial Studies and New Insights.* V. H. Winston: Washington, DC.

115. Monitoring network, United States, 2006. (2006). *MMWR Surveillance Summaries.* Centers for Disease Control and Prevention: Washington, DC.

116. Freitag CM. (2007). The genetics of autistic disorders and its clinical relevance: a review of the literature. *Mol Psychiatry.* 12(1):2-22.

117. Stefanatos GA. (2008). Regression in autistic spectrum disorders. *Neuropsychol Rev.* 18(4):305-319.

118. Bettelheim B. (1967). *The Empty Fortress: Infantile Autism and the Birth of the Self.* The Free Press: New York.

119. Walsh WJ, Usman A, Tarpey J. Disordered metal metabolism in a large autism population. *Proceedings of the American Psychiatric Association.* New Research: Abstract NR109; May 9, 2001, New Orleans, LA.

120. Dziobek I, Bahnermann M, Convit A, Heekeren HR. (2010). The role of the fusiform-amygdala system in the pathophysiology of autism. *Arch Gen Psychiatry.* 67(4)397-405.

121. Kemper TL, Baumann M. (1998). Neuropathology of infantile autism. *J Neuropathol Exp Neurol.* 57:645-652.

122. Bauman ML, Kemper TL. (2005). Neuroanatomic observations of the brain in autism. *Int J Dev Neurosci.* 23:183-187.

123. Casanova MF. (2004). White matter increase and minicolumns in autism. *Ann Neurol.* 56:453.

124. Casanova MF, Buxhoeveden D, Switala A, Roy E. (2002). Minicolumnar pathology in autism. *Neurology.* 58:428-432.

125. Evans TA, Siedlak SL, Lu L, McGinnis W, Walsh W, et al. (2008). The autistic phenotype exhibits a remarkably localized modification of brain protein by products of free radical-induced lipid oxidation. *Am J Biochem Biotech.* 4(2):61-72.

126. Courchesne E, Carper R, Akshoomoof N. (2003). Evidence of brain overgrowth in the first year of life in autism. *JAMA.* 290(3):337-344.

127. Vargas DL, Nascimbene C, Krishnan C, Zimmerman AW, Pardo CA. (2005). Neuroglial activation and neuroinflammation in the brain of patients with autism. *Ann Neurol.* 55(2):257-267.

128. Pangborn J, Baker SM. (2005). *Autism: Effective Biomedical Treatments.* Autism Research Institute: San Diego, CA.

129. Russo AJ. (2009). Decreased serum Cu/Zn SOD in children with autism. *Nutr Metab Insights.* 2:27-35.

130. Keenan M, Henderson M, Kerr KP, Dillenburger K, eds.. (2005). *Applied Behaviour Analysis And Autism: Building a Future Together.* Jessica Kingsley Publishers: London.

131. Kearney AJ. (2007). *Understanding Applied Behavior Anaylsis:*

An Introduction to ABA for Parents, Teachers, and Other Professionals. Jessica Kingsley Publishers: London.

132. Barbera M, Rasmussen T. (2007). *The Verbal Behavior Approach: How to Teach Children with Autism and Related Disorders.* Jessica Kingsley Publishers: London.

133. Hibbs ED, Jensen PS, eds. (2005). *Psychosocial Treatments for Child and Adolescent Disorders: Empirically Based Strategies for Clinical Practice.* 2nd ed. American Psychological Association: Washington, DC.

134. Cooper JO, Heron TE, Heward WL. (2007). *Applied Behavior Analysis.* 2nd ed. Prentice Hall: Upper Saddle River, NJ.

135. Simpson RL. (1999). Early Intervention with Children with Autism: The Search for Best Practices. *J Assoc Persons with Severe Handicaps.* 24(3):218-221.

136. US Department of Health & Human Services. (1999). *Mental Health: A Report of the Surgeon General—Executive Summary.* US Department of Health & Human Services, Substance Abuse and Mental Health Services Administration, Center for Mental Health Services, National Institutes of Health, National Institute of Mental Health: Rockville, MD.

137. Pardo CA, Vargas DL, Zimmerman AW. (2005). Immunity, neuroglia and neuroinflammation in autism. *Int Rev Psychiatry.* 17(6):485.

138. Reichelt KL, Knivsberg A-M, Lind G, Nødland M. (1991). Probable etiology and possible treatment of childhood autism. *Brain Dysfunct.* 4:308-319.

139. Jain KK. (1996). *Textbook of Hyperbaric Medicine.* 2nd ed. Hogrefe and Huber Publishers, Inc.: Cambridge, MA.

140. Walsh W (2012). Risperdal and brain shrinkage: a warning for autism families. *Autism Science Digest.* 4:128.

141. McCracken JT, McGough J, Shah B. (2002). Risperidone in children with autism and serious behavioral problems. *NEJM.* 347:314-321.

142. Dorph-Peterson K-A, Pierri JN, Sun Z, Sampson AR, Lewis DA (2005). The influence of chronic exposure to antipsychotic medications on brain size before and after tissue fixation: a comparison of haloperidol and olanzapine in macaque monkeys. *Neuropsycopharmacology.* 30(9): 1649-61.

143. Konopaske GT, Dorph-Peterson K-A, Pierri JN, Wu Q, Sampson AR, Lewis DA (2007). Effect of chronic exposure to antipsychotic medications on cell numbers in the parietal cortex of macaque monkeys. *Neuropsychopharmacology.* 32(6): 1216-23.

144. Konopaske GT, Dorph-Peterson K-A, Sweet RA, Pierri JN, Zhang W, Sampson AR, Lewis DA (2008). Effect of chronic antipsychotic exposure on astrocyte and oligodendrocyte numbers in macaque monkeys. *Biol Psychiatry.* 63(8): 759-765.

145. Harrison PJ, Lewis DA (2003). Neuropathology of schizophrenia. In: Hirsch S, Weinberger DR, eds. *Schizophrenia.* 2nd ed. Oxford, England: Blackwell Science Ltd (310-325).

146. Lewis DA (2011). Antipsychotic medications and brain volume. Do we have cause for concern? (Editorial). *Arch Gen Psych*, 68(2): 126-7.

147. Walsh WJ, Usman AL, inventors. Nutrient Supplements and Methods for Treating Autism and for Preventing the Onset of Autism. US Patent No. 7,232,575; June 19, 2007.

148. Stromland K, Nordin V, Miller M, Akerstrom B, Gilberg C. (1994). Autism in thalidomide embryopathy: a population study.

Dev Med Child Neurol. 36(4):351-356.

149.   Tost J. (2008). *Epigenetics.* Chapter 16 (371-376). Caister Academic Press: Norfolk, UK.

150.   Walsh WJ, Glab LB, Haakenson ML. (2004). Reduced violent behavior following biochemical therapy. *Physiol Behav.* 82:835-839.

151.   Wilson JQ, Herrnstein RJ. (1985). *Crime and human nature.* New York: Simon and Schuster.

152.   Graeber MB, Mehraein P. (1999). Reanalysis of the first case of Alzheimer's disease. *Eur Arch Psychiatry Clin Neurosci.* 249(suppl 3):10-13.

153.   Kraepelin E. (1910). Psychiatrie: Ein Lehrbuch fur Studierende und Arzte. *Leipzig: Barth.* 1910:593-632.

154.   Folstein MF, Folstein SE, McHugh PR. (1975). Mini-mental state. A practical method for grading the cognitive state of patients for the clinician. *J Psychiatric Res.* 12(3):189-198.

155.   Robbins TW, James M, Owen AM, Sahakian BJ, McInnes L, Rabbitt P. (1994). Cambridge Neuropsychological Test Automated Battery (CANTAB): a factor analytic study of a large sample of normal elderly volunteers. *Dementia.* 5(5):266-281.

156.   Hoyert DL, Rosenberg HM. (1997). Alzheimer's disease as a cause of death in the United States. *Public Health Rep.* 112(6):497-505.

157.   Campion D, Brice A, Hannequin D, et al. (1995). A large pedigree with early-onset Alzheimer's disease: clinical, neuropathologic, and genetic characterization. *Neurology.* 45(1):80-85.

158.   Saunders AM, Schmader K, Breitner JCS, et al. (1993). Apolipoprotein E epsilon 4 allele distributions in late-onset

Alzheimer's disease and in other amyloid-forming diseases. *Lancet.* 342:710-711.

159. Katzman R, Bick K. (2000). *Alzheimer Disease: The Changing View.* Academic Press: London.

160. Plassman BL, Havlik RJ, Steffens DC, et al. (2000). Documented head injury in early adulthood and risk of Alzheimer's disease and other dementias. *Neurology.* 55(8):1158-1166.

161. Roberts AH. (1969). *Brain Damage in Boxers.* Pitman Medical Scientific Publishing Co.: London.

162. Roe CM, Mintun MA, D'Angelo G, Xiong C, Grant EA, Morris JC. (2008). Alzheimer's disease and cognitive reserve. *Arch Neurol.* 65(11):1467-1471.

163. Scarmeas N. (2006). Education and rates of cognitive decline in incident Alzheimer's disease. *J Neurol Neurosurg Psychiatry.* 77:308-316.

164. Wilson RS, Mendes de Leon CF, Barnes LI, et al. Participation in cognitively stimulating activities and risk of incident Alzheimer disease. *JAMA.* Feb 13, 2002.

165. Larson EB. (2008). Physical activity for older adults at risk for Alzheimer disease. *JAMA.* 300(9):1077-1079.

166. Mielke MM, Rosenberg PB, Tschanz J, et al. (2007). Vascular factors predict rate of progression in Alzheimer disease. *Neurology.* 69:1850-1858.

167. Truelsen T, Thudium D, Gronbaek M. (2002). Amount and type of alcohol and risk of dementia: The Copenhagen Heart Study. *Neurology.* 59:1313-1319.

168. Mruthinti S, Schade RF, Harrell DU, et al. (2006). Autoimmunity in Alzheimer's Disease as evidenced by plasma immunoreactivity against RAGE and Aβ42: complication of

diabetes. *Curr Alzheimer Res.* 3(3):229-235.

169. Cornett CR, Markesbery WR, Ehmann WD. (1998). Imbalances of trace elements related to oxidative damage in Alzheimer's disease brain. *Neurotoxicity.* 19:339-346.

170. Solfrizzi V, Panza F, Capurso A. (2003). The role of diet in cognitive decline. *J Neural Trans.* 110:95-110.

171. Seshadri S, Beiser A, Selhub J, et al. (2002). Plasma homocysteine as a risk factor for dementia and Alzheimer's disease. *NEJM.* 346:476-483.

172. Boiler F, Forette F. (1989). Alzheimer's disease and THA: a review of the cholinergic theory and of preliminary results. *Biomed Pharmacother.* 43(7):487-491.

173. Davis KL, Mohs RC, Marin D, et al. (1999). Cholinergic markers in elderly patients with early signs of Alzheimer disease. *JAMA.* 281(15):1401-1406.

174. Shankar GM, Li S, Mehta TH, et al. (2008). Amyloid-beta protein dimers isolated directly from Alzheimer's brains impair synaptic plasticity and memory. *Nat Med.* 14(8):837-842.

175. Hartmann T, Bieger SC, Brühl B, et al. (1997). Distinct sites of intracellular production for Alzheimer's disease A beta40/42 amyloid peptides. *Nat Med.* 3(9):1016-1020.

176. Schenk D, Barbour R, Dunn W, et al. (1999). Immunization with amyloid-beta attenuates Alzheimer-disease-like pathology in the PDAPP mouse. *Nature.* 400:173-177.

177. Town T. (2009). Alternative Aβ immunotherapy approaches for Alzheimer's disease. *CNS Neurol Disord Drug Targets.* 8(2):114-127.

178. Blennow K, Wallin A, Agren H, Spenger C, Siegfried J, Vanmechelen E. (1995). Tau protein in cerebrospinal fluid:

a biochemical marker for axonal degeneration in Alzheimer disease? *Mol Chem Neuropathol.* 26(3)231-245.

179. Zhang Q, Powers ET, Nieva J, et al. (2004). Metabolite-initiated protein misfolding may trigger Alzheimer's disease. *Proc Natl Acad Sci.* 101(14):4752-4757.

180. Markesbery WR. (1997). Oxidative stress hypothesis in Alzheimer's disease. *Free Radic Biol Med.* 23(1):134-147.

181. Perry G, Cash AD, Smith MA. (2002). *Alzheimer disease and oxidative stress. J Biomed Biotechnol.* 2(3):120-123.

182. Lee HP, Zhu X, Casadesus G, et al. (2010). Antioxidant approaches for the treatment of Alzheimer's disease. *Expert Rev Neurother.* 10(7):1201-1208.

183. Hung YH, Bush AI, Cherny RA. (2010). Copper in the brain and Alzheimer's disease. *J Biol Inorg Chem.* 15(1):61-76.

184. House E, Mold M, Collingwood J, Baldwin A, Goodwin S, Exley C. (2009). Copper Abolishes the β-Sheet Secondary Structure of Preformed Amyloid Fibrils of Amyloid-β. *J Alzheimer's Dis.* 18:811-817.

185. Yang XH, Huang HC, Chen L, Xu W, Jiang ZF. (2009). Coordinating to three histidine residues: Cu(II) promotes oligomeric and fibrillar amyloid-β peptide to precipitate in a non-β aggregation way. *J Alzheimer's Dis.* 18(4):799-810.

186. Walsh WJ, Lai B, Bazan N, Lukiw WL. (March 1, 2005). Trace metal analysis in Alzheimer's disease tissues using high-brilliance x-ray beams. *Proceedings of the 6th Keele Meeting on Trace Metals and Neurotoxicity in the Brain.* Portugal.

187. Yu WH, Lukiw WJ, Bergeron C, Niznik HB, Fraser PE. (2001). Metallothionein III is reduced in Alzheimer's disease. *Brain Res.* 894(1):37-45.

188. Uchida Y, Takio K,Titani K, Ihara Y, Tomonaga M. (1991). The growth inhibitory factor that is deficient in the Alzheimer's-disease brain is a 68-amino acid metallothionein-like protein. *Neuron.* 7(2):337-347.

189. LaRowe SD, Myrick H, Kalivas PW, et al. (2007). Is cocaine desire reduced by N-acetylcysteine? *Am J Psychiatry.* 164:1115-1117.

190. Vengeliene V, Kiefer F, Spanagel R. (2011). D-cycloserine facilitates extinction of alcohol-seeking behavior in rats. *Alcohol and Alcoholism.* 43(6):626-629.

191. Lovinger DM, White G, Weight FF. (1989). Ethanol inhibits NMDA-activated ion current in hippocampal neurons. *Science.* 243(4899):1721-1724.

용어사전

간이정신검사(Mini-mental test): 간이정신상태검사(mini-mental state examination, MMSE) 또는 폴스타인(Folstein) 테스트는 인지장애 선별을 위해 사용되는 간단한 30점 만점의 설문지이다. 알츠하이머병 및 기타 치매의 진단을 돕기 위해 의학계에서 일반적으로 사용된다.

간헐적 폭발장애(Intermittent explosive disorder): 종종 통제할 수 없는 정도의 분노까지, 분노의 극단적인 표현을 특징으로 하는 행동장애로 분노가 예측되지 않으며 당면한 상황에도 비례하지 않는다.

감마아미노부티르산(Gamma-aminobutyric acid) (일명 γ-aminobutyric acid 또는 GABA): 중추신경계의 주요 억제성 (진정시키는 작용을 하는) 신경전달물질.

강박장애(Obsessive-compulsive disorder): 반복적인 생각과 환상(강박), 반복적인 충동 또는 행동(충동), 높은 불안이 있는 정신장애.

게놈(Genome): 유전자와 DNA의 비암호화 서열을 포함한 유기체의 유전정보 전체.

경피(Transdermal): 피부를 통해 혈류로 특정 용량의 약물을 전달하기 위해 피부 위를 덮는 약물 투여경로의 한 유형.

계절성 정서장애(Seasonal affective disorder): 매년 같은 시기에 발생하는 우울증 유형.

고구리혈증(Hypercupremia): 혈액과 조직에서 구리 수치가 위험한 수준으로 상승할 수 있는 금속 대사 장애.

골지체(Golgi apparatus): 세포핵에서 발견되는 소기관(또는 구조물)으로 소포체에서 생성된 단백질과 지방을 처리하고, 핵 외부로 그들을 내보내는 작업을 준비한다.

공개 연구(Open-label study): 연구자과 참가자 모두 어느 치료가 적용되는지 알고 있는 임상시험 유형.

공포증(Phobia): 특정 물건이나 물건 종류에 대한 과장되고 비논리적인 두려움.

과잉행동(Hyperactivity): 사람이 비정상적으로 쉽게 흥분하거나 왕성하게 되는 신체 상태로, 강한 감정반응, 충동적 행동, 집중기간 단축을 유발하는 경우가 많다.

광범위한 발달 장애-달리 명시되지 않음(Pervasive developmental disorder-not otherwise specified, PDD NOS): 가벼운 자폐증을 나타내는 것으로 간주되는 진단. 흔한 증상으로는 사회화 부족, 반복적인 행동, 특정한 시각적 자극에 대한 과민성, 눈 맞춤의 이상, 말하기 문제, 행동 전환의 어려움이 있다.

광자선(Photon beams): 빛, 감마선 또는 x-레이로 구성된 농축되고 집중된 복사 에너지 광선.

글루테오모르핀(Gluteomorphin): 글루텐 단백질의 불완전환 소화에서 파생된 단백질 조각으로 많은 사람들이 오피오이드 효과를 갖고 있는 것으로 여긴다.

글루텐(Gluten): 풀과 관련된 곡물, 특히 밀, 호밀, 보리에서 발견되는 글리아딘(gliadin)과 글루테닌(glutenin)이라고 하는 2개의 단백질 복합체.

기분부전장애(Dysthymia): 우울증의 약한, 하지만 만성적인 형태.

긴장증(Catatonia): 조현병의 한 증상으로 혼미 또는 무언증, 거절증, 강직, 목적성 없는 흥분, 부적절하거나 기묘한 자세로 특징지어진다.

나노그램(Nanogram): 0.001마이크로그램과 동일한 질량 단위.

노르에피네프린(Norepinephrine): 스트레스 호르몬으로도 기능하는 도파민으로부터 합성된 카테콜아민 신경전달물질. 노르에피네프린의 상승은 불안 및 공황장애와 관련이 있으며 저하는 긴장증적(catatonic) 경향과 관련이 있다.

뇌전증(Epilepsy): 만성 신경학적 질환으로 뇌에서 비정상적인 전기 활성으로 인한 재발성, 자발적 경련이 특징이다.

뉴런(Neuron): 시냅스를 가로질러 다른 뉴런으로 전기 및 화학 신호를 보내서 정보를 처리하고 전송하는 전기 흥분성 신경 세포. 뉴런은 서로 상호 작용하여 네트워크를 형성하며 뇌 및 말초 신경계의 핵심 구성 요소이다.

뉴클레오솜(Nucleosome): 히스톤 단백질 핵에 감긴 DNA 조각으로 구성된 DNA 패키징의 기본 단위.

다모증(Hirsutism): 신체 또는 얼굴 털의 과도한 성장.

단백질(Protein): 단백질을 코딩하는 DNA에 의해 결정된 특정 순서로 하나 이상의 아미노산 사슬로 구성된 큰 분자. 단백질은 신체의 세포, 조직 및 기관의 구조, 기능 및 조절에 필요하다.

대립 유전자(Allele): 특정 DNA 위치에서 대립하여 발생하는 유전자 그룹 중 하나.

대사 증후군(Metabolic syndrome): 고혈압, 비만, 고콜레스테롤(고지혈증) 및 인슐린 저항성을 포함하는 잠재적으로 치명적인 증후군. 많은 항정신병약의 위험한 부작용.

대조군 연구(Controlled study): 치료를 받는 사람들(치료군)과 치료를 받지 않은 사람들(대조군)을 비교하는 임상연구.

도파민(Dopamine): 노르에피네프린과 아드레날린의 전구체인 카테콜아민 신경전달물질.

도파민 베타 수산화효소(Dopamine beta-hydroxylase, 일명 dopamine β-hydroxylase 또는 DBH): 도파민을 노르에피네프린으로 전환하는 구리-함유 산소 첨가효소(oxygenase).

도파민 수송체(Dopamine transporter, DAT): 신경전달물질 도파민을 시냅스에서 다시 도파민 세포의 세포기질로 펌핑하여, 나중에 저장 및 방출될 수 있도록 하는 막 확장 단백질(membrane-spanning protein).

동형 단백질(Isoform): 유사하지만 동일하지는 않은 아미노산 서열을 갖는 기능적으로 유사한 둘 이상의 단백질.

디옥시리보핵산(deoxyribonucleic acid, DNA): DNA는 모든 생명체의 발달과 기능에 사용하는 유전적 지침을 포함하는 분자이다. DNA는 단백질과 RNA 분자와 같은 다른 세포 성분을 구성하는데 필요한 지침을 포함하기 때문에 종종 청사진 세트와 비교된다. 이 유전정보를 가지고 있는 DNA 부분을 유전자라고 한다.

리보핵산(Ribonucleic acid, RNA): 세포의 소포체에서 특정 단백질의 생산에 필요한 유전자 코딩을 제공하는 DNA로부터 전사된 단일 가닥 분자.

리비도(Libido): 원시적인 생물학적 충동에서 나온 감정적 또는 정신적 에너지로 종종 성욕과 관련된다.

리세르그산 디에틸아미드(Lysergic acid diethylamide, LSD): 속칭 '산(acid)'이라고 알려진 LSD는 에르고린(ergoline)족에 속하는 환각제이며 사고 과정의 변화, 시간 왜곡, 영적인 경험을 했다는 느낌 등의 심리적 효과가 있는 비중독성 기분 전환제이다.

막관통 단백질(Transmembrane protein): 전체 세포막에 걸쳐 있으며 영양소, 신경전달물질 또는 기타 물질이 세포로 들어가거나 나가는 통로 역할을 하는 단백질(종종 선형 또는 구상).

망상장애(Delusional disorder): 다른 뚜렷한 정신증이 없는 상황에서 기괴하지 않은 망상과 관련된 정신병적 정신장애. 이 사람들은 특정하고 확실하게 거짓이지만 다소 그럴듯한 예를 들어 CIA에 쫓기고 있다고 생각하는 등의 고정된 믿음을 가지고 있다.

메탈로티오네인(Metallothionein, MT): 강력한 금속 결합 및 산화 환원 기능을 가지고 있으며 초기 뇌 발달에 관여하는 저분자량 시스테인이 풍부한 단백질 4종. 강력한 항산화 특성을 가지고 있으며 글루타티온 및 셀레늄과 함께 독성 금속으로부터 보호하는 역할을 한다.

메틸기(Methyl group): 수십 개의 생화학 반응에 참여하는 화학식 CH_3-의 반응성 화학 물질.

메틸렌테트라하이드로엽산 환원효소(Methylenetetrahydrofolate reductase, MTHFR): 단백질 처리 및 메틸 수준 조절에 관여하는 중요한 효소.

메틸화(Methylation): 분자 또는 원자에 메틸기를 첨가하는 것. 이는 유전자 발현의 후생 유전적 수정(modification)의 주요한 요인이다.

멘델 유전학(Mendelian genetics): 유전 특성이 부모로부터 자손으로 전달되는 것과 관련된 유전 법칙.

멜랑콜리아(Melancholia): 극심한 우울증, 신체 증상, 환각 및 망상이 특징인 정신장애.

면역기능(Immune function): 신체를 감염과 질병으로부터 보호하는 조직, 기관, 세포 및 화학 물질 복합 네트워크.

모노아민(Monoamine): 2-탄소사슬($-CH_2-CH$)에 의해 방향족 고리에 연결된 하나의 아미노기를 함유하는 소분자 신경 전달 물질로 세로토닌, 도파민, 노르에피네프린, 에피네프린, 히스타민 및 멜라토닌이 포함된다.

모노아민산화효소(Monoamine oxidase): 시냅스에서 신경전달물질을 산화(분해)시켜 그 신경전달물질의 개체 수를 줄이고 시냅스 활성을 감소시키는 효소군.

모노아민산화효소 억제제(Monoamine oxidase inhibitor, MAOI): 세로토닌을 대사(파괴)하는 효소인 모노아민 산화효소를 차단하여 세로토닌 활성을 높이는 항우울제.

모발의 방사성 면역 분석법(Radioimmune assay of hair, RIAH 검사): 아편제, 코카인, 펜사이클리딘, 다른 남용 약물에 대한 실험실 분석법으로 개인의 약물 사용에 대한 시간과 양을 확인할 수 있다.

무월경(Amenorrhea): 가임기 여성에서 월경이 없는 경우.

미니칼럼(Minicolumn): 뇌의 피질에서 함께 작용하는 것으로 여겨지는 80-120개의 뇌 뉴런의 수직 칼럼. 성인 뇌에서 약 2억 개의 미니칼럼이 뇌조직과 발달에 강력한 역할을 하는 것으로 여겨진다.

미세소관(Microtubules): 축삭에 대한 구조적 지지를 제공하고 영양소 및 세포 소기관의 도관 역할을 하며, 유사 분열 등 세포 과정에 참여하는 뇌세포의 구성 요소. 일반적으로 직선이고 직경이 약 24나노미터이다.

미엘린(Myelin): 뉴런의 축삭 주위에 수초를 형성하는 지질과 단백질로 이루어진 구조. 미엘린은 세포에 대한 전기 절연 및 물리적 지지를 제공하고 축삭으로의 신경 신호의 전달을 용이하게 한다.

미크론(Micron): 100만 분의 1미터에 해당하는 거리 단위.

반사회적 성격장애(Antisocial personality disorder): 사람이 다른 사람의 권리를 조작, 착취 또는 침해하고 범죄 행위에 관여할 수 있는 정신과적 상태. 전형적인 증상으로는 도둑질, 자기애, 적대적 반항, 싸움, 후회가 없음, 자신과 다른 사람의 안전에 대한 무시 등이 있다.

반추(Rumination): 과거 사건에 대한 과도한 초점, 우울증의 일반적인 증상.

법의학(Forensics): 특히 범죄와 관련하여 법률 시스템에 대한 질문에 답변하기 위해 광범위한 스펙트럼의 과학을 적용하는 것.

벤조디아제핀(Benzodiazapine): 핵심화학구조가 벤젠 고리와 디아제핀 고리의 융합인 일종의 향정신성 약물. 벤조디아제핀은 신경전달물질 GABA의 영향을 향상시키며, 이는 일반적으로 진정, 불안 감소, 수면 개선 등의 결과를 가져온다.

보조인자(Cofactor): 단백질(또는 효소)에 느슨하게 결합되고, 단백질의 생물학적 활성에 필요한 비-단백질 화학 물질.

복측피개영역(Ventral tegmental area): 즐거움, 동기 부여, 인지, 약물 중독 및 두려움과 같은 정서적 반응에 중요한 역할을 하는 도파민 세포가 풍부한 뇌 영역.

분자생물학(Molecular biology): DNA, RNA의 분자 특성 및 유전자 복제, 돌연변이 및 발현 메커니즘을 포함한 분자 수준의 생물학 연구. 이 분야는 생물학과 화학의 과학을 결합하고 세포 및 조직 과정의 메커니즘과 동역학을 연구한다.

불균등화효소(Dismutase): 초과산화물(superoxide) (O_2-) 자유라디칼을 덜 공격적인 분자인 H_2O_2로 전환하는 항산화 효소.

브레인 뱅크(Brain bank): 과학연구를 목적으로 사후 뇌를 체계적으로 수집하고 보관. 대부분의 브레인 뱅크는 자폐증이나 알츠하이머병(Alzheimer's disease)과 같은 특정 질환 연구에 전념하고 있다.

비장(Spleen): 오래된 적혈구의 파괴 및 재활용을 위해 림프구를 생성하고 혈액 저장고 역할을 하며 면역기능을 돕는 기관.

비정형 항정신병 약물(Atypical antipsychotic medications): 뇌의 도파민 경로에서 수용체를 차단함으로써 조현병, 조증, 양극성 장애 등의 정신 질환을 치료하는데 사용되는 항정신병 안정제.

비타민(Vitamin): 미량으로도 신체의 정상적인 성장과 활동에 필수적이며 식물과 동물성 식품에서 자연적으로 얻어지는 다양한 지용성 또는 수용성 유기 물질.

사르코신(Sarcosine): N-메틸-D-아스파르테이트(NMOA) 수용체에서 글루탐산염 활성을 향상시켜 조현병의 증상을 감소시키는 것으로 알려진 아미노산 유도체(N-메틸글리신).

산화 스트레스(Oxidative stress): 세포를 파괴하거나 생화학적 과정을 손상시킬 수 있는 자유 라디칼의 과도한 방출을 특징으로 하는 산화제 생산이 증가된 상태.

산후 우울증(Postpartum depression): 산욕기 우울증(postnatal depression)이라고도 하며, 출산 후 여성에게 영향을 줄 수 있는 불안이 높은 임상적 우울이다.

삼환계 아민(Tricyclic amines): 기본 화학 구조에 원자 고리를 3개 가지고 있는 Norpramin, Amitryptyline, Elavil 등과 같은 항우울제. 이 약물은 선택적 세로토닌 재흡수 억제제(SSRI) 및 세로토닌-노르에피네프린 재흡수 억제제(SNRI)와 같은 항우울제의 도입 전에 널리 사용되었다.

생체형(Biotype): 특정 생화학적 요인을 공유하는 사람들의 그룹.

생화학 물질(Biochemical): 신체 내 화학과정에 참여하는 신체 고유의 원자 또는 분자이다. 단백질, 효소, 영양소, 지방산, 호르몬을 포함하여 인간에는 수많은 생화학 물질이 존재한다. 우리가 생화학 물질이라고 하는 것의 예는 비타민 B6와 그 유도체인 피리독살-5-인산염(PLP)이다.

생화학요법(Biochemical therapy): 약물보다는 천연체 화학 물질을 사용하는 의학치료.

생화학적 개별성(Biochemical individuality): 이 개념은 사람에 따라 영양학적 및 화학적 구성이 고유하고 이에 따라 식이 요구가 다르다는 것이다.

선택적 세로토닌 재흡수 억제제(Selective serotonin reuptake inhibitor, SSRI): 세로토닌 수송체에 작용하여 시냅스에서 세로토닌의 제거를 억제하는 항우울제.

성적도착증(Paraphilias): 반복적이고 강렬한 성적 흥분을 일으키는 환상, 충동 또는 특이하거나 비정형적인 행동과 관련된 정신장애 분류. 이 분류에는 소아성애, 노출증, 물품음란, 접촉도착, 피학성애, 가학성애, 관음증이 포함된다.

세로토닌(Serotonin): 트립토판에서 생화학적으로 유래된 모노아민 신경전달물질(5-하이드록시트립타민)은 우울증 및 기타 정신장애에 중요한 역할을 한다.

세로토닌 수송체(Serotonin transporter, SERT): 시냅스에서 세로토닌 전달 분자를 다시 원래 세포로 재순환시키는 시냅스 전 막에 박혀 있는 특수 단백질.

세룰로플라스민(Ceruloplasmin): 혈액 내 주요 구리-운반 단백질로 철 대사에서 중요한 역할을 한다.

세마포린(Semaphorin): 성장하는 축삭이 적절한 표적을 찾도록 도와주고 시냅스 형성을 돕는 막관통 단백질군.

세크레타제(Secretases): 뇌 조직에서의 아밀로이드 단백질 신경반(알츠하이머병의 병리학적 특징)의 생성을 담당하는 효소군.

소뇌(Cerebellum): 뇌의 반구 아래 구분된 구조물이 있는 뇌의 영역. 이 부위는 운동 조절, 부드러운 신체 움직임 능력, 주의력이나 언어와 같은 인지기능에서 중요한 역할을 한다.

소포(Vesicle): 체액이 들어있는 작은 주머니. 뇌에서 작은 소포는 세포 발화(cell firing) 후 시냅스로의 후속 방출을 위해 신경전달물질을 흡수한다.

소포성 모노아민 수송체(Vesicular monoamine transporter): 소포 내로 신경전달물질 분자의 전달을 용이하게 하는 소포의 막에 매립된 수송 단백질.

소포체(Reticulum): RNA 코딩 정보를 받고 단백질을 생성하며 특정 독성물질로부터 보호하며 지질을 생성하는 막 세포 구성 요소.

솔가장자리(Brush border): 영양소(또는 노폐물)의 빠르고 효율적인 운반을 가능하게 하는 미세융모(microvilli)를 포함하는 장(또는 신장)의 가장자리 영역.

솔기핵(Raphe nuclei): 뇌간에서 발견되는 중간 크기의 뉴런 무리로 세로토닌을 생성하고 뇌의 나머지 부분으로 이 신경전달물질을 방출한다.

송과선(Pineal gland): 각성/수면 패턴의 조절에 영향을 미치는 호르몬인 멜라토닌을 생산하는 뇌의 작은 내분비선. 이 뇌 영역은 혈액뇌장벽으로 보호되지 않는다.

수상돌기(Dendrites): 다른 신경세포에서 전기화학적 신호를 받아 뉴런의 세포체로 전달하는 뉴런의 가지.

수송체 단백질(Transporter protein): 세포막을 통과하는 물질과 특정 물질 또는 밀접하게 관련된물질의 군(class)을 돕는 막관통 단백질. 신경전달에서 시냅스로부터 신경전달물질의 신속한 재흡수를 가능하게 하는 막을 관통하는 단백질(membrane-spanning protein).

수용체(Receptor): 신경전달물질 또는 다른 신호전달 분자로부터 신호를 수신할 수 있는 세포의 원형질막 또는 세포질에 박혀있는 단백질 분자.

순환성 장애(Cyclothymic disorder): 양극성 장애의 경미한 형태로 경도−중등도 우울, 행복감, 흥분 등의 기분변화가 있지만, 현실과 연결되어 있는 상태.

스퍼민(Spermine): DNA 구조의 성장과 안정화에 역할을 하는 세포 대사에 관여하는 천연 폴리아민.

습진(Eczema): 인설과 가려운 발진과 관련된 만성 피부질환.

시냅스(Synapse): 신경전달물질을 수용체로 운반함으로써 한 세포가 다른 세포에 신호를 보내는 인접한 뇌세포 사이의 작은 공간.

시냅스 전 막(Presynaptic membrane): 시냅스 틈을 가로질러 인접한 뇌세포의 막을 향하고 인접 세포를 활성화시킬 수 있는 신경전달물질을 방출하는 축삭 말단 막의 일부.

시냅스 전 막관통 단백질(Presynaptic membrane protein): 소낭 벽, 시냅스 전 막, 세포기질의 특별한 단백질로 소포 도킹, 융합 기공(fusion pore) 형성, Ca^{2+}의 감지 및 신경전달물질 방출을 돕는다.

시르투인(Sirtuins): 히스톤에서 아세틸기를 제거하는 단백질 군(deacetylases)으로 유전자 발현을 억제한다.

시스타티오닌 경로(Cystathionine pathway): 호모시스테인을 시스타티오닌으로 전환시키고, 시스테인(cysteine), 글루타티온(glutathione) 기타 중요 황단백질(sulfur protein)을 생성하도록 반응한다.

시스타티오닌 베타 합성효소(Cystathionine beta−synthase, 일명 cystathionine β−synthase 또는 CBS): 호모시스테인(Homocysteine)을 시스타티오닌(cystathionine)으로 전환시키는 효소.

시토졸(Cytosol): 물에 용해된 물질의 복합 혼합물로 세포 내에 유체를 형성한다.

시트룰린(Citrulline): 요소회로(urea cycle)의 중심 반응 중 하나로, 오르니틴(ornithine)과 카르바모일인산염(carbamoyl phosphate)로부터 만들어진 단백질. 때때로 운동능력 향상을 위해 사용된다.

신경교세포(Glial cells): 물리적 지지와 영양을 제공하여 뉴런을 지원하고, 잔해물과 과도한 물질을 제거하는 등의 하우스키핑(housekeeping) 기능을 수행하는 비-신경세포. 뇌의 신경교세포에는 성상교세포, 희돌기교세포, 미세아교세포가 포함된다.

신경반(Plaque): 생물학에서 세포 외 단백질 축적은 알츠하이머병과 같은 다양한 질병과 연관되어 있다.

신경생물학(Neurobiology) [일명 뇌과학(neuroscience)]: 신경계의 분자, 발달, 구조, 기능 및 의학적 측면에 대한 연구.

신경성 식욕부진(Anorexia nervosa): 자기상이 왜곡되어 건강한 체중을 유지하기를 거부하고 체중증가에 대한 강박적 두려움을 특징으로 하는 식이장애. 이 병은 동반질환발생률이 높은 중증 정신질환이며, 정신과 장애 중 사망률이 가장 높다.

신경전달물질(Neurotransmitter): 신경 세포(뉴런)에서 방출되어 다른 신경세포로 충격을 전달하는 화학 물질. 신경전달물질은 한 세포에서 다른 세포로 신경학적 정보를 전달하는 메신저이다. 모노아민, 아미노산, 펩타이드 및 아세틸콜린, 아연 및 산화질소와 같은 기타 화학 물질을 포함하여 100개가 넘는 신경전달물질이 확인되었다.

신경퇴화(Neurodegeneration): 뇌세포의 구조 또는 기능의 점진적인 손실. 일반적으로 세포사멸(apoptosis)을 수반한다.

신경화학(Neurochemistry): 뇌기능에 영향을 미치는 신경전달물질, 정신과 약물 및 기타 분자들을 포함하는 신경 화학 물질에 대한 연구.

신지로이드[Synthroid (levothyroxine)]: 갑상선 기능 항진증 치료에 사용되는 천연 갑상선 호르몬.

심방조동(Atrial fibrillation): 위에 있는 2개의 심실과 아래 있는 2개의 심방이 조화를 이루지 않고 무질서하고 불규칙하게 뛰는 심장장애. 증상으로는 불규칙하고 종종 빠른 심박, 심계항진, 호흡곤란, 위약감이 있다.

아드레노크롬이론(Adernochrome theory): 조현병 환자들은 뇌에서 환각성 대사산물인 아드레노크롬을 제거할 수 있는 능력이 결여되어 있다는 가설.

아미노기 전이효소(Transaminase): 한 분자에서 다른 분자로 아미노기를 이동시키는 효소.

아미노산(Amino acid): 아미노산 종류에 따라 다양한 아미노기, 카복실산기, 곁사슬(side chain)을 포함하는 분자. 아미노산은 생명에 중요한 역할을 하며, 단백질, 효소, 보조인자, 기타 생화학 물질의 대사에서 많은 기능을 갖는다.

아밀로이드 신경반(Amyloid plaque): 알츠하이머병에서 뇌세포 외부에 축적되는 비정상적 아밀로이드 단백질의 "끈적거리는" 축적물.

아세틸기(Acetyl groups): 유기화학에서 아세틸은 화학식 $COCH_3$의 작용기이다. 아세틸기는 카르보닐에 단일 결합된 메틸기로 구성된다.

아세틸기 전달효소(Acetyltransferase): 아세틸기를 히스톤 또는 다른 단백질로 전달하는 효소.

아세틸 코엔자임 A(Acetyl coenzyme A): 많은 생화학 반응에 관여하는 대사에서 중요한 분자. 후생유전학적 히스톤 변형, 신경전달물질 아세틸콜린의 합성, 지방 대사를 위한 아세틸 그룹의 주요 공급원이다.

아세틸콜린(Acetylcholine): 기억, 신경과 근육 간의 소통, 부교감신경 활성에 필수적인 모노아민 신경전달물질.

아스파트산(Aspartic acid): 뇌에서 흥분성 신경전달물질로 작용하며 흥분독소(excitotoxin)인 아미노산 $[HO_2CCH(NH_2)CH_2CO_2H]$.

아스퍼거장애(Asperger's disorder) (일명 아스퍼거 증후군): 자폐 스펙트럼의 발달장애로 어린이가 다른 사람들과 효과적으로 사회적 의사소통을 하는 능력에 영향을 준다. 아스퍼거 증후군이 있는 어린이는 일반적으로 사회적 어색함을 보이며, 특정 주제에 대한 집중적인 관심을 보인다.

아연 핑거(Zinc fingers): 아연이 히스타딘 및 시스테인과 배위되는 작은 금속 단백질은 유전자 전사를 담당하며 일반적으로 DNA, RNA 또는 염색질 단백질에 결합하는 상호 작용 모듈로 작용한다.

아포지질단백질 E(ApoE): 트리글리세리드가 풍부한 지단백질 성분의 정상적인 이화작용에 필수적인 단백질 종류. 유전자 ApoE 변이체(대립유전자)는 알츠하이머병의 위험을 결정짓는데 중요한 역할을 한다.

알데하이드(Aldehyde): 구조 R-CHO를 갖는 유기 화합물로써, 수소에 결합된 카보닐 중심과 R 그룹으로 구성된다.

알부민(Albumin): 혈장의 주요 단백질이다. 물, 양이온(예를 들어 Ca^{2+}, Na^+, K^+), 지방산, 호르몬, 빌리루빈, 약물과 결합함. 주요 기능은 혈액의 삼투압을 조절하는 것이다.

알츠하이머병(Alzheimer's disease, AD): 뇌세포를 파괴하여 기억 소실과 사고 및 행동의 문제를 일으키는 진행성이며 치명적인 뇌질환.

알칼리성(Alkaline)/염기성(basic): pH가 7.0 이상인 상태로, 산성의 반대.

암페타민(Amphetamine): 피로와 식욕 감소와 관련하여, 각성과 집중력을 증가시키는 것으로 알려진 정신자극제. 암페타민은 뇌에서 도파민과 노르에피네프린의 시냅스 활성을 증가시킴으로써 작용하는 것으로 생각된다. 대중적인 암페타민에는 리탈린과 애더럴이 포함된다.

양극성 장애(Bipolar disorder): 일반적으로 비정상적으로 상승된 에너지 수준, 인지기능, 기분(조증)의 삽화와 관련된 심각한 정신과적 상태로 임상 우울증의 삽화로 이어진다. 이 장애는 경험한 기분삽화의 특징과 중증도에 따라 양극성 I형, 양극성 II형, 순환성 기분장애(cyclothymia) 및 기타 유형으로 세분화된다. 그 범위는 종종 양극성 스펙트럼으로 설명된다.

에스트로겐(Estrogen): 난소에서 생성되는 여성 호르몬.

엑소시즘(Exorcism): 악귀나 악령을 가지고 있거나, 깃든 것으로 여겨지는 사람, 장소 또는 사물에서 이를 몰아내는 고대 관행.

염색질(Chromatin): 염색체를 구성하는 DNA와 단백질의 조합. 주요 구성 요소는 DNA와 히스톤 단백질이지만, 다른 단백질들도 중요한 역할을 한다. 염색질의 기능은 세포핵에 맞도록 DNA를 더 작은 부피로 포장하고, 유사분열과 감수분열을 할 수 있도록 DNA를 더 강화하며, 유전자 발현과 DNA 복제를 조절하는 것이다.

염증(Inflammation): 통증, 발적, 붓기, 때로는 기능상실을 특징으로 하는 자극, 부상 또는 감염에 대한 조직의 국소 보호적 반응.

엽산(Folate): 식품에서 자연적으로 발생하는 수용성 비타민 B로 새로운 세포의 생산 및 유지, DNA 및 RNA의 합성, DNA의 변화 방지에 필요하다.

영양소(Nutrient): 에너지를 공급하거나 성장 및 수복(repair)에 필요한 영양이 풍부한 식품 물질. 영양소의 예로는 비타민, 미네랄, 탄수화물, 지방 및 단백질이 있다.

외상 후 스트레스 장애(Post-traumatic stress disorder, PTSD): 폭행, 자연 재해, 사고 또는 전쟁과 같이 심각한 신체적 피해가 발생하거나 위협을 받는 끔찍한 사건에 노출된 후에 발생할 수 있는 만성 불안 장애.

우울증(Depression): 낮은 자존감, 정상적으로 즐거운 활동에서도 흥미나 기쁨이 소실되는 증상을 주로 동반하며, 낮은 기분 상태를 특징으로 하는 정신질환.

위약 효과(Placebo effect): 연구 중인 치료와 관련이 없는 실험 대상의 상태 개선. 개선은 혜택에 대한 심리적 기대 또는 실험자에게 알려지지 않은 환경의 변화 때문일 수 있다.

윌슨병(Wilson's disease): 간, 뇌 및 기타 조직에 구리가 과도하게 침착되어 혈액 내 구리 수치가 저하되는 것을 특징으로 하는 희귀 유전성 구리 대사 장애.

유비퀴틴(Ubiquitin): 모든 인간 세포에 존재하는 76개의 아미노산으로 구성된 작은 단백질로, 원치 않는 단백질의 표식(tagging) 및 파괴를 위한 라벨링을 포함하여 다양한 기능을 가지고 있다.

유전자(Gene): 염색체의 특정 위치를 차지하고 유기체의 특정 특성을 결정 짓는 일련의 DNA로 구성된 유전 단위.

유전자 발현(Gene expression): 유전자의 정보가 단백질 합성에 사용되는 과정.

유전학(Genetics): 유사한 또는 관련된 유기체 간의 유전(heredity), 특히 유전의 메커니즘과 유전적 특성의 변이를 다루는 생물학의 분지.

응용행동분석(Applied behavior analysis, ABA): 행동분석의 원칙을 체계적으로 적용하여 사회적으로 중요한 행동을 개선시키는 과학. 자폐 스펙트럼 장애로 진단된 어린이에게 대중적인 치료법이다.

이명(Tinnitus): 일반적으로 외부 소음 없이 귀에서 소리가 발생한다고 하는 잘못된 소리 인식.

이중나선(Double helix): 분자생물학에서 이 용어는 핵산의 이중-가닥 분자에 의해 형성된 구조물을 의미한다. DNA 이중나선은 핵산의 나선형 중합체(spiral polymer)이며, 2개의 DNA 가닥이 수소 원자에 의해 여러 위치에서 연결되어 염기쌍을 형성하며 뉴클레오티드에 의해 함께 유지된다.

이중맹검 연구(Double-blind study): 실험 피험자 또는 실험을 시행하는 사람이 결과가 기록될 때까지 실험의 특정한 중요 측면을 알지 못하는 실험 절차. 이 프로토콜은 실험자의 비뚤림을 방지하고, 플라세보 효과를 측정할 수 있다.

인산염(Phosphate): PO4화학기를 특징으로 하는 인산의 다양한 염 또는 에스테르.

일일 영양 권장량(Recommended dietary allowance, RDA): 건강한 성인을 위해 정부가 권장하는 단백질, 비타민 및 미네랄의 일일 양.

일탄소 회로(One-carbon cycle): (a) 식이 단백질(메티오닌)이 신체의 다양한 반응을 위해 메틸기를 쉽게 제공하는 분자(SAMe)로 전환되고 (b) 메티오닌 수준이 일련의 화학 반응에 의해 보존되는 생화학 회로.

자유라디칼(Free radical): 바깥껍질(outer shell)에 짝을 이루지 않은 전자를 갖고 있는 원자 및 분자로써, 생물학적 구조와 반응하여 손상을 야기할 수 있다.

자주색 인자(Mauve factor): 산화 스트레스 증가와 관련된 소변 속 화학성분: 하이드로헤모피롤린-2-일(HPL).

자폐 스펙트럼 장애(Autism spectrum disorder): 사회적 상호 작용과 의사소통 장애, 그리고 제한적이고 반복적인 행동으로 특징지어지는 심각한 신경발달장애. 자폐증은 신경세포와 시냅스가 연결되고 조직되는 방식을 변경하여 뇌의 정보처리에 영향을 미치며, 3세부터 발생한다.

재흡수(Reuptake): 시냅스의 신경전달물질이 원래의 뇌세포로 되돌아가는 과정으로 일반적으로 특수한 막관통 단백질 수송 단백질에 의해 촉진된다.

적대적 반항 장애(Oppositional defiant disorder, ODD): 권위에 대한 불순종, 적대 및 반항 행동의 패턴을 포함하는 행동장애.

전산화 캠브리지 신경인지검사법(Cambridge Neuropsychological Test Automated Battery, CANTAB): 터치스크린 컴퓨터를 사용하여 피험자에게 적용되는 신경심리학적 테스트의 종합검사로 구성된 컴퓨터-기반 인지기능 평가시스템.

정신역동치료(Psychodynamic therapies): 정신적 긴장을 완화시키기 위한 노력으로 의뢰인의 정신의 무의식적 내용을 밝히는 것을 목표로 하는 정신의학적 기법.

정신증(Psychosis): 정신질환의 증상 또는 특징으로 일반적으로 성격의 급진적인 변화, 인지기능 장애 및 객관적인 현실에 대한 왜곡된 감각(환각, 망상, 편집증 등)이 특징이다.

조갈증(Polydypsia): 정신질환 또는 발달 장애가 있는 일부 환자에서 보이는 과도한 수분 섭취.

조발성 치매(Dementia praecox): 19세기에 사용하던 구식 정신과 진단으로 10대 후반이나 초기 성인기부터 시작되는 빠른 인지적 붕괴(cognitive disintegration)를 특징으로 하는 만성적이고 악화되는 정신병적 장애를 의미한다.

조현병(Schizophrenia): 일반적으로 환청, 편집증 또는 기괴한 망상, 와해된 언어, 불안, 우울증 및 심각한 사회적 및 직업적 기능 장애를 유발하는 기타 증상을 수반하는 여러 정신병적 장애.

조현병의 양성 증상(Positive symptoms of schizophrenia): 환각, 편집증, 망상, 불안, 우울증 및 기타 조현병의 명백한 증상. 이는 낮은 동기 부여, 에너지 감소, 사회적 철수, 인지장애와 같은 음성 증상과 대조된다.

조현병의 음성 증상(Negative symptoms of schizophrenia): 조현병에서는 종종 낮은 동기 부여, 에너지 감소, 사회적 금단 및 인지장애 등 기능장애가 나타난다. 이러한 음성 증상은 환각, 편집증, 망상, 불안 및 우울증과 같은 정신과 분야에서 "양성 증상"이라고 하는 증상과 대조된다.

조현정동장애(Schizoaffective disorder): 일반적으로 인지와 정서의 결핍이 특징인 성인기 발병 정신장애. 기괴한 망상, 와해된 언어 그리고 중대한 사회적 및 직업적 기능 장애는 이 장애의 일반적인 특징이다.

조효소(Coenzyme): 효소와 연결되고 그 효소의 활성에 필수적인 역할을 하는 작은 유기분자.

주의력 결핍/과잉행동장애(Attention-deficit/hyperactivity disorder, ADHD): 학업과 업무 성과에 장애가 될 수 있는 신경행동 발달장애. 주요 증상은 대게 높은 신체활동, 부주의, 충동성이 포함된다.

죽상동맥경화증(Atherosclerosis): 혈관 내부에 끈적거리는 신경반이 쌓이는 것으로 동맥경화라고 부르기도 한다.

중금속제거요법(Chelation therapy): 신체에서 중금속을 제거하기 위해 경구 또는 정맥 내로 화학 물질을 투여한다.

지질(Lipid): 지방, 왁스, 스테롤, 지용성 비타민, 모노글리세라이드, 디글리세라이드, 인지질 등을 포함하는 자연적으로 발생한 분자의 다양

한 그룹. 지질은 세포막의 주요 구성 성분이며 에너지 저장을 담당한
다.

천공술(Trepanation): 드릴로 뚫거나 다른 방식으로 인간의 두개골에 구멍
을 내는 의학적 중재로, 악령의 방출을 목표로 하는 정신질환의 초기
"치료"였다.

초과산화물 불균등화효소(Superoxide dismutase, SOD): 과산화물(O_2^-)자유
라디칼을 덜 공격적인 분자인 H_2O_2로 전환하여 중요한 항산화 보호
기능을 제공하는 천연 메탈로 효소.

초세대적 후생성 유전(Transgeneal epigenetic inheritance, TEI): 사람의 유전
자 발현을 미래세대로 옮길 수 있는 과정.

축삭(Axon): 신경세포(또는 뉴런)의 길고 가느다란 투사(projection)로, 뉴
런의 세포체로부터 전기 임펄스를 전달한다.

치료를 받은 적이 없는(Treatment naïve): 특정 상태에서 이전에 치료를 받지
않은 개인을 묘사하는 형용사.

카복실기(Carboxyl group): Carbonyl과 hydroxyl로 이루어진 작용기로써,
−C(=O)OH의 화학식을 가지고, 대개 −COOH 또는 − CO_2H로 표
기된다.

카복실에틸피롤(Carboxyethylpyrrole): 필수지방산 DHA의 자유라디칼−유
도 산화로 인한 유기화학 물질.

카소모르핀(Casomorphin): 우유 단백질의 불완전한 소화에서 파생된 단백질
조각으로 많은 사람들에 의해 오피오이드 효과가 있다고 믿어진다.

카탈라아제(Catalase): 과산화수소를 물과 산소로 분해를 촉진하는 항산화
효소.

**코프로포르피린증(Coproporphyria) (일명 유전성 코프로포르피린증(hereditary
coproporphyria) 또는 HCP라고 함):** 효소인 코프로포르피리노겐 3 산
화효소(coproporphyrinogen III oxidase)의 결핍과 관련된 간성 포르
피린증의 한 형태.

콜린성(Cholinergic): 뇌와 말초신경계에서 아세틸콜린 활성의 향상을 설명

하는데 사용되는 형용사.

크레아티닌(Creatine): 인간에서 자연적으로 발생하고 근육에 에너지 공급을 돕는 질소성 유기산(nitrogenous organic acid). 운동선수들이 신체 지구력을 향상시키기 위해 흔히 사용한다.

크론병(Crohn's disease): 염증성 장질환의 한 형태로 흔히 장에 영향을 미치지만, 입부터 직장이 끝나는 곳(항문)까지 어디든지 영향을 미칠 수 있다.

타불라 라사(Tabula rasa): 인간은 빈 슬레이트(정신적 내용이 없음)로 태어나고 그들의 성격, 감정 및 지식은 인생 경험에서 비롯된다는 이론.

타우 단백질(Tau proteins): 튜불린(tubulin)과 상호 작용하여 미세소관(microtubule)을 안정화시키고 미세소관으로의 튜불린 조립을 촉진하는 뇌세포 내의 단백질. 타우 단백질 결함은 알츠하이머병 및 다른 형태의 치매와 관련이 있다.

탈아세틸화효소(Deacetylases): 분자에서 아세틸기를 제거하는 효소 계열이다. 이것의 작용은 아세틸기 전달효소와 반대이다.

퇴행 자폐증(Regressive autism): 1년 이상의 전형적인 아동기 발달 후 갑자기 나타나는 자폐증의 형태로 아동은 언어 및 사회적 기술과 같은 이전에 습득한 기술을 잃게 된다.

트립토판(Tryptophan): 세로토닌의 합성, 유아기의 성장, 성인의 질소 균형에 필요한 필수 아미노산.

파브알부민(Parvalbumin): GABA성 뉴런에 존재하는 칼슘 결합 알부민 단백질로, 뉴런 흥분성과 활성을 조절한다. 바람직하지 않은 뇌 활성의 억제와 관련하여 강력한 역할을 하는 것으로 여겨진다.

파킨슨병(Parkinson's disease): 뇌의 흑색질(substantia nigra) 부위에서의 도파민 뉴런의 퇴행과 관련된 중추 신경계의 진행성 장애. 흔한 증상으로는 고빈도(high-frequency)의 진전, 근육 경직, 서행, 비정상적인 보행, 언어 장애 및 표정 둔화가 있다.

펜사이클리딘(Phencyclidine, PCP): 속칭 '천사의 가루(angel dust)'라고도 하는 기분 전환제로, 환각과 신경독성 효과를 야기한다.

펩타이드(Peptide): 공유 결합에 의해 연결된 일련의 아미노산으로 구성된 화합물. 수십 개 이상의 아미노산보다 긴 펩타이드 체인은 일반적으로 단백질이라고 한다. 생명 과정에 참여하는 많은 호르몬, 항생제 및 기타 화합물들이 펩타이드이다.

편도(Amygdala): 기억과 감정적 반응에 필수적이며, 변연계의 일부로 간주되는 뇌의 내측 측두엽 안쪽 깊숙이 위치한 아몬드 모양의 구조물.

편도-방추상시스템(Amygdala-fusiform system): 편도와 방추상회(fusiform gyrus)를 포함하는 뇌 위치.

편집성 조현병(Paranoid schizophrenia): 정신병(현실로부터의 이탈)과 관련된 조현병의 한 유형. 일반적으로 10대 후반 또는 성인 초기에 나타나며 망상, 환청, 편집증, 우울증 및 높은 불안이 포함될 수 있다.

편집증(Panonoia): 피해나 과대망상을 특징으로 하는 심리적 장애.

포르피린증(Porphyria): 헴 경로의 무질서한 효소에 의해 야기되는 것으로 믿어지는 포르피린 대사 이상을 포함하는 병리학적 상태군.

폭식증(Bulemia): 반복적인 폭식, 이후 구토(또는 토하게 하는 행동), 완하제 사용, 관장 등의 보상행동을 특징으로 보이는 섭식장애.

표현형(Phenotype): 특정 증상 또는 특징을 공유하는 사람들의 그룹 또는 분류.

푸르키네 세포(Purkinje cells): 거대한 수상 돌기와 하나의 가느다란 축삭이 있는 플라스크 모양의 세포체를 갖는 대뇌 피질의 거대한 뉴런.

품행장애(Conduct disorder): 타인의 권리에 대한 반복적인 위반 패턴을 보이는 정신과적 상태. 증상으로는 언어적 및 신체적 공격성, 사람과 애완동물에 대한 과격한 행동, 파괴적 행동, 거짓말, 무단결석, 기물 파손, 도둑질 등이 있다.

프레세닐린 단백질(Presenilin proteins): 신경전달물질 방출에 관여하는 세포 내 $Ca2+$의 조절에 중요한 역할을 하는 막관통 단백질 족. 프레세닐린 단백질 돌연변이는 조기 발병(early-onset) 알츠하이머병과 연관되어 있다.

플로지스톤이론(Phlogiston theory): 고대 그리스인들에 의해 비롯된 잘못된 믿음으로 불은 연소 중에 방출되는 플로지스톤이라고 불리는 물질을 포함하고 있다는 이론이다.

피롤(Pyrrole): C_4H_5N으로 구성된 독성 액체 화합물로, 4개의 탄소 원자와 1개의 질소 원자로 구성된 고리를 가지며 공기 중에서 쉽게 중합되며 담즙 색소, 포르피린 및 엽록소 등 많은 생물학적으로 중요한 물질의 모(母)화합물(parent compound)이다.

피리독살-5-인산염(Pyridoxal-5'-phosphate, PLP 또는 P-5-P): 활성 형태의 비타민 B6로, 식이 또는 영양 보충제 안에 있는 피리독신 염산염과 기타 형태의 비타민 B6로부터 체내에서 생성된다. 영양 보충제로 판매된다.

피질(Cortex): 대뇌 또는 피질은 인간 뇌에서 가장 큰 부분을 차지하며, 생각과 행동 등 더 고차원적인 뇌의 기능과 관련이 있다. 대뇌 피질은 전두엽, 두정엽, 후두엽, 측두엽이라고 부르는 4개 부위로 나뉜다.

하이드로헤모피롤린-2-일(Hydroxyhemopyrrolin-2-one) (HPL): 산화 스트레스 증가와 관련된 소변의 화학 물질 (연보라 성분).

학습장애(Learning disability): 사람이 전형적인 방식으로 학습하는데 어려움이 있는 신경학적 질환으로, 일반적으로 뇌가 정보를 받고 처리할 수 있는 능력과 관련된다.

합성(Synthesis): 화학 원소, 그룹 또는 더 단순한 화합물의 결합 또는 복합 화합물의 분해에 의한 물질의 생성.

항산화제(Antioxidant): 다른 분자의 산화를 억제할 수 있는 분자. 항산화제는 세포를 손상시킬 수 있는 자유 라디칼의 형성으로부터 신체를 보호할 수 있다.

항우울제(Antidepressant): 주요 우울증, 기분부전증, 불안장애와 같은 기분장애를 완화시키는 데 사용되는 정신과 약물. 이 약물 계열에는 모노아민 산화효소 억제제(MAOIs), 삼환계 항우울제(TCA), 선택적 세로토닌 재흡수 억제제(SSRI), 세로토닌-노르에피네프린 재흡수 억제제(SNRI)가 포함된다.

해마(Hippocampus): 내측 측두엽 아래 있는 뇌의 구조물로, 뇌의 각 측면에 하나씩 존재한다. 새로운 기억의 형성에 중요하며, 학습과 행동에서 중요한 역할을 한다.

헴(Heme): 헤모글로빈 및 기타 헴 단백질(hemoproteins)의 주요 성분인 큰포르피린고리(large porphyrin ring)의 중심에 포함된 철 원자로 구성된 작용기.

혈관신생(Angiogenesis): 기존 혈관으로부터 새로운 혈관의 성장을 포함하는 생리학적 과정.

혈액뇌장벽(Blood-brain barrier): 특정 화학 물질이 뇌를 통과하는 것을 막거나 제한하는 혈관에 부착된 고밀도 세포.

혈장(Plasma): 혈액의 액체 부분.

혈청(Serum): 응고된 혈액에서 분리할 수 있는 맑은 액체.

호르몬(Hormone): 신체의 한 부분에서 세포에 의해 방출되는 화학 물질로, 신체의 다른 부분에 있는 세포에 영향을 주는 메시지를 보낸다.

호모시스테인(Homocysteine): 화학식 $HSCH_2CH_2CH(NH_2)CO_2H$의 아미노산. 이것은 말단 Cε methyl group의 제거에 의해 메티오닌으로부터 생합성된다. 호모시스테인은 메티오닌으로 재순환되거나 비타민 B의 도움으로 시스테인으로 전환될 수 있다.

호모시스테인뇨증(Homocysteinuria): 호모시스테인뇨증은 시스타티오닌 베타 합성효소(cystathionine beta-synthase) 결핍으로도 알려져 있으며, 메티오닌 대사의 유전적 장애이다. 여기에는 각 부모로부터 하나씩 물려받은 상염색체 쌍의 열성 형질이 관여한다.

호손 효과(Hawthorne effect): 실험 대상자의 행동에 대한 개선 또는 수정으로 단순히 그들이 연구대상이라는 사실에 대한 반응으로 일어난다.

환각(Hallucination): 시각, 청각, 촉각, 후각 또는 기타 자극 경험에 대하여 외부 자극이 없으면서 야기되는 잘못된 실감나는 인식이며, 일반적으로 정신장애나 약물에 대한 반응으로 발생한다.

효소(Enzyme): 화학 반응을 촉진하거나 촉진시키는 작용을 하는 체내에서 생성된 단백질 [또는 복합 단백질(conjugated protein)].

후생유전학(Epigenetics): 유전자 코드의 변형을 포함하지 않는 유전자의 활성의 변화, 특히 DNA 메틸화와 히스톤 변형에 대한 연구.

흑색질(Substantia nigra): 기저핵의 뇌 구조로써 도파민 활성의 주요 부위이며 보상, 운동 및 중독에 중요한 역할을 한다. 파킨슨병은 흑색질의 도파민 세포가 죽어서 발생한다.

흡수 불량(Malabsorption): 소화관에서의 영양소 흡수 불량.

히드록시기(Hydroxyl group): 수소 원자와 공유 결합된 산소 원자. 이 그룹의 중성 형태는 히드록실라디칼(hydroxyl radical)이다. 히드록시기를 포함한 유기분자는 알코올로 알려져 있다.

히스타델리아(Histadelia): 혈중 히스타민의 상승된 수준으로 특징지어지는 의학적 상태.

히스타민(Histamine): 식물과 동물 조직에서 발견되고 인간에서 알레르기 반응의 일부로 비만세포에서 방출되는 생리활성아민(physiologically active amine)($C_5H_9N_3$). 이것은 위 분비를 자극하고, 모세혈관 확장, 기관지 평활근 수축, 혈압 감소를 유발하며, 신경전달물질로도 기능한다.

히스타페니아(Histapenia): 혈중 히스타민의 감소된 수준으로 특징지어지는 의학적 상태.

히스톤 꼬리(Histone tails): 유전자 발현 조절에서 중요한 역할을 하는 뉴클레오솜으로부터 돌출된 선형 히스톤 단위.

히스톤 변형(Histone modification): 히스톤 꼬리에서의 특정 화학 반응으로 인한 유전자 발현의 후생유전학적 변형.

히스톤(Histone): 히스톤은 세포핵에서 발견되는 강알칼리성 단백질로 DNA를 뉴클레오솜(nucleosome)이라고 하는 구조 단위로 포장한다. 이들은 염색질(chromatin)의 주요 단백질 성분이며, DNA이 여기에 돌돌 말려있으며, 유전자 조절에서 중요한 역할을 한다.

CpG 섬(CpG islands): 높은 빈도로 나타나는 사이토신-인산염-구아닌 (cytosine-phosphate-guanine) 영역을 포함한 유전체 영역.

DNA 메틸화(DNA methylation): DNA의 일부가 메틸기를 받아 유전자 발현 또는 억제를 조절하는 자연적인 과정. 또한 이 과정은 특정 유전자의 발현을 변화시킬 수 있는 2가지 후생유전학적 과정 중 하나다.

DNA 프로모터 영역(DNA promoter region): 유전자의 상류(upstream)에 위 치한 DNA 조절 영역으로 조절된 유전자 전사에 대한 조절 포인트를 제공한다.

DSM-IV-TR: Diagnostic and Statistical Manual of Mental Disorders, Fourth Edition, Text Revision의 약자로 미국정신의학회(American Psychiatric Association)에서 출판한다.

L-히스티딘(L-Histidine): 히스타민이 유래되는 필수 아미노산.

N-메틸-D-아스파르테이트(N-Methyl-D-aspartic acid, NMDA) 수용체: 글루 탐산염와 아미노산 글리신 모두에 의한 활성화를 필요로 하는 글루 탐산염 수용체의 복합적인 유형. 조현병과 학습 및 기억의 발달에 중 요한 역할을 하는 것으로 믿어진다.

SAMe/SAH 비율(SAMe/SAH ratio): S-아데노실메티오닌(SAMe) 및 S-아 데노실호모시스테인(SAH)에 대한 분석을 포함하여 사람의 메틸화 상태에 대한 유용한 실험실 혈액검사.

부록A-메틸화

소개

메틸화는 인간 기능에서 매우 중요한 생화학적 과정이다. 이는 원자 또는 분자에 메틸기(CH_3)를 첨가하는 것으로 정의될 수 있다. 메틸 그룹은 신체 및 정신건강에 필수적인 수십 가지 화학 반응에 참여한다. 또한 메틸화 상태는 개인의 성격과 특성의 주요 요소이다. 예를 들어 저메틸화는 완벽주의, 강한 의지, 높은 성취, 강박장애 경향 및 계절성 알레르기와 관련이 있다. 과메틸화의 전형적인 특징으로는 탁월한 사회화 기술, 많은 친구관계, 비경쟁성, 예술적 또는 음악적 관심사, 화학 및 식품 민감성, 높은 불안 경향이 포함된다. 불행하게도 메틸 불균형은 수백만의 사람들을 괴롭히는 심각한 장애에 기여할 수 있다. 후생유전학의 새로운 분야는 암, 심장병, 정신병 및 자폐증에 대한 우리의 이해를 혁신시키고 있으며, 후생유전학에서 가장 지배적인 화학적 요소는 메틸화이다. 기존에 유전적이고 치료에 내성이 있는 것으로 여겨지는 많은 장애는 실제로 후생적이며, 아주 잘 치료된다. 메틸화 정상화에 대한 접근법은 향후 20년간 의학 연구의 주요 초점이 될 것이다.

메틸화 장애의 유병률

30,000명의 내 데이터베이스에 따르면, 인구의 약 70%가 정상적인

메틸화를 나타내고, 22%는 저메틸화되고, 8%는 과메틸화된다. 그러나 행동 또는 정신장애로 진단된 사람의 3분의 2 이상이 메틸화 불균형을 나타낸다. 사람의 메틸 상태는 자궁 내 발달 초기 몇 개월 동안 확립되며 이 상태는 평생 지속되는 경향이 있다. 삶에 필수적인 4가지 주요 유형의 메틸화 반응이 있다.

* **원자의 메틸화:** 인간의 중요한 화학 반응은 금속의 메틸화이다. 예를 들어 수은 또는 기타 유독성 금속의 메틸화는 뇌 및 기타 기관에 대한 독소의 이용 가능성에 영향을 미치며 신체의 배설 속도에 영향을 미친다.

* **분자의 메틸화:** 메틸기가 분자에 전달되는 수백 가지의 중요한 생화학 반응이 있다. 대부분의 경우, 반응에는 메틸기 전달효소가 필요하다. 아미노산의 메틸화는 신체에서 다양한 단백질을 생성하는 중요한 메커니즘이다.

* **DNA 메틸화:** 세포 내 유전자 발현(단백질 생산)은 DNA 이중나선 분자를 따라 특정 사이토신 부위에서 메틸화에 의해 조절된다. 이 반응은 주로 구아닌 잔기가 원자에 의해서만 연결된 사이토신에 인접해 있는 CpG 부위에서 발생한다. 몇 가지 예외가 있지만, CpG 메틸화는 유전자 발현을 억제한다. CpG 메틸화의 상대적인 정도는 개별 세포와 조직에서의 단백질 합성 속도를 결정할 수 있다.

* **히스톤 단백질의 메틸화:** 유전자 발현을 조절하는 또 다른 과정에는 히스톤의 메틸화 또는 아세틸화가 포함된다. 히스톤의

작은 단백질 응집체는 모든 세포의 핵에서 연약한 DNA 가닥의 구조적 지지 역할을 한다. 히스톤 메틸화는 일반적으로 라이신 또는 아르기닌 부위에서 발생하고, DNA를 압축하여 유전자 발현에 필요한 전사인자 분자의 접근을 제한한다. 하지만 특정 히스톤 부위에서 메틸화가 유전자 발현을 촉진할 수 있는 규칙에는 예외가 존재한다.

메틸화 실험실 검사(Methylation Lab Testing)

사람의 메틸 상태는 식단과 환경의 영향을 받지만, 유전적인 요인이 주로 지배적인 요소이다. 대부분의 메틸기는 식이 메티오닌에서 유래하며, 이 식이 메티오닌은 S-아데노실메티오닌(S-adenosylmethionine, SAMe)로 변환되는데, 이것은 메틸기에 수십 개의 필수 메틸화 반응을 가능케 하는 비교적 불안정한 분자이다. SAMe의 생산과 조절은 생화학적 반응의 복잡한 "일탄소 회로(one-carbon cycle)" 또는 "메틸화 회로(methylation cycle)"에서 얻어지며, 이는 유전적 돌연변이가 발생하기 쉬운 수많은 효소들에 의존한다. 효소들은 유전자 발현에 의해 체내에서 형성되며, 그중 다수는 매우 큰 분자이다. 예를 들어 중요한 MTHFR 효소는 500개가 넘는 아미노산을 포함하며, 분자량은 77,000을 초과한다. 유전자 돌연변이는 보통 수세기가 걸리며, 통계적으로 볼 때 매우 큰 분자에서 발생할 가능성이 높다. 가장 흔한 돌연변이는 SNPs라고 부르는 "단일염기다형성(single nucleotide polymorphisms)"이며, 이는 효소의 아미노산 중 하나가 잘못된 위치에 존재하는 것이다.

예를 들어 아르기닌이 있어야 할 곳에 시스테인이 있는 등이다. 다수의 SNPs는 효소의 기능을 변화시키지는 않지만, 특정 MTHFR 돌연변이 등은 SAMe의 생산을 현저하게 감소시키고, 저메틸화 상태를 초래할 수 있다. 문제를 복잡하게 만드는 것은 과메틸화가 SAMe의 비효율적인 활용, 특히 크레아틴경로에서 발생할 수 있다는 것이다. 일반적으로 일탄소 회로에서 생산되는 SAMe의 70% 이상이 크레아틴 생산에 사용된다. 이 과정에서 SNP 돌연변이는 신체 전체에 사용되지 않은 SAMe의 과잉을 초래할 수 있다.

메틸화를 감소시키는 경향이 있는 SNPs와 메틸화를 증가시키는 경향이 있는 SNPs가 있기 때문에 환자의 전반적인 메틸화 상태는 이들 SNPs의 전체적인 영향에 의존한다. MTHFR, MS, 기타 SNPs에 대한 대중적인 유전자 검사는 흥미로운 정보를 제공하지만, 이런 검사들은 본질적으로 정성적이며, 전체 메틸 상태를 정확하게 결정하는 능력은 제한된다. SAMe의 생산을 감소시키는 SNP는 종종 과메틸화 경향이 있는 SNP에 의해 균형을 맞춘다. 전반적인 메틸 상태의 진단은 정신질환의 임상적 치료에서 매우 중요하다. 경쟁하는 SNPs의 순수 효과(net effect)를 직접 측정하는 2가지 실험실 분석법은 SAMe와 S-아데노실호모시스테인(S-adenosylhomocysteine, SAH)의 비율(SAMe/SAH 비율)과 전혈(whole-blood) 히스타민이다.

일탄소 회로

다용도의 메틸 공여자는 SAMe로 이는 인체에 있는 수조개의 세포

그림 A-1. 메틸화 회로

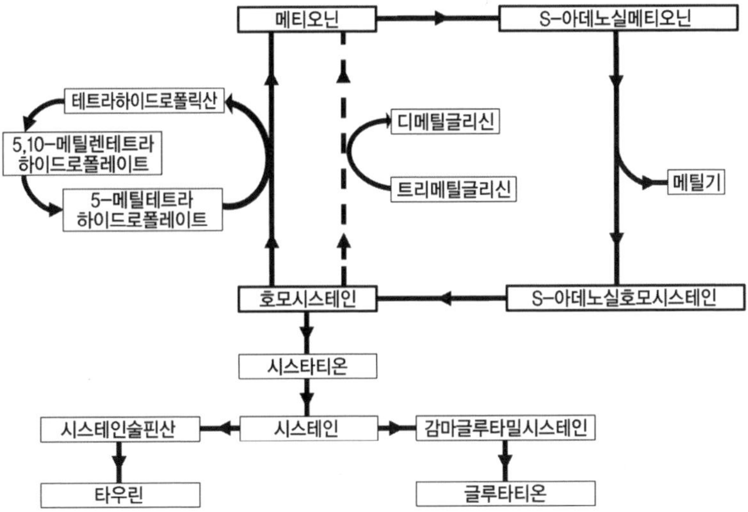

메티오닌 → S-아데노실메티오닌

테트라하이드로폴릭산
5,10-메틸렌테트라하이드로폴레이트
5-메틸테트라하이드로폴레이트

디메틸글리신
트리메틸글리신

메틸기

호모시스테인 ← S-아데노실호모시스테인

시스타티온

시스테인술핀산 ← 시스테인 → 감마글루타밀시스테인

타우린　　　　　　　　　　　　글루타티온

에서 발견되는 분자이다. SAMe는 식이 단백질에 존재하는 아미노산인 메티오닌에서 생산된다. 안정된 SAMe 농도는 정상적인 배아 발달과 일생에 걸친 수많은 화학과정에 필수적이다. SAMe 수준을 조절하는 중요한 수단은 SAM 회로 또는 메틸화 회로라고 알려진 일탄소 회로이다. 이 과정은 SAMe를 생성, 소비, 재생하는 일련의 화학 반응으로 구성된다. 일탄소 회로의 개략도가 그림 A-1에 나와 있다. 이 생화학 사이클은 4가지 주요 단계로 구성된다.

1단계: 식이 메티오닌은 아데노신삼인산(adenosine triphosphate, ATP)과 결합하여 SAMe를 형성한다. ATP는 마그네슘의 도움으로 반응을 일으키는 고에너지 분자이다. SAMe는 메틸기를 쉽게 포기하는 분자다.

2단계: 메틸기를 준 후, SAMe는 SAH로 변형되는데, 이 분자는 메티오닌을 형성하기 위해 재순환될 수 있다. 하지만 SAH가 과도하게 증가하면 SAMe에 의한 메틸화 속도가 느려진다. 따라서 적절한 메틸화 능력을 가능하게 하기 위해서는 화학 반응을 통한 SAH의 효율적인 제거가 필요하다.

3단계: 건강한 사람에서는 SAH가 효율적으로 호모시스테인으로 전환되고, 적절한 메틸화 수준이 유지된다. 이 반응은 아데노신 그룹의 제거를 포함하며, 효소에 의해 보조된다. 아데노신은 차례로 아연-함유 효소인 아데노신탈아미노효소(adenosine deaminase)(ADA)에 의해 제거된다. ADA 효소 반응이 자폐증과 기타 장애에서 비정상적으로 약하다는 상당한 수준의 근거가 존재한다.

4단계: 호모시스테인의 일부가 메티오닌으로 재순환되고, 나머지는 시스타티오닌(cystathionine)으로 전환된다. 이들 경로는 모두 건강에 필수적이다. (a) 메티오닌으로의 재순환은 SAMe 수준의 유지를 돕는다. (b) 시스타티오닌 경로는 시스테인, 글루타티온, 기타 귀중한 항산화제의 주요 공급원이다. 메티오닌(또는 대안적으로 시스타티오닌)으로 전환된 호모시스테인의 비율은 존재하는 산화 스트레스 수준에 의존한다. 높은 산화 스트레스는 과소메틸화를 유발할 수 있고, 과소메틸화는 과도한 산화 스트레스를 유발할 수 있다. 불균형이 존재하면 다른 불균형이 발생할 수 있다는 것이다. 메티오닌으로의 호모시스테인의 재활용은 5-메틸테트라하이드로엽산 (5-MeTHF)와 비타민 B12와의 반응으로 달성될 수 있다. 5-MeTHF는 메틸기를 공급하여, 메틸-B12를 형성한 다음, 호모시스테인과 반응하여 재활용된 메티오닌을 생성한다. 이 반응은 메티오닌 합성효소에 의해 가능해진다. 또한 메틸기를 호모시스테인으로 이동시켜 메티오닌과 디메틸글리신을 형성하는 분자인 트리메틸글리신과의 직접 반응에 의해 호모시스테인은 메티오닌으로 전환될 수 있다.

부록B-산화 스트레스

산화는 원자 또는 분자에서 전자를 제거하는 화학 반응이다. 원래 이 용어는 산소와 관련된 반응을 설명하는데 사용되었지만, 전자가 손실되는 화학적 과정을 의미하는 일반적인 용어가 되었다. 전자 이동을 포함하는 화학적 반응에서 전자를 제공하는 반응물은 산화되고 전자를 수용하는 반응물은 환원된다. 산화제는 다른 화학 물질에서 전자를 훔치려고 시도하는 도둑이라고 생각해 볼 수 있다. 인체에는 건강에 필수적인 수백 가지 산화-환원(redox) 반응이 있다. 그러나 많은 질병 상태에는 산화 스트레스가 수반되는데, 이는 천연 항산화 보호제가 자유 라디칼 및 바람직하지 않은 화학적 반응의 과도한 방출을 예방하기에 충분하지 않은 상태이기 때문이다.

자유 라디칼은 반응성이 높고 불안정한 원자 또는 분자로써, 단백질, 막, DNA, 기타 필수 생화학 물질을 손상시킬 수 있다.

면역기능을 포함한 몇 가지 필수 화학적 과정에는 적당한 수준의 산화 스트레스가 필요하다. 예를 들어 산화 스트레스는 박테리아를 H_2O_2(강한 산화제)로 둘러싸서 원치 않는 유기체를 죽이는 작용으로써, 박테리아 감염과 싸운다. 다른 예로는 슈퍼옥사이드와 산화질소가 혈관의 긴장 조절과 같이 중요한 과정을 조절하는 산화제라는 것이다. 자유 라디칼의 조절은 글루타티온, 시스테인, 아연, 셀레늄, 카탈라제, MT, 비타민 C와 E 등 수많은 항산화 화학 물질에 의해 달성된다. 이러한 천연 생화학 물질들은 환경 독소, 질병의 진행, 기타 자유 라디칼 원천에 대처하는 데 필수적이다. 이것은 산화성 자유 라디칼과 신체의 항산화 보호제 간의 전쟁이라고 생각해볼 수 있다. 질병 상태는 산화제에 의한 압도적인 공격 또는 천연 항산화제의 불충분한 수준으로 인해 발생할 수 있다. 산화 스트레스와 관련된 상태에는 노화, 심질환, 암, 자폐증, 알츠하이머병 그리고 대부분의 정신질환이 포함된다. 산화 스트레스의 환경적 원천으로는 독성 금속, 스모그, 살충제, 담배, 핵 방사능, 산업 폐기물이 포함된다.

신체에서 발생하는 대부분의 자유 라디칼은 글루타치온, 아연, 카탈라제, 멜라토닌, 비타민 C 등에 의해 중화될 수 있다. 하지만 매우 공격적인 슈퍼옥사이드 자유 라디칼 (O_2-)은 특별한 비활성화 메커니즘을 필요로 한다. 슈퍼옥사이드 라디칼은 자연적인 과정동안 모든 세포의 미토콘드리아에서 누출되며, DNA, 단백질, 막 등의 손상을 피하기 위해서는 파괴되어야 한다. 이것은 디스뮤타아제(dismutase)로 알려진 슈퍼옥사이드를 H_2O_2와 O_2로 전환시키는 화학 물질 그리고 이것이 글루타티온과 기타 항산화제에 의해 중화되는 원-투 펀치(one-two punch)에 의해 달성된다. 일차 디스뮤타아제는 구리, 아연 또는 망간을 함유하는 금속효소이다. 혈액 내에서의 주요 구리-운반 단백질인 세룰로플라스민도 디스뮤타아제로 기능한다.

최근 정신장애에서 산화 스트레스의 역할을 연구하는 연구가 급증해왔다. 점점 더 많은 전문가들이 산화 스트레스가 조현병, 양극성 장애, 자폐증, 알츠하이머병, 파킨슨병의 주요 원인이라고 제안하고 있다. 진보된 항산화요법은 이러한 장애로 어려움을 겪고 있는 환자에게 큰 가능성을 제공한다.

부록C-메탈로티오네인

소개

메탈로티오네인(MT) 단백질은 정신건강에 중요한 역할을 한다. 불량한 MT기능은 ADHD, 자폐증, 조현병, 알츠하이머병, 파킨슨병과 관련이 있다. MT 단백질은 다음 과정을 포함하여 무수히 많은 중요 기능들을 수행한다.

- 초기 뇌세포 발달
- 강력한 항산화능
- 수은 및 다른 독성 금속의 해독
- 부상 또는 질병 후 염증 감소
- 장 및 혈액뇌장벽의 효율성 향상
- 면역계의 발달과 기능
- 몸 전체의 세포에 아연 공급
- 혈액 내 아연과 구리 수준의 항상성 조절
- 내장에서 효모 과증식 방지
- 위산 pH 조절
- 혀로 맛을 구별
- 카제인과 글루텐을 분해하는 효소 보호
- 뇌세포에서 아연 신호전달

- 종양 억제 유전자의 조절
- 전사인자 조절

MT 단백질

MT는 61 내지 68개의 아미노산으로 구성된 짧은 선형의 시스테인-풍부 단백질이다. 모든 인간 MT는 20개의 시스테인을 함유하고, 특별한 금속 결합능을 가진 "S" 배열(configuration)을 갖는다. MT 단백질에는 4가지 종류가 있다. MT-I과 MT-II는 신체 전체에서 발견되며, 그 기능에는 아연과 구리 수준의 조절, 뉴런과 시냅스 연결의 발달, 면역기능의 향상, 독성 금속에 대한 보호가 포함된다. MT-III는 뇌세포 발달에서 가지치기와 성장-억제 단계에서 필요한 요소이다. MT-IV는 위산 pH를 조절하고 혀를 통한 맛 구별을 가능하게 한다.

MT 단백질의 합성에는 티오네인(thionein)의 유전적 발현에 이어 티오닌에 금속 원자를 적재하는 과정이 포함된다. MT-I와 MT-II는 7개의 아연 원자를 가지고 있으며, MT-III는 일반적으로 4개의 구리 원자와 3개의 아연 원자를 가지고 있다. MT 단백질은 부상, 질병, 정서적 스트레스 또는 독성 금속의 노출에 반응하여 생성된다. 그것들은 체내의 주요 항산화 시스템을 대표한다.

MT 단백질은 해마, 편도체, 송과선, 소뇌 등의 4가지 뇌 영역에서 높은 농도로 발견된다. 해마는 인지, 언어, 학습, 기억, 행동 조절에 필수적이다. 편도체는 감정 기억과 사회화에서 역할을 한다. 송과선은 수면을 돕는 멜라토닌을 생산한다. 소뇌는 원활한 신체 이동을 가능하게 한다. MT 기능이 약해지면 이러한 영역 중 어느 곳에서든 문제가 발생할 수 있다.

뇌 발달

유아기에 뇌는 작고 빽빽하게 채워진 많은 뉴런을 가지고 있다. MT-III는 초기 발달기에 뇌신경세포 제거에 중요한 역할을 하는데, 이것은 나머지 뇌세포가 성장하여 시냅스 연결을 발달시킬 수 있게 한다. 또 MT-III는 뇌세포가 최적의 크기에 도달했을 때 성장 과정을 멈추게 하는 기본적인 억제 요인이다. 초기 MT-III 기능 부전은 다음과 같은 결과를 가져올 것으로 예상된다.

- ◆ 불완전한 가지치기
- ◆ 미성숙 뉴런이 밀집한 영역
- ◆ 뇌 부피의 증가와 머리 직경 증가

이러한 모든 현상은 자폐 스펙트럼 장애에서 보고되었다. 이러한 이해는 어린이들의 뇌 발달 완성을 목표로 한 MT 증진요법으로 이어졌다. 알츠하이머병에서 MT 수치가 극도로 낮기 때문에 이 치료법들은 또한 알츠하이머병 치료를 위해 개발 중에 있다.

중금속 해독

MT는 금속 자석이다. 수은, 납, 카드뮴 등 유독성 금속을 단단히 묶고 비교적 무해하게 만든다. 따라서 MT의 기능 부족은 이러한 위험한 물질에 대한 부담을 증가시킬 것으로 예상된다. MT 단백 질은 GSH와 셀레늄과 함께 작용한다. 금속 원자는 환원된 GSH에 의해 티오닌으로 전달되어 Zn7MT를 형성한다. 그러나 글루타티온 이황화물(GSSG)은 다른 원자(예: 수은, 카드뮴, 납 또는 구리)와 교환되어 아연을 방출할 수 있게 한다. GSH의 세포내 산화환원 상태는 아연의 전달 방향을 결정한다. 예를 들어 GSH는 효과적으로 독성 수은에 결합되지만 용량은 제한적이다. 환원된 GSH의 10% 이상이 GSSG(산화된 GSH)로 전환되면 GSSG는 독성 금속의 격리에 참여할 수 있도록 MT를 활성화한다. 본질적으로 GSH는 수은과 다른 중금속에 대한 첫 번째 방어 수단이며, MT는 GSH 수준이 현저히 고갈된 후에 싸움에 합류한다. 셀레늄은 수은이 MT로 이동되는 역동성을 약 50% 증가시킨다. 독성 금속들에 대한 최적의 보호는 적절한 양의 GSH, MT, 셀레늄을 필요로 하며 나는 그들을 "삼총사"라고 부른다.

장과 혈액뇌장벽

MT-I와 MT-II는 장 점막에서 매우 높은 농도로 존재하며 수은, 납, 기타 독소가 간문맥 혈류로 침투하지 못하도록 하는 장벽을 형성한다. 독성 금속과 관련하여, 장누수(leaky gut)가 나타나는 것은 종종 MT가 정상적으로 기능하지 못하는 것을 의미한다.

건강한 사람의 경우, 식단에 있는 독성 금속은 점막 MT에 격리되어 있으며, 5일에서 10일마다 잘려나가서 대변에 무해하게 남게 된다. 정상적인 생활에서는 유독성 금속의 상당한 노출을 피할 수 없으며, MT 시스템이 매일 필요하게 된다. 예를 들어 일반적인 성인 식단의 평균 수은 양은 하루에 약 20마이크로그램이며, 해산물이 많이 포함된 식단에서는 양이 더 많다. 호흡으로 몸에 들어오는 수은의 평균 양은 하루에 1마이크로그램이다.

MT 단백질은 혈액뇌장벽에서 높은 농도로 있으며, 뇌로 유입되는 독성 금속으로부터 보호하는 1차적 방어를 한다. 게다가 뇌 속의 MT 단백질은 혈액뇌장벽을 관통하는 모든 독소를 격리시키는데 도움을 준다. 건강한 성인의 경우 섭취하는 식사 중 수은의 90%가 간으로 흐르는 문맥 혈류로 유입되는 것이 차단되는 것으로 추정된다. 간에서는 MT, GSH, 기타 항산화제가 장의 차단벽을 뚫고 들어온 수은의 약 90%와 결합한다. 혈액뇌장벽의 MT는 수은이 뇌에 접근하는 것을 약 90%의 효율로 막는다고 믿어진다. 요약하면 1,000개 중 1개미만으로 섭취된 수은 원자(또는 화합물)만이 건강한 사람의 뇌로 들어갈 수 있다. 그러나 MT 기능이 약하거나 장애가 있을 경우 독성금속은 신경전달물질 합성을 변경하고 미엘린(myelin)을 파괴하며 염증을 일으키고 산화 스트레스를 증가시키며 경우에 따라 뇌세포를 죽임으로써 뇌에 대혼란을 일으킬 수 있다. 2가지 연구에 따르면 MT 농도는 알츠하이머 환자에서 정상보다 3분의 1미만이며, 이것이 이 질병에서 뇌세포가 무자비하게 사멸되는 요인이 될 수 있다.

MT와 위장관

인체에서 가장 높은 MT 단백질의 농도는 위장관에 있다. 장에서 MT의 중요한 역할은 카복시펩티다아제 A(carboxypeptidase A)와 아미노펩티다아제(aminopeptidase)의 합성을 위한 아연을 제공하는 것인데, 이 효소는 카제인, 글루텐 그리고 다른 단백질들을 음식에서 분해하는 데 필요하다. 아연은 또한 글리아딘(gliadin), 카소모르핀(casomorphins) 그리고 다른 프롤린 함유 단백질(proline-containing proteins)을 분해하는 디펩티딜 펩티다아제-IV(dipeptidyl peptidase-IV)의 적절한 기능에도 필요하다. MT 기능이 크게 손상되면 카제인, 글루텐, 카소모르핀 등이 불완전하게 분해되어 심각한 식품 알레르기를 일으킬 수 있다. 내 경험에 따르면, 자폐증 환자의 85%가 글루텐프리/카제인프리 식이요법 후에 주요 증상의 감소를 보고한다.

MT는 위장관에서 다른 중요한 역할을 한다. 예를 들어 MT는 장내 염증과 설사에 대한 중요한 방어 메커니즘이다. 또한 MT 단백질은 칸디다를 죽이고 효모 과성장을 막는 경향이 있다. 위두정 세포(Stomach parietal cell)에는 염산(HCl) 형성을 촉진하는 MT-IV 단백질이 풍부하다. 혀 표면의 MT-IV는 맛 구별을 가능하게 한다.

MT와 면역기능

면역기능에 있어서 메탈로티오네인의 중요성은 20년 이상 알려져 왔다. MT 단백질은 아연을 세포에 전달하는 주된 수단이며, 아연 결핍은 면역 체계를 심각하게 손상시킬 수 있다. 동물 연구에서는 임신 중 MT와 아연의 수치를 줄이면 흉선과 림프조직의 위축이 초래되었고 감염에 대한 면역반응이 크게 약화되었다. 녹아웃 마우스(knockout mice)(하나 이상의 유전자가 제거된 설치류의 한 종류 – 이 경우는 MT 유전자)와 관련된 실험에서는 심각한 면역력 장애를 보였다.

약한 MT 활성으로 인해 세포 매개 면역에서 체액성 면역반응으로 조급하게 전환될 수 있고 순환하는 T세포의 양을 감소시킬 수 있다. MT는 또한 자유라디칼의 효율적인 스캐빈저(scavenger)로써의 역할을 통해 면역기능을 강화한다. 신체가 박테리아나 바이러스의 공격을 받을 때 대식세포와 호중구는 침입자를 파괴하기 위해 초과근무를 한다. 일단 침입자를 에워싸고 죽이면 과도한 과산화수소가 남는데, MT는 이 유독성 산화 화학 물질을 닦아내는 데 효과적이다.

정신장애는 바로 "뇌화학의 이상"

인간의 정신적 고통은 무엇에서 비롯될까요? 태교나 양육방식, 기질과 성격, 삶의 기억들, 나를 둘러싼 환경, 현재 겪고 있는 심리적 스트레스에 이르기까지 모든 것들이 정신건강에 영향을 미칩니다. 그러나 현재 정신장애의 가장 중요한 원인으로 꼽히는 것은 바로 "뇌의 이상"입니다. 만약 언제, 왜 우리의 뇌가 문제를 일으키는지 더 잘 알게 된다면 정신장애와 정신건강에 대한 우리의 이해는 더욱 깊어질 것입니다. 이 책《영양소의 힘》에서는 강조하는 것은 3가지입니다.

첫째, 우리는 비록 고정불변의 유전자를 타고 나지만 유전자 암호 그 자체보다 발현이 더욱 중요하다는 것입니다. 동일한 유전자를 가진 일란성 쌍둥이 중에서 1명에게 조현병이 발병하는 경우, 다른 1명에게도 조현병이 발생할 확률은 50%에 불과합니다. 이렇게 차이가 나는 원인을 유전자의 발현, 즉 기능의 차이로 설명할 수 있고, 이에 영향을 미치는 것이 바로 뇌화학입니다.

둘째, 우리가 동일하게 이름 붙인 정신장애라 할지라도 생체형(biotype)이 다르다는 것입니다. 이 책에서는 정신장애로 고통을 받는 환자들의 생물학적 패턴을 후생유전학의 관점에서 구분하고 있습니다. 생체형의 구분이 중요한 것은 그에 따라 환자들이 주증상이나 통상적인 치료에 대한 반응이 다르게 나타나고, 특히 영양요법의 치료 선택이 달라지기 때문입니다. 따라서 정신과 진단이

내려졌더라도 우리는 개개인의 생물학적 특성을 파악하기 위해 새로운 관점으로 환자를 좀더 면밀히 평가해 보아야 합니다.

마지막으로 뇌화학의 불균형은 영양요법으로 교정할 수 있다는 것입니다. 《영양소의 힘》 저자는 뇌화학의 불균형을 객관적으로 평가하기 위해 대규모의 행동 및 혈액·소변 생화학 데이터베이스를 구축하는 등 노력을 기울였습니다. 이 책에서는 그동안 저자가 만났던 뇌화학 불균형 상태의 환자들이 어떻게 정신건강을 회복하였는지 소개하고 있습니다. 천연 화학물인 영양소를 통해 정신건강을 회복한 많은 사례를 만날 수 있습니다.

저 역시 정신과 진단명은 동일할지라도 다양한 양상을 보이는 환자들을 많이 지켜봐 왔습니다. 그중에는 주변 사람들이나 의료진으로부터 온전히 이해받지 못해 괴로워하는 분들도 있었습니다. 하지만 치료의 첫걸음은 스스로를 이해하는 것에서부터 시작됩니다. 그리고 자기 이해는 스스로에 대한 수용과 사랑으로 발전됩니다. 이 책은 임상가뿐만 아니라 환자들을 위해서도 쓰인 책입니다. 이 책을 통해서 정신장애가 돌이킬 수 없는 비극이 아니라, 개선할 수 있는 기능의 문제이며 많은 사람들이 비슷한 문제를 겪고 있다는 것을 알 수 있을 것입니다. 정신적 고통으로 괴로워하는 분들과 그런 분들을 돕는 여러 선생님께서 한의학에서뿐만 아니라, 후생유전학을 바탕으로 한 영양요법에서도 해결책을 찾으실 수 있기를 바랍니다. 저자의 말처럼 이 책을 통해 우리가 단 1명이라도 도울 수 있다면, 역자로서 충분히 보람 있는 일이 될 것입니다.

서효원

영양소 불균형이 여러 질병을 유발

현대 의료기술은 하루가 다르게 발전하고 있습니다. 그러나 우리는 아직도 많은 질병들로 인해 고통 받고 있으며, 병까지는 아니더라도 건강하지 못한 육체적·정신적 상태로 인해 힘들어 하고 있습니다.

　모든 병을 약물이나 수술과 같은 의학적 방법만으로 치료하는 것에는 한계가 있습니다. 질병을 유발하는 근본적인 문제가 해결되지 못하면 병이 낫지 않고, 설령 힘든 증상들이 일시적으로 호전되었다고 해도 다시 재발하게 되는 것입니다.

　동의보감에 '치병필구어본(治病必求於本)'이라는 문구가 있습니다. "의사가 질병을 치료함에 있어서 반드시 근본원인을 찾아서 치료해야 한다"라는 뜻입니다. 겉으로 드러나는 증상을 치료하거나 소멸시키는 표치(標治)를 뛰어 넘어, 병의 근본적인 원인까지 찾아서 완전히 제거하는 본치(本治)를 해야 비로소 제대로 된 치료가 이루어졌다고 보는 것입니다.

　20년 이상 한방신경정신과 전문의로서 환자를 진료를 하고 있는 입장에서 '치병필구어본'은 정말 큰 숙제입니다. 항상 진료실에서 고민하게 되는 어려운 과제인 것입니다. 환자의 증상을 어느 정도 개선시켰지만 깨끗하게 치료되지 않아 오래토록 낫지 않는 경우나 환자의 병을 치료했다라고 판단해서 치료를 종결하였지만 얼마 지나지 않아 재발해서 다시 내원하는 경우가 많이 있습니다. 참으로 안타까운 현실입니다.

이런 어려움으로 고민하고 있을 때《영양소의 힘》이라는 책을 접하게 되어 동료들과 같이 번역해서 출간하게 되었습니다. 유전학 특히 후생유전학적 요인, 환경적 요인이나 섭생불량으로 인한 영양소 불균형의 문제야말로 여러 질병을 유발할 뿐만 아니라 치료를 방해하는 근본적인 원인입니다. 특히 뇌화학물질의 불균형이나 기능의 변화를 수반하는 신경전달물질 이상으로 발생되는 정신질환의 경우는 더더욱 그러합니다.

기존의 한약, 침, 약침, 추나 치료 등을 포함한 여러 한의학적 치료와 더불어 한의학의 음식치료인 식치(食治)와 생화학적 이론을 근간으로 하는《영양소의 힘》에 소개된 영양요법을 결합하여 질병치료 특히 정신질환 치료에 적용한다면 나의 오랜 숙제인 '치병필구어본'을 드디어 실천할 수 있겠다는 생각을 해봅니다.

임재환

다양한 관점과 다양한 방법

여러분은 정신질환을 어떻게 인식하시나요?

다음은 정신질환 진단 및 통계편람 제4판(DSM-Ⅳ) 편찬 테스크포스 의장을 맡았던 미국의 저명한 정신과 의사 앨런 프랜시스가 여러 다른 의견들을 효과적으로 수렴하고 토론하기 위해서 만든 다섯 야구심판의 비유입니다. 한번 편하게 어디에 속하는지 해보시기 바랍니다.

심판❶ 볼이 있고 스트라이크가 있고, 나는 그것을 있는 그대로 판정한다.

심판❷ 볼이 있고 스트라이크가 있고, 나는 그것을 내가 본대로 판정한다.

심판❸ 볼도 스트라이크도, 내가 판정할 때만 있다.

심판❹ 볼이 있고 스트라이크가 있고, 내가 사용하는 대로 나는 그것들을 판정한다.

심판❺ 볼도 스트라이크도 선언하지 않겠다. 애초에 불공평한 게임이기 때문이다.

❶의 심판은 강한 실재론자로서 정신질환은 추상적 실체로 존재하며 우리는 그것을 정확하게 판정할 수 있다는 관점입니다. ❷의 심판은 유명론자로서 정신질환은 존재하지만 진단이 그것들을 정확히 분류하는지는 확실치 않습니다. 앨런 프랜시스는 본인이 여기에 속한다고 하며 가장 겸손한 과학자의 태도라는 생각을 덧붙입니다. ❸의 심판은 구성론자로 정신질환은 구조물과 같아서 그것을 나타내는 사람들과 동떨어져서 불확실한 실체를 가집니다. ❹의 심판은 실용주의자로 정신질환은 자연적으로 존재하므로 우리는 최선의 그리고 최소한의 위해를 목적으로 진단을 사용합니다. ❺의 심판은 '정신질환은 신화'라는 말로 상징되는 사스주의자입니다. 정신질환은 사회 통제의 수단이고 그것에 대해 이야기하

는 것은 그들의 권위를 정당화하는 것입니다.

　자세한 각각의 주장들을 풀어내기는 지면이 허락하지 않기에 단지 정신질환의 존재와 인식에 대한 다양한 시선들이 있고 강약은 있지만 각각의 근거를 가진다는 말씀을 드립니다. 이 책의 저자는 사전적 광범위한 정신질환의 정의를 인용하며 정신질환이라는 용어는 단지 서술일 뿐이라고 하며 도움이 되는 정보를 제공하는 것을 목적으로 한다는 점을 고지합니다. 그리고 후생유전학적 연구에 기반하여 선천적인 뇌의 취약성, 불량한 식이, 과도한 스트레스, 환경독소 등에 기인한 영양소 불균형과 이에 대한 교정으로 정신질환을 진단하는 또 다른 범주와 치료를 제안합니다.

　한의학의 약식동원의 지혜가 면면히 녹아있는 우리민족의 문화이지만 바쁜 현대인의 삶과 쉽게 접할 수 있는 정크—푸드의 환경으로 인해서 임상에서 환자들을 만나다 보면 의외로 너무나 영양이 소홀히 여겨지는 경우들을 많이 봅니다. 한의학에서의 심신일여(心身一如)의 관점에서 이미 이야기 되고 있듯이 마음과 몸이 하나와 같이 긴밀한 연관이 되어 있기에 우리가 먹는 것은 몸과 마음 모두에 영향을 미칩니다. 이런 한의학의 관점과 뇌생화학, 후생유전학 연구의 교차점에 이 책이 자리하고 있다는 생각이 듭니다. 모쪼록 이 책이 가진 한 자락의 진실로 책을 읽는 분들이 건강에 대한 지혜를 더하길 바랄 따름입니다.

배은주

새로운 약식동원의 모델을 제시

한의학은 오래전부터 약식동원(藥食同源) 또는 의식동원(醫食同源)이라는 말이 있습니다. 이는 곧 한의학에서 사용하는 의약과 음식이 같은 근원을 가지고 있다는 의미입니다. 이러한 관점에 따라 한약에 포함되는 한약재들은 칡, 메밀, 인삼, 대추, 생강처럼 일상에서 쉽게 접할 수 있는 식품인 경우도 많습니다. 또한 약식동원은 약 만큼이나 식생활이 중요하다는 것을 강조하기 때문에 이러한 관점은 현대까지로 지속되어 와, 한의원에서 진료를 받아본 적이 있는 분이라면 한의원에서 진료를 받을 때 식생활과 같은 생활습관을 교육받는 경험을 해보셨을 것입니다.

식생활이 인간의 건강에 중요한 영향을 미친다는 관점은 사실 동서양을 막론하고 중요하게 여겨져 왔습니다. 하지만 동양에서는 음식이 인체에 미치는 영향을 기능적으로 분석하여 기미(氣味)라는 관점에서 설명했다면, 서양에서는 물질적인 분석을 통해 어떤 성분이 어떤 경로를 통해 인체에 어떤 영향을 초래하는지 설명하고자 했습니다. 따라서 동양에서의 접근방식은 여러 가지 화합물질이 함유된 생약에 적합하고, 서양에서의 접근방식은 정제된 특정 화합물질에 적합한 것으로 여겨지기도 합니다.

단, 최근 한의계에서도 특정 화합물질을 설명하는 물질적인 분석이 시도되면서 나름의 연구 성과를 거두었고, 네트워크 분석과 같은 방법론의 발달이 여러 복합 성분의 물질적 및 기능적 분석을 가능하게 해주기도 했습니다.

이번 역서인 《영양소의 힘》은 단순히 특정 영양소가 특정 정신 장애를 치료할 수 있다는 내용을 벗어나, 여러 영양소의 균형이 무너져 불균형을 초래한 생체형(biotype)을 상정하고, 중요 영양소를 중심으로 해결책을 제시하고 있습니다. 즉 특정 영양소라는 물질적 관점에서 벗어나, 각 영양소 간의 관계, 특정 불균형의 임상적 표현형, 인체의 정상성을 회복하는 영양요법 등 기능적인 부분에서의 설명이 한의사로서는 더 눈에 들어옵니다.

저자의 설명처럼, 오늘날 처방되는 정신과 약물이 강조되는 시각이 앞으로 시간이 지남에 따라 더 이상 존재하지 않게 될 것인지는 이견이 있을 수 있지만, 만약 그런 시대가 온다면 분명 영양소는 인간의 정신건강 분야에서 현재보다 더 중요한 위치를 차지하고 있을 것입니다. 그리고 이 과정에서 전통적으로 약식동원을 강조해왔던 한의학은 현재 영양요법과 한의치료를 모두 진일보시킬 새로운 약식동원의 모델을 제시하게 될 지도 모르겠습니다.

권찬영

역자 소개

서효원

한의학박사, 한방신경정신과 전문의.
강동경희대학교 한방병원 한방신경정신과에서 전문의 과정을 마쳤고 경희대학교 한의과대학을 졸업하고 동대학원에서 석사·박사학위를 취득하였다. 현재 경희대학교 한의과대학 학술연구교수로 근무하고 있다. 양적 연구와 질적 연구를 통합하여 한의사와 환자/보호자들의 의사결정에 도움이 되는 근거를 제공하고자 노력하고 있다. 소아·청소년들의 정신건강과 트라우마로 인한 정신장애에 관심을 가지고 있으며, 한방신경정신과─통합의학 분야의 논문을 약 20편 저술했다.

- 경희대학교 한의과대학 졸업
- 경희대학교 임상한의학과 신경정신과학 전공
  석·박사 졸업
- 강동경희대학교 한방신경정신과 전문의
- 대한한방신경정신과학회 학술이사
- 서울특별시한의사회 의무이사
- 한국명상학회 정회원
- 현재 경희대학교 한의과대학 학술연구교수

임재환

한의학박사, 한방신경정신과 전문의.
경희대학교 한방병원에서 전문의 과정을 마치고 한방신경정신과 전문의를 취득하였으며, 경희대학교 한의과대학 한방신경정신과 교실에서 석사·박사학위를 취득하였다. 매일경제TV 건강한의사 프로그램에 출연하여 각종 질병에 대한 한의약 치료법을 제시하였고 《어떤 병이든 한방이 답이다 (매경출판, 2017)》 출판에 참여하였다. 방배동에서 경희밝은마음한의원 원장으로 신경정신질환 환자를 진료하였고, 현재는 장덕한방병원 뇌건강센터에서 진료원장으로 진료하고 있다.

- 경희대학교 한의과대학 졸업
- 경희대학교 임상한의학과 신경정신과학 전공
  석·박사 졸업
- 경희대학교 한방병원 한방신경정신과 전문의
- 대한한방신경정신과학회 정회원
- 서울특별시한의사회 부회장
- 전) 국방부 의무실 한방군의관
- 전) 경원대학교 한방신경정신과 외래교수
- 전) 경희밝은마음한의원 원장
- 현재 장덕한방병원 뇌건강센터 진료원장

배은주

한의사, 한방내과 전문의
경희대학교 한의학과를 졸업하고 강남경희한방병원 한방내과에서 전문의 과정과 경희대학교 임상한의학과 한방내과학 석사학위를 마쳤다. 한의학 임상과정에 전념하다가 13년 만에 마음에 관한 탐구열로 다시 학교로 돌아가 경희대 한방신경정신과 박사과정을 수료하였다. 매일경제 TV 건강한의사 프로그램에 출연하여 한방치료 방법을 제시하였고, 《내가 한의원에 가야하는 이유 (매경출판, 2016)》편찬에 참여하였다. 1차 의료기관인 한의원에서 한국의 의료 현실을 있는 그대로 경험하며 그것을 글로도 소통하고자 정기적으로 경기신문에 "아침보약"이라는 칼럼을 쓰고 있다. 환경과 인간, 마음과 몸의 상관성 등, 온전한 통합의학의 방향을 연구한다.

—경희대학교 한의학과 졸업
—경희대학교 임상한의학과 석사(내과학)
—경희대학교 임상한의학과 박사수료
 (신경정신과학)
—경희대 강남한방병원 한방내과 전문의
—대한한방신경정신과학회 정회원
—한국명상학회 정회원
—전) 서울시한의학회 학술이사
—전) 강동송파환경운동연합 운영위원
—현재 경희다강한의원 원장

권찬영

한의학박사, 한방신경정신과 전문의.
강동경희대학교 한방병원 한방신경정신과에서 전문의 과정을 마치고 동대학원 경희대학교 한의과대학 한방신경정신과 교실에서 석사·박사학위를 취득하였다. 현재 동의대학교 한의과대학 조교수와 동의대학교 부속 한방병원 한방신경정신과에서 진료과장으로 근무하고 있다. 대표 역서로는 《비뇨기질환의 한방치료 (물고기숲, 2020)》,《항불안제 중단하기 치료자 가이드(2판) (시그마프레스, 2021)》,《임상의를 위한 멘탈한방 입문 (군자출판사, 2021)》,《플로차트 정신질환의 한방치료 (물고기숲, 2021)》가 있다. 근거기반의학, 노인의학, 환자중심의학에 관심을 가지고 있으며 한방신경정신과, 노인의학, 보완통합의학 분야의 논문을 약 75편 저술했다.

—동의대학교 한의과대학 졸업
—강동경희대학교 한방병원 한방신경정신과
 전문의
—경희대학교 임상한의학과 신경정신과학 전공
 석·박사 졸업
—대한한방신경정신과학회 학술이사, 홍보이사
—대한스트레스학회 평생회원
—한국명상학회 정회원
—부산시한의사협회 정책자문위원
—Associate Editor of 'Journal of Acupuncture
 and Meridian Studies'
—현재 동의대학교 한의과대학 조교수

영양소의 **힘**
NUTRIENT POWER

2021년 8월 26일 1판1쇄 발행

지은이   윌리엄 J. 월시, PhD
옮긴이   서효원 임재환 배은주 권찬영

발행인   최봉규
발행처   청홍(지상사)
출판등록   1999년 1월 27일 제2017-000074호

주소   서울 용산구 효창원로64길 6(효창동) 일진빌딩 2층
우편번호   04317
전화번호   02)3453-6111 팩시밀리   02)3452-1440
홈페이지   www.cheonghong.com
이메일   jhj-9020@hanmail.net

한국어판 출판권 ⓒ 청홍(지상사), 2021
ISBN   979-11-91136-08-1 93510

새로 보는 방약합편方藥合編 〈전4권〉

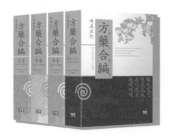

- 황도연 원저 / 이종대 편저

조선 말기 1885년 간행된 황도연 선생의 《방약합편》은 지금까지 임상가들이 가장 많이 활용하는 한의학 편람서이다. 《새로보는 방약합편》은 기존의 《방약합편》에서 간명하게 기록한 부분을 현재의 시각으로 자세하게 설명하고 실제로 처방을 활용한 사례를 수록하였다.

값 320,000원 국배판(210*297) 3400쪽
ISBN978-89-90116-47-5(세트) 2012/3 발행

새로 보는 방약합편方藥合編상통上統

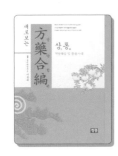

- 황도연 원저 / 이종대 편저

《새로보는 방약합편》의 제1권 상통은 주(主)로 보익(補益)하는 처방이다. 상통은 123종의 처방으로 구성되어 있으며, 총 2천44개의 사례 중 1천351개가 치험례의 구체적인 설명이 있다. 처방설명은 임상 활용에 초점을 맞추었다. 흔히 사용할 수 있는 병증을 나열했다.

값 80,000원 국배판(210*297) 912쪽
ISBN978-89-90116-48-2 2012/3 발행

새로 보는 방약합편方藥合編중통中統

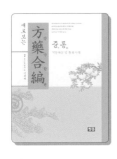

- 황도연 원저 / 이종대 편저

제2권 중통은 주(主)로 화해(和解)하는 처방이다. 중통은 181종의 처방으로 구성되어 있으며, 총 1천571개의 사례 중 1천94개가 치험례의 구체적인 설명이 있다. 예전에 활용하지 않은 병증이라도 약성에 의거하여 현재 활용도가 높아졌다면 충분하게 설명했다.

값 80,000원 국배판(210*297) 912쪽
ISBN978-89-90116-49-9 2012/3 발행

새로 보는 방약합편方藥合編하통下統

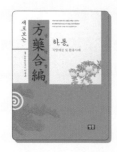

- **황도연 원저 / 이종대 편저**

제3권 하통은 주(主)로 공벌(攻伐)하는 처방이다. 하통은 163종의 처방으로 구성되어 있으며, 총 1천202개의 사례 중 875개가 치험례의 구체적인 설명이 있다. 이러한 병증이 발생하는 기전과 해당 처방의 치료기전과 부작용이 발생한 예도 설명하고 있다.

값 80,000원 국배판(210*297) 840쪽
ISBN978-89-90116-50-5 2012/3 발행

새로 보는 방약합편方藥合編활투침선活套鍼線 외

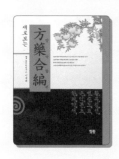

- **황도연 원저 / 이종대 편저**

조선 말기인 1885년 황도연 선생의 뜻에 따라 출간된 《방약합편》은 세월이 지날수록 수많은 임상가에게 애용되는 처방집이다. 실용성, 간결성, 임상활용의 편리성에서 볼 때 그 유(類)를 찾아볼 수 없는 특출하며, 《새로보는 방약합편》은 설명하는 것에 중점을 두고 있다.

값 80,000원 국배판(210*297) 736쪽
ISBN978-89-90116-51-2 2012/3 발행

한약 암癌 치료

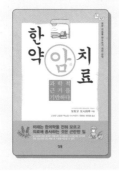

- **모토오 요시하루 / 고성규 고호연 박소정 사사키유이 유화승 전찬용**

미래 한의학을 전혀 모르고 의료에 종사하는 것은 곤란한 일이 될 수도 있다. 암 치료, 특히 혼합 병태인 약물요법 부작용에는 다성분계(多成分系)인 한약에 따른 전인적인 진단, 예방 및 치료를 제안할 수 있다. 이 책은 약물요법에 더해, 수술 후 체력 저하나 림프부종 등…

값 25,000원 신국판(153*225) 224쪽
ISBN 979-11-91136-00-5 2020/11 발행

약징藥徵

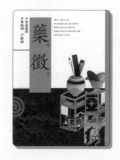

- 요시마스 토도(吉益東洞) / 이정환 정창현

1700년대에 활약한 일본의 대표적인 한의학자 요시마스 토도는 일본 의학을 중국 의학으로부터 탈피시켜 일본류의 의학으로 완성시키고, 맥진을 버리고 일본의 독창적인 진단법인 복진을 확립시켰으며, 복잡한 중국 의학을 간략한 일본식 한의학으로 변화시켰다.

값 35,000원 사륙배판(188*254) 252쪽
ISBN978-89-90116-25-2 2006/10 발행

임상침구학臨床鍼灸學

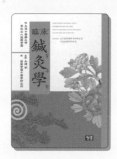

- 天津中醫藥大學, 學校法人後藤學園 / 손인철, 이문호

각종 질환을 치료하는 데 탁월한 침구가 치료할 수 있는 병의 가짓수도 상상 이상으로 많아서 거의 모든 병에 적용이 가능할 정도다. 《임상침구학》은 《황제내경》부터 현대의 저작에 이르는 역대의 수많은 의학서와 의가의 학설을 수용하여 새롭게 편집된 책이다.

값 70,000원 사륙배판(188*254) 744쪽
ISBN978-89-90116-46-8 2012/3 발행

경락경혈經絡經穴 14경＋四經

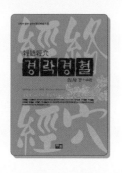

- 주춘차이 / 정창현 백유상

경락은 우리 몸을 거미줄처럼 엮어 기혈의 흐름을 조절해 주고 있는데, 우주 변화의 신비가 그 속에 축약되어 있고 실제적이면서 철학적인 체계를 갖고 있음은 최근 여러 보도를 통해 확인된 바 있으며 실제로 일반인이 일상생활 속에서 쉽게 행할 수 있는 질병치료의 수단이 되어 왔다.

값 22,000원 사륙배판변형(240*170) 332쪽
ISBN978-89-90116-26-0 2005/10 발행

플로차트 한약치료

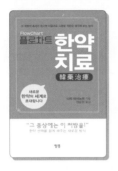

- 니미 마사노리 / 권승원

이 책은 저자의 의도가 단순하다. 일단 실제 임상에서 정말로 한약을 사용할 수 있게 하기 위한 입문서다. 그래서 한의학 이론도 한의학 용어도 일절 사용하지 않았다. 서양의학 치료로 난관에 부딪힌 상황을 한약으로 한번쯤 타개해 보자는 식의 사고방식이다.

값 17,700원 사륙변형판(112*184) 240쪽
ISBN978-89-90116-77-2 2017/8 발행

플로차트 한약치료2

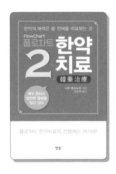

- 니미 마사노리 / 권승원

기본 처방에 해당되는 것을 사용하면 될 것을 더 좋은 처방이 없는지 고민한다. 선후배들이 그런 일로 일상 진료에 고통을 받는 것을 자주 목격했다. 2권은 바로 매우 흔하고, 당연한 증례를 담고 있다. 1권을 통해 당연한 상황에 바로 낼 수 있는 처방이 제시되었다.

값 19,500원 사륙변형판(120*188) 256쪽
ISBN 978-89-90116-87-1 2019/2 발행

한방 123처방 임상 해설

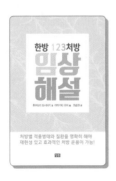

- 후쿠토미 토시아키 / 야마가타 유지 / 권승원

실제 임상에서는 사용할 한방처방의 적용병태를 명확히 알고 있어야만 한다. 이 책은 한방 고유의 병태 파악에 쓰이는 기허–기체, 혈허–어혈, 수체–담음, 한증–열증 같은 용어를 가능한 서양의학적 해부생리학에 기초한 병태로 풀어내는 것을 목적으로 한다.

값 42,000원 신국판(153*225) 400쪽
ISBN979-11-91136-06-7 2021/5 발행

간단 한방처방

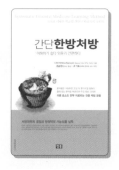

- 니미 마사노리 / 권승원

과학이 발전하고 진보했어도 과거 한의학의 지혜나 예술적인 지혜를 아직 수치화할 수 없다. 서양의학적인 진료에서는 환자를 보지 않고 검사치나 진단리포트를 보는 경우가 많다. 저자는 체험을 통하여 아주 논리적으로 한의학은 좋은 양생 중에 하나라는 것을 납득시켜는 책이다.

값 18,000원 신국판(153*225) 200쪽
ISBN978-89-90116-64-2 2015/1 발행

간단 한방철칙

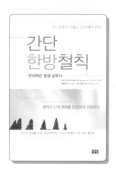

- 니미 마사노리 / 권승원

저자는 복용하던 양약은 부디 끊지 마라. 그렇지 않으면 증상이 악화되었을 때, 한방처방이 악영향을 미친 것인지, 양약 중단이 증상을 악화시킨 것인지 판단할 수 없다는 것이다. 한약과 양약 그리고 한방의 소소한 이야기 195가지를 아주 쉽게 풀어 쓴 책이다.

값 18,000원 신국판(153*225) 221쪽
ISBN978-89-90116-68-0 2015/10 발행

알기 쉽게 풀어 쓴 **황제내경**黃帝內經

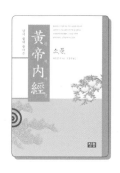

- 마오싱 니 / 조성만

동양 최고의 의학서이자 철학서로 오늘날에도 한의학을 공부하는 사람들의 바이블이며, 그 명성에 걸맞게 내용도 훌륭하다. 다만 매우 난해하여 한의학을 전공하는 이들에게도 쉽지 않다는 점이 아쉽다. 황제내경은 동양의학의 관점을 이해하기 위해서는 반드시 읽어야 하는 책이다.

값 48,000원 사륙배판변형(240*170) 672쪽
ISBN978-89-90116-52-9 2012/7 발행

한의학 입문

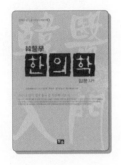

- 주춘차이 / 정창현 백유상 장우창

한의학만큼 오랜 역사 속에서 자신의 전통을 유지하면서 지금까지 현실에 실용적으로 쓰이고 있는 학문 분야는 많지 않다. 지난 수천 년의 시간 속에서도 원형의 모습을 고스란히 간직하면서 동시에 치열한 임상 치료의 과정 중에서 새로운 기술을 창발 또는 외부로부터 받아들였다.

값 22,000원 사륙배판변형(240*170) 352쪽
ISBN978-89-90116-26-0 2007/2 발행

영양제 처방을 말하다

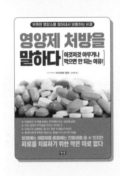

- 미야자와 겐지 / 김민정

인간은 종속영양생물이며, 영양이 없이는 살아갈 수 없다. 그렇기 때문에 영양소가 과부족인 원인을 밝혀내다 보면 어느 곳의 대사회로가 멈춰 있는지 찾아낼 수 있다. 영양소에 대한 정보를 충분히 활용하여 멈춰 있는 회로를 다각도에서 접근하여 개선하는 것에 있다.

값 14,000원 국판(148*210) 208쪽
ISBN978-89-90116-05-5 2020/2 발행

60대와 70대 마음과 몸을 가다듬는 법

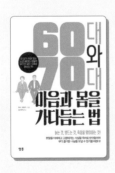

- 와다 히데키(和田秀樹) / 김소영

옛날과 달리 70대의 대부분은 아직 인지 기능이 정상이며 걷는 데 문제도 없다. 바꿔 말하면 자립한 생활을 보낼 수 있는 마지막 무대라고도 할 수 있다. 따라서 자신을 똑바로 마주보고 가족과의 관계를 포함하여 80세 이후의 무대를 어떤 식으로 설계할 것인지 생각해야 하는 때다.

값 15,000원 국판(148*210) 251쪽
ISBN979-11-91136-03-6 2021/4 발행

한의학 교실

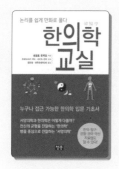

- 네모토 유키오 / 장은정 이주관

한의학의 기본 개념에는 기와 음양론 오행설이 있다. 기라는 말은 기운 기력 끈기 등과 같이 인간의 마음 상태나 건강 상태를 나타내는 여러 가지 말에 사용되고 있다. 행동에도 기가 관련되어 있다. 무언가를 하려면 일단 하고 싶은 기분이 들어야한다.

값 16,500원 신국판(153*224) 256쪽
ISBN978-89-90116-95-6 2019/9 발행

치매 걸린 뇌도 좋아지는 두뇌 체조

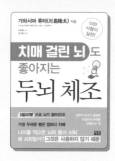

- 가와시마 류타 / 오시연

이 책을 집어 든 여러분도 '어쩔 수 없는 일'이라고 받아들이는 한편으로 해가 갈수록 심해지는 이 현상을 그냥 둬도 될지 불안해 할 것이다. 요즘 가장 두려운 병은 암보다 치매라고 한다. 치매, 또는 인지증(認知症)이라고 불리는 이 병은 뇌세포가 죽거나 활동이 둔화하여 발생한다.

값 12,800원 신국판변형(153*210) 120쪽
ISBN978-89-90116-84-0 2018/11 발행

치매 걸린 뇌도 좋아지는 두뇌 체조 드릴drill

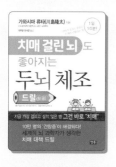

- 가와시마 류타 / 이주관 오시연

너무 어려운 문제에도 활발하게 반응하지 않는다. 단순한 숫자나 기호를 이용하여 적당히 어려운 계산과 암기 문제를 최대한 빨리 푸는 것이 뇌를 가장 활성화한다. 나이를 먹는다는 것은 '나'라는 역사를 쌓아가는 행위이며 본래 인간으로서의 발달과 성장을 촉진하는 것이다.

값 12,800원 신국판변형(153*210) 128쪽
ISBN978-89-90116-97-0 2019/10 발행

뜸의 권유 : 1회의 뜸으로 몸이 좋아진다

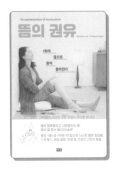

- **뜸을 보급하는 모임 / 이주관(한의사) 오승민**

자연환경과 체질에 안성맞춤인 것이 바로 작은 자극으로도 몸을 은근하게 데우는 뜸이다. 한군데에 열기를 가하여 효율적으로 온몸에 열을 순환시켜 몸안에서부터 증상을 개선한다. 뜸이 오래도록 사랑을 받아온 이유는 그만큼 효과가 확실하기 때문이다.

값 14,900원 신국판(153*225) 134쪽
ISBN979-11-91136-04-3 2021/5 발행

황제내경黃帝內經 소문편素問篇

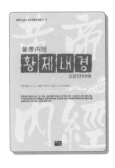

- **주춘차이 / 정창현 백유상 김경아**

황제내경은 동양의학의 이론서 중 가장 오래된 책이며, 가히 동양의학의 원류라고 불러도 부족함이 없는 고전이다. 〈소문〉은 천인합일설, 음양오행설을 바탕으로 하여 오장육부와 경락을 통한 기혈의 순행으로 생명 활동을 유지해 나간다. 《내경》이라고도 하며, 의학오경의 하나이다.

값 22,000원 사륙배판변형(240*170) 312쪽
ISBN978-89-90116-18-5 2004/1 발행

황제내경黃帝內經 영추편靈樞篇

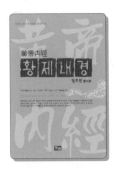

- **주춘차이 / 정창현 백유상**

황제내경은 중국의 전설상의 제왕인 황제와 황제의 신하였던 기백, 뇌공 등 6명의 명의와 대화를 빌어 인간의 생명과 건강의 비밀을 논하고 있다. 〈영추〉는 81편으로 구성되어 있으며, 자법(刺法: 침놓는 법) 및 기(氣), 혈(血), 영(榮), 위(衛) 등을 계통적으로 자세히 설명하고 있다.

값 22,000원 사륙배판변형(240*170) 320쪽
ISBN978-89-90116-19-8 2004/11 발행